D1739102

CHRIS VENCIÓ AL CÁNCER

CHRIS VENCIÓ AL CÁNCER

Plan completo para curarse
por medios naturales

CHRIS WARK

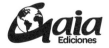

Aviso legal

La información médica de este libro se ofrece únicamente como un recurso educativo, y no es su intención servir de fundamento para ningún diagnóstico o tratamiento. Esta información no debería sustituir un diagnóstico o un tratamiento profesional.

Las intervenciones en el estilo de vida analizadas en este libro no deberían ser utilizadas en sustitución de una terapia médica convencional.

Por otro lado, nada de lo establecido en este libro ha sido evaluado por la Food and Drug Administration.

Por favor, consulta a tu terapeuta antes de tomar cualquier decisión sobre el cuidado de tu salud o para orientarte sobre una afección médica específica.

⊢——————⊣

El autor de este libro no presta asesoramiento médico ni prescribe el uso de ninguna técnica como forma de tratamiento para problemas físicos, emocionales o médicos sin la orientación, ya sea de forma directa o indirecta, de un profesional. Su intención es exclusivamente ofrecer información y bienestar espiritual. En el caso de que utilices personalmente cualquier información contenida en este libro, el autor y la editorial no asumen ninguna responsabilidad por tus actos.

Título original: *Chris Beat Cancer*

Traducción: Blanca González Villegas

© 2018, Chris Wark
Publicado originalmente en 2018 por Hay House Inc., EE.UU.
Publicado por acuerdo con Hay House UK Ltd, Astley House, 33 Notting Hill Gate, Londres W11 3JQ, Reino Unido.
www.hayhouseradio.com

De la presente edición en castellano:
© Gaia Ediciones, 2019
    Alquimia, 6 - 28933 Móstoles (Madrid) - España
    Tels.: 91 614 53 46 - 91 614 58 49
    www.alfaomega.es - E-mail: alfaomega@alfaomega.es

Primera edición: octubre de 2019

Depósito legal: M. 29.592-2019
I.S.B.N.: 978-84-8445-807-4

Impreso en España por: Artes Gráficas COFÁS, S.A. - Móstoles (Madrid)

Este libro está dedicado a:

MIS COMPAÑEROS DEL CANCER CLUB,
que se han visto involucrados en una aventura inesperada y
que han afrontado con valor y todos los días el miedo, el
sufrimiento y la incertidumbre, y han tomado la decisión de
actuar con energía para sobrevivir y prosperar.

MIS PADRES, DAVID Y CATHARINE WARK,
que me quieren, me animan, creen en mí y han estado
siempre a mi lado.

MI MUJER, MICAH,
que me aceptó, me respaldó en todo momento y me ha dado
una familia maravillosa. Eres el amor de mi vida y la mejor
amiga que tengo en todo el ancho mundo.

MIS HIJAS, MARIN Y MACKENZIE,
que son la mayor alegría de mi vida y los logros de los que me
siento más orgulloso. Estoy loco por ellas.

ÍNDICE

INTRODUCCIÓN

ERA MUY TEMPRANO; la luz de una farola iluminaba los bordes de las persianas de nuestro dormitorio. Dakota, nuestra perra husky de ojos azules, tenía la cabeza apoyada sobre las patas, pero había abierto los ojos. Levantó la mirada y pareció preguntarme: «¿Pero qué te crees que estás haciendo?».

Lo que yo intentaba era salir del cuarto sin despertar a mi mujer, Micah, que tiene muchas cualidades estupendas, pero que no es precisamente madrugadora y sin duda habría reaccionado con el mismo nivel de entusiasmo que un oso en hibernación si la despertaba. Con mucha suavidad me escurrí de la cama, atravesé el cuarto de puntillas y abrí muy despacito la puerta corredera del armario. Las ruedas chirriaron agudamente en el carril produciendo un sonido que, en mitad del silencio, casi atravesaba los oídos.

Contuve el aliento, cogí los zapatos y la ropa y me dirigí rápidamente a la puerta haciendo una seña a Dakota para que me siguiera. Ella se sacudió haciendo tintinear los colgantes del collar y salió de estampida. Micah se revolvió y se dio la vuelta.

Una vez fuera de casa, en el gélido aire de febrero, inspiré muy hondo y contuve la respiración hasta que sentí la presión del corazón bombeando en mi pecho y en mi cabeza. Luego solté el aire, sentí cómo se deshinchaban mis pulmones y empecé a correr por la calle. Notaba el cuerpo extraño y falto de coordinación, como si fuese el hombre de hojalata. Las articulaciones, los músculos y los tendones funcionaban al unísono, pero no demasiado bien. El pavimento helado, con grietas, desigual, resultaba amenazante y peligroso, pero al cabo de un minuto de trotar cuesta abajo mi cuerpo empezó a soltarse y mi confianza aumentó.

Giré hacia el este. El sol asomaba por encima de la línea de árboles del extremo del aparcamiento. Notaba su calor en la cara. Era una sensación maravillosa.

Aceleré el ritmo estirando las piernas a cada paso hasta que pude alcanzar la máxima extensión y me lancé hacia la luz. Notaba las piernas temblorosas, como si en cualquier momento fueran a salir volando disparadas. Me centré en mantenerlas bajo control. Tenía el corazón desbocado, los pulmones empezaban a dolerme y las piernas me ardían, pero seguí adelante. Mientras atravesaba el aparcamiento, me brotaron las lágrimas por las comisuras de los ojos y rodaron por mi cara. El viento me golpeaba y me silbaba en los oídos. Volvía a sentirme vivo. Corría como si mi vida dependiera de ello. «Voy a vivir —exclamé en voz alta—, voy a vivir».

Plantear el cáncer como una batalla o una lucha significa no entender bien la enfermedad. Las células cancerosas no son invasores externos. Son células tuyas, con tu ADN. El cáncer no está en ti, *es* una parte de ti. La presencia de tumores cancerosos es el resultado de un fallo en funcionamiento normal de tu cuerpo. Las células dañadas mutan y empiezan a comportarse de forma anómala, los sistemas diseñados para identificar y eliminar esas células mutantes fallan y eso les permite dividirse rápidamente y destrozar los tejidos adyacentes con lesiones y tumores. El cáncer es un trastorno creado por el cuerpo que este puede solucionar si le damos la nutrición y el cuidado que necesita.

Chris venció al cáncer (Chris Beat Cancer) es el título que elegí hace muchos años para mi blog porque tenía tirón, era fácil de recordar y se entendía inmediatamente. Es el apodo por el que me identifican los lectores de este blog y también mis seguidores en las redes sociales, y por defecto era el título evidente para este libro. Sin embargo, tras años de investigación y reflexión, he cambiado mi punto de vista. Aunque es cierto que las células cancerosas tienen que morir o volver a la normalidad, ya no considero al cáncer como un enemigo que derrotar ni como una batalla que podemos ganar o perder. No es algo que combatamos. Es algo que curamos.

El objetivo de este libro es contarte mi historia, explicarte los métodos que yo y muchas otras personas como yo hemos seguido con éxito para curarnos, así como compartir contigo lo que he aprendido acerca del poder de la nutrición y de la medicina relacionada con el estilo de vida. Por supuesto, también quiero hablar de las trampas de la industria vinculada a esta enfermedad. He recopilado la información más importante a partir de mi propia experiencia y de catorce años de investigación independiente. La comunidad médica convencional ignora o rechaza la mayor parte de ella a pesar de la ingente cantidad de validación científica y evidencia empírica que existe. Como verás, la investigación que se cita en este libro está bien documentada y todo el mundo puede acceder libremente a ella para continuar indagando.

En el transcurso de estos años he conocido a personas de todo el mundo que se han curado de un cáncer de forma natural, sin intervención médica, y a personas que lo han hecho después de que fracasaran los tratamientos convencionales y las mandaran a casa para morir. No son gente especial. No son sobrehumanos. Son exactamente iguales a ti. Gracias a internet y a las redes sociales, he podido encontrarlos y comparar sus estrategias. He entrevistado a muchos de ellos y, si dedicas el tiempo necesario a aprender de lo que cuentan y a comparar los métodos que utilizaron, encontrarás hilos comunes que no pueden ser ignorados. La revolución de la curación del cáncer está en marcha. El punto de inflexión está al llegar.

No soy médico ni científico. Soy solo un tipo que eligió las terapias nutricionales y naturales, no tóxicas, en lugar de la quimio. Cuando me diagnosticaron la enfermedad, era prácticamente un ignorante en todo lo referente a la salud y el cuerpo humano, pero, a partir de entonces, me dediqué a devorar toda la información que encontraba y aprendí una serie de cosas extraordinarias que cambiaron mi vida y me devolvieron la salud. Y todo lo que yo hice también puedes hacerlo tú.

Tienes la capacidad de cambiar tu forma de vivir. A menudo, sin embargo, esto exige también cambiar tus paradigmas y reeducarte. Todos vamos por la vida con diversos niveles de ignorancia selectiva, sobre todo en lo que respecta a la salud y la medicina. Suele decirse que la ignorancia produce dicha, mientras que el conocimiento implica una responsabilidad. La realidad es que a veces no queremos saber determinadas cosas porque conocerlas implica tener que tomar decisiones difíciles. Una vez abiertos los ojos, ya no hay marcha atrás. Y cuando descubres que son muchos los caminos que conducen a la curación, la aventura se vuelve muy emocionante. Sin embargo, también produce confusión, miedo, dudas y aflicción.

Cuando mis hijas eran pequeñas, tuvimos un gatito blanco y negro al que bautizamos como Cash. Cuando tenía unos tres meses, lo saqué a jugar con nosotros al jardín. En cuanto estuvimos fuera, se puso completamente tenso y me clavó las uñas en el brazo. Yo le rasqué la cabeza y le acaricié el pelo intentando que se relajara, pero no servía de nada.

Cuando lo dejé en la hierba, se lanzó como una flecha hacia los arbustos. Cada vez que lo llamaba y conseguía que saliera, lo llevaba de nuevo a la hierba, pero él corría a los arbustos a esconderse. Me di cuenta de que estaba sufriendo una sobrecarga de información por la cantidad de cosas nuevas que veía, oía y olía. Se estaba protegiendo instintivamente ante lo desconocido.

Empezamos a sacarlo todos los días y, tras varias semanas de cautelosa exploración, empezó a trepar a los árboles, acechar pájaros, perseguir ardillas, hacer frente a los perros de los vecinos y echarse siestecitas al sol sin ningún miedo.

El mundo de la salud y la sanación puede resultarte un territorio completamente nuevo, pero no tengas miedo. Da un paso al frente, penetra en lo desconocido, asimílalo y absorbe toda la información que puedas. Tienes el poder de aprender y crecer, de deducir la verdad y de descubrir el camino correcto para recuperar tu vida y tu salud.

Esta información está al alcance de todo aquel que la quiera, pero tienes que buscarla. Cualquiera que se cierre ante las ideas nuevas y crea que lo sabe todo, o que los médicos lo saben todo, no puede recibir ninguna ayuda.

La primera paciente de cáncer con la que tuve la oportunidad de compartir mi experiencia y mis convicciones fue una querida amiga, Kathy. Le hablé largo y tendido sobre por qué había elegido la nutrición y las terapias naturales para fortalecer mi cuerpo y favorecer la curación en lugar de optar por unos tratamientos que me iban a provocar más daños. Al final de una larga conversación, me dijo:

—Chris, sé que tienes razón. En realidad, lo sé. No debería estar sometiéndome a la quimio. En lo más profundo de mi ser, no me siento a gusto haciéndolo. La quimio es horrible; me está envenenando el cuerpo. Todo lo que me dices resulta tan lógico...

Pero estaba agotada física, mental y emocionalmente, y tenía que hacer frente a una presión enorme por parte de su familia y sus médicos. A pesar de su intuición y sus instintos, siguió con los tratamientos convencionales.

El resto de su historia es la habitual. Al principio, la quimioterapia redujo el cáncer, pero al cabo de unos meses la enfermedad se reavivó con mucha más virulencia. Le administraron unos tratamientos más agresivos que le destruyeron la salud. En menos de un año, ya no estaba con nosotros. Dejó atrás un marido y tres hijas adolescentes. Cada vez que veo a alguien sufrir y morir tras soportar innumerables tandas de brutales tratamientos contra el cáncer mientras otras personas consiguen curarse, se fortalece mi resolución de compartir este mensaje de esperanza. Una esperanza auténtica. El cáncer se puede curar.

Según un error muy extendido, las personas pertenecientes a la comunidad de la salud natural son anticiencia, pero en mi caso no es así. Me encanta la ciencia. Me entusiasmo con la investigación científica, sobre todo con la ciencia nutricional, y en este libro voy a citar un montón de trabajos. Sin embargo, es importante verla desde la perspectiva correcta. La ciencia no es la verdad. Es un intento por descubrir la verdad. Si fuera la verdad, siempre estaría en lo cierto. Sin embargo, tal y como se puede comprobar en las noticias, existen innumerables estudios científicos publicados que se contradicen unos a otros. Esto ha dado lugar a una desconfianza cada vez mayor entre el público.

Un verdadero científico es un perpetuo buscador de la verdad al que impulsan la curiosidad y la sed de conocimientos; una persona que, por mucha pasión que le despierten sus conclusiones y creencias, mantiene la mente abierta y está siempre dispuesta, con elegancia y humildad, a reconsiderar evidencias nuevas, a admitir que podría estar equivocada y a cambiar de postura. Por desgracia, a lo largo de la historia de la humanidad la comunidad científica ha estado infectada persistentemente con la enfermedad del dogma disfrazado de escepticismo, y se ha aferrado con arrogancia a las verdades científicas del momento, que los descubrimientos de sus sucesores finalmente desacreditaron por falsas.

El conocimiento científico está en constante evolución, en constante expansión, y rara vez se «asienta». Mientras escribo esto, uno de los mayores titulares del mundo es que los investigadores afirman haber descubierto un «órgano nuevo» en el cuerpo humano llamado intersticio y que los miembros de la comunidad científica están debatiendo si deben o no denominarlo órgano.

En lo que se refiere a las publicaciones científicas, es importante considerar quiénes son las personas implicadas. A pesar de su aparente legitimidad, publicar un estudio científico en una revista académica revisada por pares no significa automáticamente que el contenido sea exacto, real ni digno de confianza. Es muy fácil malinterpretar, manipular o fabricar la investigación científica. Se han gastado millones de dólares, y se seguirán gastando, para financiar estudios con el único objetivo de continuar con un proyecto, como los terribles estudios financiados por la industria tabaquera que «demostraban» que el tabaco no provocaba cáncer, hasta que, años más tarde, otros no sesgados probaron que sí lo hacía.

A la hora de encarar la investigación científica, antes de aceptar o rechazar sus conclusiones, es muy importante tener en cuenta al menos quién la ha financiado y quién se beneficia de sus descubrimientos. En líneas generales, los estudios realizados por investigadores independientes sin conflictos de intereses, que no guarden ninguna relación con la industria y cuyas conclusiones no puedan tener repercusiones monetarias, tienden a ser más fiables que, por ejemplo, los estudios sobre medicamentos financiados por las mismas empresas que los fabrican. Aunque siempre hay excepciones. La ciencia mala puede persistir durante muchos años, pero estoy convencido de que la buena, como la verdad, acabará saliendo victoriosa. Con todo esto no pretendo más que afirmar que, en este libro, he hecho todo lo posible para resaltar la evidencia científica de autoridad, la ciencia buena procedente de un amplio abanico de fuentes, para ayudarte con ello a acercarte más a la verdad y para darte la capacidad de tomar decisiones informadas (que son las mejores para ti) que transformen tu vida y te devuelvan la salud.

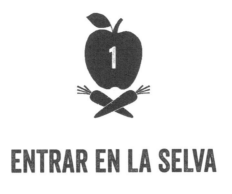

ENTRAR EN LA SELVA

La salud no se valora hasta que llega la enfermedad.

DR. THOMAS FULLER

CUANDO CUMPLÍ LOS VEINTISÉIS AÑOS ya me había graduado en la universidad, me había casado con el amor de mi vida, había comprado treinta propiedades para alquilar, había creado una nueva banda con la que pensaba grabar un álbum y hacer una gira y acababa de recibir una llamada para un posible papel en un programa de telerrealidad de la cadena NBC. Las cosas me estaban yendo a las mil maravillas. De niño siempre tuve la sensación de que estaba destinado a hacer algo grande, y mis sueños de demostrar mi valía ante el mundo se estaban haciendo realidad. Saltaba de la cama todas las mañanas entusiasmado con la vida. Estaba impaciente por ver qué era lo que el futuro me tenía reservado. Me sentía invencible. Poco imaginaba que cinco meses después todos mis planes iban a pasar a segundo plano ante la urgencia de sobrevivir.

Micah y yo nos conocimos en el último curso del instituto. Ella había estado saliendo durante el verano con mi amigo Russ, pero nosotros todavía no nos habíamos visto. Tenía un mechón rubio en su pelo negro. Llevaba zapatillas Vans. En la mochila, tenía una pegatina de una de mis bandas favoritas, The Cure. Supe que me gustaba, así que me senté a su lado en la clase de Historia. Era muy fácil hacerla reír, tanto que el profesor muchas veces nos separaba y nos sentaba en esquinas opuestas de la clase. Unos meses más tarde, Micah y Russ cortaron, pero ella y yo seguimos siendo amigos. Pertenecíamos a los mismos círculos sociales y a menudo coincidíamos los fines de semana en espectáculos de rock y punk.

Al terminar el instituto, los dos fuimos a la Universidad de Tennessee-Knoxville. La mayor parte de nuestros amigos estaban apuntados a distintos círculos estudiantiles, pero, como a ninguno nos interesaban los estudios clásicos, teníamos mucho tiempo libre. Una cosa fue llevando a la otra y, al final del primer semestre, ya éramos oficialmente pareja. Seis años más tarde, el Día de San Valentín, me declaré. Tres meses después me gradué en Empresariales por la Universidad de Memphis sin ninguna perspectiva laboral.

Fijamos la boda para septiembre. Micah trabajaba a jornada completa y se había independizado, y yo había vuelto a casa de mis padres y trabajaba a media jornada doblando ropa y abriendo probadores en J. Crew. Con la fecha de la boda tan próxima, me agobiaba la presión por encontrar un empleo digno de mi titulación y por empezar a comportarme como era debido. Tras unas cuantas entrevistas, entré a trabajar en una empresa de planificación financiera. Tuve un estupendo mentor, desarrollé algunas relaciones importantes con clientes y gané lo suficiente para vivir, pero me corroía la sensación de que no era la profesión más apropiada para mí. Disfrutaba ayudando a la gente, pero no me atraían los seguros ni las inversiones. Me divertía eso de ponerme traje y corbata todos los días, pero lo percibía como una especie de disfraz.

Un día, sentado en una reunión semanal y escuchando a mi jefe hablar de estrategias de inversión mientras le veía secarse por enésima vez el lagrimeo del ojo con la corbata, me di cuenta de que en aquella habitación no había nadie que se pareciera a lo que yo aspiraba a ser. No me veía pasando el resto de mi vida en una profesión que no me gustaba solo por dinero.

Desde que estaba en la universidad había fantaseado con la posibilidad de convertirme en un inversor inmobiliario profesional, y en el momento cumbre de mi insatisfacción con la industria financiera, compré en treinta días cuatro propiedades para alquilar. Era una prueba de fuego, pero me entusiasmó. Me encantaba buscar oportunidades y encontrarlas antes que mis competidores. Disfrutaba muchísimo negociando para obtener el mejor precio posible. Me entusiasmaba el proceso de renovación. Gozaba con la idea de crear un negocio que, a su debido tiempo, podría sacarme de la lucha rutinaria por la supervivencia y me aportaría libertad financiera. Al final de ese año, Micah y yo poseíamos diecisiete propiedades de alquiler y dejé la planificación financiera para dedicarme plenamente al negocio inmobiliario. Gracias a los consejos de unos cuantos mentores generosos y a los terribles programas federales de préstamos, que dieron lugar a la burbuja inmobiliaria, Micah y yo conseguimos comprar treinta y una casas en solo dos años. Fue un pelotazo y yo empecé a ser conocido en la comunidad inmobiliaria de Memphis.

Durante esa época empecé a cantar y a tocar la guitarra en una banda nueva llamada Arma Secreta con mi viejo amigo, batería y ahora cuñado Brad Bean. Era realista y no albergaba ninguna esperanza de ganar mucho dinero con la música, y hacía cuatro años que había dejado mi última banda seria, pero, por fin, volvía a tocar en espectáculos y Arma Secreta pronto cogió velocidad.

Ese verano, otro buen amigo, Clay Hurley, me habló de un nuevo programa de telerrealidad que estaba preparando la cadena NBC. En su opinión, era un rollo que me iba, así que se ofreció a ayudarme a producir una grabación para enviarla, y eso hicimos. Al equipo de selección le gustó mi actuación y me pidieron que acudiera a Nashville para una entrevista con cámaras. Desempolvé el traje y la corbata, fui a Nashville y me reuní con dos de los productores en la habitación de un hotel. Tenía la sensación de que la entrevista estaba yendo de maravilla hasta que al final uno de los productores me dijo:

—Muy bien, Chris, ahora quiero que mires directamente a la cámara y le digas a Donald Trump por qué crees que vas a ser el próximo participante en el programa.

Aquello me pilló totalmente desprevenido porque no tenía ni idea de sobre qué trataba aquel programa nuevo, aparte de que implicaba trabajar para el magnate inmobiliario Donald Trump. Además, me sentía incomodísimo hablando directamente a la cámara. Dije algo estúpido como:

—Hola, Donald, soy un tremendo aficionado a tus libros…

El resto es una especie de neblina bochornosa. Por aquel entonces me decepcionó que no volvieran a llamarme, pero no me sorprendió. Además, el que me rechazaran fue en realidad una bendición porque me había surgido un problemilla bastante inoportuno.

De vez en cuando notaba un dolor difuso en el abdomen que aparecía y desaparecía sin motivo aparente. Era profundo y vago. Lo notaba, pero no conseguía señalarlo con claridad. De repente me daban unos dolores agudos que me provocaban sudores fríos. Recuerdo haber pensado: «Caramba, ¿qué ha sido eso? No es normal…, espero que no sea nada». Con el tiempo, ese pensamiento acabó convirtiéndose en: «Oh, no, ya está aquí otra vez». Yo era el típico hombre ocupado y no quería ir al mé-

ENTRAR EN LA SELVA

dico, así que lo estuve ignorando durante muchos meses pensando que probablemente era una úlcera y que ya mejoraría. Mi cuerpo estaba intentando decirme algo, pero yo no lo escuchaba.

Siempre he creído que el cuerpo humano está diseñado para curarse a sí mismo. En aquella ocasión, di por supuesto que el mío lo haría a su debido momento, pero por alguna razón no lo hizo. El dolor fue haciéndose más fuerte. Además, mis heces eran oscuras y a veces tenían algo de sangre. A menudo me despertaba en mitad de la noche envuelto en sudores fríos con un dolor agudo y la urgencia de ir al baño. Por la mañana me levantaba de maravilla, y eso fue en parte lo que me llevó a ir retrasando la visita al médico.

Las enfermedades del aparato digestivo son especialmente terribles porque acaban con la alegría que nos aporta la comida. Cuando comer se convierte en una fuente de dolor, dejas de hacerlo y tu cuerpo empieza a consumirse. Con mi metro ochenta y ocho centímetros de altura y mis sesenta y ocho kilos, ya estaba delgado. No tenía peso que perder. La mayor parte de los días, el dolor empezaba una hora después de la cena, más o menos, y a veces también lo notaba después de comer.

El dolor fue a más. Al final, después de haber pasado varias noches hecho un ovillo en el sofá tras acabar de cenar, Micah me convenció para que fuera al médico. Me hicieron análisis de sangre y radiografías, pero no pudieron encontrar nada raro aparte de una ligera anemia, y me diagnosticaron equivocadamente una úlcera. Al ver que las medicinas que me dieron para ella no me hacían nada, el gastroenterólogo decidió hacerme una colonoscopia y una endoscopia, es decir, me metió una cámara por «allí donde no da el sol» para echar un vistazo, y luego otra por la garganta.

Cuando recuperé la conciencia, Micah estaba a mi lado. Nos encontrábamos en una pequeña habitación con una cortina en lugar de puerta y yo seguía tumbado en la camilla. Entró el médico acompañado por una enfermera y nos dijo que me había encontrado un tumor del tamaño de una pelota de golf en el intestino grueso, y que había enviado una biopsia al laboratorio para comprobar si era canceroso.

Yo seguía grogui por la anestesia y el cerebro me funcionaba al ralentí. Era como si estuviera en medio de un sueño que no comprendía. Me sentía demasiado confuso como para preocuparme. Micah se echó a llorar sobre el hombro de la enfermera, que era la madre de uno de nuestros mejores amigos de la iglesia. Fue como si la hubiese enviado Dios, un enorme consuelo en aquellos momentos y el primero de muchos encuentros providenciales en mi periplo por el cáncer.

Al día siguiente, el teléfono sonó a eso de las siete de la mañana. Era el médico, que me llamaba para decirme que tenía cáncer:

—Tenemos que operarte en seguida para quitártelo antes de que se extienda. Te va a llamar un cirujano para concertar una cita lo antes posible.

En ese momento, el miedo se hizo real y mi vida se detuvo en seco. Faltaban dos días para Navidad. Tenía veintiséis años. Y tenía cáncer.

Evidentemente, mi primera reacción fue: «¿De verdad? ¿Está hablando de mi vida? ¿Soy el chico joven con cáncer? Qué horror». El diagnóstico me produjo una sensación de impotencia, vulnerabilidad y debilidad. Además, era un cáncer colorrectal, lo que en mi opinión debería haberse denominado cáncer de culo, porque eso es en lo que piensa todo el mundo cuando le hablan de ello. Y, por si fuera poco, se trataba de una enfermedad de viejos. Me había convertido en el chico joven con un cáncer de culo de viejos. Espectacular. Me había visto reducido a un objeto de lástima y conmiseración, y no me gustaba nada. Me acababan de administrar una buena dosis de humildad. Mi ego se había hecho trizas.

Cuando se lo contamos a nuestros amigos y familiares, todos se quedaron anonadados. La mayoría no supo qué decir ni cómo reaccionar. Y a mí me sucedía lo mismo.

Antes de que me diagnosticaran la enfermedad, tenía la sensación de que era yo quien estaba al mando de mi vida, quien dirigía su rumbo. Pero el control es una ilusión. Antes o después, llega un momento en el que todos nos encontramos cara a cara con circunstancias que nos recuerdan lo frágil que es la vida, y con situaciones difíciles que escapan a nuestro control. Es realmente desesperante.

Mi mujer y yo somos cristianos. Amamos a Jesús. Creemos que él es todo aquello que afirmó ser: el hijo de Dios y el salvador del mundo. Y creemos que la Biblia es la palabra de Dios, la verdad eterna. En la época en la que me diagnosticaron el cáncer pertenecíamos a una pequeña congregación sin denominación específica y yo tocaba en la banda los domingos por la mañana.

Mi fe se tambaleó. No podía evitar pensar: «Dios mío, ¿por qué me está sucediendo todo esto? ¿Por qué soy el que tiene cáncer? ¡Soy uno de los buenos y me estoy esforzando para conseguir que mi vida sea buena!». Era la pregunta clásica de por qué las cosas malas les pasan a las personas buenas. Mientras intentaba encontrar una respuesta, me acordé de lo que dice la Carta a los Romanos 8, 28:

> *Sabemos que a los que aman a Dios todo les sirve para el bien; a los que ha llamado conforme a su designio.*

No entendía por qué me había tocado tener cáncer, pero supe que Dios estaba controlando la situación y tomé la decisión de creer que, al final, él convertiría esta cosa tan mala en algo beneficioso para mí. El domingo siguiente nos colocamos delante de la congregación y les dimos la noticia. Nervioso y con voz ahogada, cité Salmos 34, 19 como estandarte de mi situación:

> *Muchas son las angustias del justo, pero Dios lo librará de todas ellas.*

El cirujano que debía llamarme para concertar la cita para la operación se olvidó de hacerlo, y esto resultó ser otra bendición. En esos días, mi padre habló de mi situación con un colega suyo del trabajo que llamó a un gastroenterólogo que le debía un favor para que me viera y me diera una segunda opinión. Me recibió en seguida y me remitió a un cirujano abdominal considerado el mejor de Memphis.

Me reuní con el nuevo cirujano y fijamos la fecha de la operación. Debía eliminar el tumor con una escisión rutinaria del colon realizada mediante laparoscopia. Me explicó que solo tendría que hacer unas pequeñas incisiones, lo justo para que pasaran la cámara y el instrumental. Le pregunté cuántas veces había realizado este tipo de intervención. Me respondió que cientos. Me bastaba. El otro único detalle que recuerdo de nuestra cita fue lo rosadas y carnosas que tenía las manos, en agudo contraste con la pálida piel de los brazos. Pensé: «Este hombre debe lavárselas muchísimo».

Ese año, las reuniones navideñas de la familia estuvieron impregnadas de una sensación ominosa de tristeza y miedo. Yo intenté actuar con normalidad, pero estaba terriblemente cohibido. Todo el mundo sabía que estaba enfermo, aunque casi nadie lo mencionó. ¿Qué se podía decir? A nadie le apetece hablar de un tema tabú.

El día antes de la intervención, no me dejaron tomar nada sólido más que gelatina. Después de la iglesia fui con Micah a comer a un bufé chino. Ella tomó un plato que olía a gloria. Yo me conformé con gelatina de tres colores diferentes. Tal y como me habían dicho, bebí una cantidad ridícula de una solución de polietilenglicol llamada GoLYTELY para limpiarme por dentro esa noche. Y ya lo creo que lo hizo. Digamos solo que tuve que ir a la carrera y que no fue «algo ligerito».

LA NOCHE ANTES DE NOCHEVIEJA

El gran día, Micah y yo llegamos puntualmente al hospital a las siete de la mañana para ingresar en cirugía. La mujer que me hizo el ingreso tenía una nota en la pared de su cubículo.

Salmo 23

El Señor es mi pastor. ¡Eso es una relación!

Nada me falta. ¡Eso es provisión!

En verdes pastos me hace recostar. ¡Eso es descanso!

Junto a tranquilas aguas me conduce. ¡Eso es renovación!

Me infunde nuevas fuerzas. ¡Eso es curación!

Me guía por sendas de justicia. ¡Eso es orientación!

Por amor a su nombre. ¡Eso es propósito!

Aun si voy por valles tenebrosos. ¡Eso es una prueba!

No temo peligro alguno. ¡Eso es protección!

Porque tú estás a mi lado. ¡Eso es fidelidad!

Tu vara de pastor me reconforta. ¡Eso es disciplina!

Dispones ante mí un banquete en presencia de mis enemigos.
¡Eso es esperanza!

Has ungido con perfume mi cabeza. ¡Eso es consagración!

Has llenado mi copa a rebosar. ¡Eso es abundancia!

La bondad y el amor me seguirán todos los días de mi vida. ¡Eso
es bendición!

Y habitaré en la casa del Señor... ¡Eso es seguridad!

Por siempre. ¡Eso es eternidad!

ANÓNIMO

En ese momento, aquellas palabras me supusieron un enorme aliento. Le pedí a esta señora que me hiciera una copia, y así lo hizo. Sigo sin saber cómo se llamaba, pero doy gracias a Dios por habernos concedido que una mujer tan dulce nos hiciera los trámites de ingreso.

Una vez ingresado, me llevaron a la zona de preoperatorio donde me desnudé, me puse el camisón del hospital, me tumbé en una camilla y me conectaron una vía. Los médicos, las enfermeras y el personal del hospital pasaban por allí con fundas azules en los zapatos para no manchar los suelos. Seguían con su vida normal, libre de cáncer. Me dieron envidia.

Al fin salió mi número. Dos enfermeras condujeron mi camilla. Yo estaba tumbado de espaldas mirando pasar las luces del techo sobre mí. Giramos una esquina y noté cómo bajaba la temperatura.

—Los quirófanos están más fríos para prevenir la propagación de gérmenes —me dijo mecánicamente una de las enfermeras.

Se abrieron unas puertas dobles y apareció un quirófano con seis personas vestidas con el uniforme quirúrgico completo: guantes, mascarilla, traje, gafas. No les veía más que los ojos, y todos estaban fijos en mí. Resultaba un tanto espeluznante. Me reí para mis adentros mientras se preparaban para sedarme. «Toda esta gente está a punto de verme desnudo».

En ese momento sentía paz. Sabía que Dios estaba al mando de la situación. No tenía miedo. Confiaba en él y estaba preparado para reunirme con él si no despertaba. El anestesista se inclinó sobre mí y me preguntó:

—¿Estás preparado?

—Lo estoy.

Respiré hondo y cerré los ojos.

Después de la intervención, me desperté en la zona de posoperatorio. Mi mujer y mi suegra estaban conmigo. Yo estaba todavía bajo los efectos de la anestesia y, aunque intenté hablar, lo único que pude emitir fueron una especie de gruñidos. Le había pedido a mi mujer que me llevara mi cámara de vídeo justo después de la operación para así documentar lo que quizá luego no pudiera recordar. De un modo u otro conseguí conectar la cámara y grabarme durante unos segundos en mi estado más débil y vulnerable antes de apagarla y quedar de nuevo inconsciente (puedes ver esta grabación en www.chrisbeatcancer.com/surgeryvideo).

DESPIERTA, HIJO. TENEMOS QUE PASARTE A ESTA CAMA

Por mi mente embotada por los analgésicos burbujeaba lentamente una serie de pensamientos: «¿Dónde estoy? Habitación de hospital… Operación… Alguien me está hablando…».

Una enfermera estaba intentando pasarme de la camilla a una cama. Cuando hice ademán de rodar hacia ella, tuve la sensación de que mis tripas estaban sujetas por una cuerda y de que podían estallar a la más ligera flexión de los abdominales. Estaba aterrorizado, me daba miedo moverme y la enfermera me hablaba como si yo fuera capaz de saltar sencillamente de una cama a la otra como un niño en la habitación de un hotel. Con ayuda de varias personas conseguí deslizarme centímetro a centímetro a la cama y volví a quedarme inconsciente.

La primera noche fue un infierno, una de las peores de mi vida. Lo único que quería era dormir, pero no conseguía descansar porque cada hora entraba una enfermera y me despertaba para tomarme la temperatura, mirarme la tensión y darme la vuelta. Por suerte, la que nos tocó fue un auténtico ángel. Cada vez que entraba en la habitación, yo percibía su presencia increíblemente apacible.

Al día siguiente me cambiaron el vendaje. Cuando la enfermera lo retiró, miré y me sorprendió ver una incisión vertical de quince centímetros justo en mitad de mi vientre. El médico había cortado por los músculos abdominales, lo que explicaba la sensación de que me iba a estallar la tripa. Aquello me confundió y, al mismo tiempo, me pareció divertido.

—Eeeh, me han cortado el ombligo por la mitad —farfullé medio drogado.

NOCHEVIEJA

Vino el cirujano y me explicó que el cáncer era peor de lo que había imaginado. Cuando metió la cámara y echó un vistazo, no le gustó lo que vio, así que decidió practicarme una gran incisión. Daba la impresión de que el cáncer podía haberse extendido a las células linfáticas adyacentes. Me había extirpado cuarenta y nueve nódulos linfáticos. Cuatro de ellos dieron positivo en cáncer. Estaba en el estadio IIIC. Ese mismo día vino un oncólogo y me lo presentaron. Me dijo que, en cuanto me recuperara de la intervención, tendría que hacer un tratamiento de quimioterapia de entre nueve y doce meses para prevenir una recaída.

En algún momento de mi estancia en el hospital vino un estudiante de medicina acompañando al médico mientras este hacía la ronda. Estaba muy delgado, tenía la piel pálida y amarilla y grandes ojeras. Parecía un zombi. Pensé: «Desde luego, este tipo tiene peor aspecto que yo».

En ese punto de mi experiencia yo había asumido que iba a hacer todo aquello que me recomendaran los médicos. Daba por supuesto que querían lo mejor para mí y que me iban a cuidar muy bien. Sin embargo, sucedieron dos cosas que comenzaron a erosionar mi confianza en la medicina convencional. La primera fue la comida.

La primera que me sirvieron en el hospital después de haberme extirpado una tercera parte del intestino grueso fue la peor comida de cafetería imaginable: un *sloppy joe* *. Una carne picada misteriosa guisada con kétchup y metida en un bollo de hamburguesa. No busques este plato en el menú de un restaurante porque no lo vas a encontrar. Es una delicia que solo está al alcance de los asistentes a campamentos de verano, los soldados, los presos y, ante mi sorpresa, los pacientes de cáncer.

Las altas dosis de analgésicos sumadas al hecho de que llevaba varios días sin comer no consiguieron suavizar el golpe de este evidente intento de asesinato.

—¿No deberían darme algo más saludable que esto? —le pregunté a mi mujer—. Estoy seguro de que esto es lo último que debería tomar en este momento.

Uno de los indicadores fundamentales de que no existen complicaciones en una operación intestinal es hacer bien de vientre. Y para ello, hay que comer. En lugar de devolver a la cocina aquel *sloppy joe*, que seguro que me sustituían por algo igual de terrible, como un pastel de carne, acepté a regañadientes mi sino y lo ingerí. Al día siguiente hice de vientre de la forma más extraña y alarmante en que lo he hecho jamás: de pie en la ducha. ¡Eh, buenas noticias, mis cañerías están funcionando! La parte mala…: alguien tiene que limpiar la ducha. Que quede constancia de que fue la primera y única vez que me ha sucedido.

---

* Un *sloppy joe* es un sándwich de carne picada de vacuno acompañada de diversas salsas. Es típico de Estados Unidos. *(N. de la T.)*

Tras cinco días y cuatro noches de lujo en el hospital, me dieron permiso para volver a casa. Vino el cirujano a verme por última vez. A mí me preocupaba la idea de que pudiera comer algo que no debiera y fastidiar toda la operación, así que le pregunté si había algo que no debía tomar mientras se curaban mis intestinos.

—No. Lo único que debes evitar es levantar todo aquello que pese más que una cerveza —me respondió.

Yo reí con nerviosismo. Aquella broma desdeñosa y la horrible comida de hospital/cárcel fueron mis primeros indicios de que la profesión médica no daba mucha importancia a la nutrición. Me confundía la desconexión evidente entre la atención sanitaria y la comida saludable. Había algo que no encajaba.

Cuando me dieron el alta, volví a casa a recuperarme. Nuestra familia más cercana y la familia de la iglesia fueron una enorme bendición: nos traían comida, rezaban con nosotros y por nosotros y nos ayudaban en todo lo que necesitábamos. Yo estaba tomando grandes dosis de analgésicos y pasé la primera semana tumbado en el sofá viendo películas y durmiendo. Mi amigo Brad Stanfill me trajo un montón de vídeos, incluido uno de episodios de la serie *Reno 911!* No la había visto y me reí tanto con el primero que tuve que dejarlo. Ese día aprendí una lección de vida muy importante: la cirugía abdominal no se lleva bien con la comedia.

Pasé la primera semana tomando analgésicos, pero no pude seguir. Estaba cansado de sentirme drogado e instintivamente supe que a lo mejor estaban dificultando mi curación. Años más tarde descubrí unos estudios que sugerían que los analgésicos opiáceos como la morfina pueden estimular el crecimiento y la propagación del cáncer[1]. Me enteré también de que uno de cada diez pacientes a los que recetan analgésicos opiáceos sumamente adictivos después de una operación como la mía acaban te-

niendo que usarlos durante mucho tiempo[2]. Mi instinto tenía
razón. Cuando conseguí espabilarme, empecé a pensar en mi
vida. Me preguntaba cómo iba a ser el año entrante para mí
como enfermo de cáncer. Me preguntaba si podría tener hijos.
Me preguntaba cómo iba a ser mi vida a partir de entonces.
¿Podría llegar a viejo y ver crecer a mis nietos o me iba a morir
joven?

En un principio había aceptado someterme a quimioterapia,
pero la idea estaba empezando a desarrollar en mí una resistencia interior. Llámalo instinto, intuición o corazonada; lo cierto es
que me producía una gran intranquilidad. Es importante señalar que, hasta ese momento, yo tenía sobre el tema menos conocimientos que el típico paciente de cáncer que lo desconoce
todo. No había tenido ninguna experiencia personal con esta
enfermedad. Jamás se la habían diagnosticado a ningún amigo o
familiar mío y sabía muy poco acerca de la quimioterapia, aparte de que era muy tóxica y de que supuestamente mataba las
células cancerosas. Y que te hacía sentirte muy mal, y que se te
caía el pelo, y que te daba aspecto de moribundo. Las personas
con el aspecto más enfermizo que había visto en mi vida habían
sido pacientes de cáncer, pero las dos únicas conexiones que
tenía con la enfermedad eran bastante lejanas. Mi pastor había
sobrevivido a un linfoma de Hodgkin, pero había hecho el tratamiento unos años antes de que le conociéramos. Y había otro
hombre en nuestra iglesia que tenía cáncer. Trabajaba en una
imprenta y, antes de enfermar, solía tocar la batería los domingos
por la mañana. La gente hablaba de él a menudo, pero yo no le
conocía. Solo le había visto una vez, un domingo por la mañana.
Estaba calvo y esquelético. La ropa le colgaba del cuerpo huesu-
do. Tenía la piel amarilla, los ojos hundidos y evidentemente
estaba muy débil. Se cubría la nariz y la boca con una mascarilla
quirúrgica. Yo no podía ni imaginar lo que significaría estar así.

Murió poco después, pero aquel encuentro me produjo una impresión dramática.

Cuanto más pensaba en la quimioterapia, menos quería someterme a ella. La idea de envenenar mi camino de vuelta a la salud me resultaba ilógica, pero todo aquello me provocaba un conflicto muy hondo. Mi mujer y yo decidimos rezar. Di las gracias a Dios por todo lo que me había dado en la vida. Le pedí que me curara y que, si había otro camino aparte de la quimioterapia, me lo revelara.

Dos días más tarde me llegó un libro. Me lo enviaba un conocido de mi padre que vivía en Alaska. Empecé a leerlo ese mismo día y me enteré de que el autor había descubierto que tenía cáncer de colon en 1976. Había visto cómo su madre y muchos miembros de su iglesia sufrían y morían después de someterse a tratamientos anticancerosos, así que decidió no hacerlo y cambiar radicalmente su dieta y su estilo de vida. Un año después de empezar a tomar zumos y de seguir una dieta a base de alimentos crudos, el cáncer había desaparecido. Sin cirugía, sin quimioterapia, sin radiación. Y treinta años más tarde seguía vivo y con una salud excelente.

Cuanto más leía, más emocionado me sentía. Aquel libro me estaba aportando una perspectiva nueva acerca de la salud, la nutrición, el cáncer y la industria farmacéutica contra el cáncer. Su historia me hizo albergar la esperanza de que me podía curar. Pensé que, si el autor se había curado de su cáncer de colon, quizá yo también podría conseguirlo. Fue entonces cuando tomé la decisión de asumir el control de mi situación, de cambiar radicalmente mi dieta y mi estilo de vida y de hacer todo lo que estuviera en mi mano para favorecer la salud y la curación en mi cuerpo.

Me sentía tan excitado y lleno de confianza que no podía esperar a decírselo a todos mis conocidos. Llamé a mi mujer al trabajo y le dije que quería curarme de forma natural, que no deseaba someterme a la quimioterapia. Ella creyó que había perdido la cabeza. Su familia es telepática, así que, en cuanto le dices algo a uno de ellos, todos se enteran. Muy pronto, familiares bienintencionados empezaron a llamarme y a decirme cosas como:

—Tienes que hacer lo que te digan los médicos. Utilizan las mejores terapias que existen. ¿No crees que si hubiera algo mejor lo sabrían? Las terapias alternativas no funcionan. Sé de alguien que las probó y se murió...

Era un tipo de presión nueva que no esperaba. Casi toda la gente conocida, incluso mi mujer, insistía en que me pusiera la quimio. Evidentemente, no los culpo por ello. Me querían y deseaban que viviera. Su intención era de verdad ayudarme, pero, sin saberlo, estaban provocándome mucha más confusión y angustia. Yo había rezado y había recibido lo que me parecía una respuesta clara, pero ahora todo el mundo estaba intentando convencerme para que no la pusiera en práctica.

Por eso, al igual que la mayoría de los enfermos de cáncer, y para agradar a todos los que me rodeaban, accedí a regañadientes a acudir al oncólogo. Tenía cita para el 14 de enero de 2004. El aparcamiento de la Clínica West estaba atestado, igual que la sala de espera. Cuando Micah y yo nos sentamos, calibré a los demás pacientes de cáncer. Tenía curiosidad por ver si había alguien con quien pudiera identificarme. No lo había. Todos tenían el doble o el triple de años que yo. Era algo surrealista. Un puñado de viejos y yo, un rockero de veintiséis años con greñas y grandes mostachos. «Aquí no pinto nada», pensé.

La televisión de la sala de espera estaba puesta y uno de los invitados al programa matinal era Jack Lalanne, un hombre de ochenta y nueve años experto en salud y forma física. Apareció lleno de vigor y habló apasionadamente sobre el hecho de que nuestra dieta moderna a base de alimentos procesados es la causante de las enfermedades, y explicó que, si la sustituimos por otra a base de frutas, verduras y zumos, podemos transformar nuestra salud.

—Si lo ha hecho el ser humano, ¡no lo comas! —afirmó.

Más tarde me llamaron y nos condujeron a otra sala de espera más pequeña, y un rato después, a una habitación privada donde tuvimos que esperar todavía más. Al fin entró el oncólogo. Tenía una actitud fría y robótica. Me dirigió algo que me pareció un discurso estándar para un paciente de cáncer, y me dijo que tenía un 60 por ciento de probabilidades de vivir cinco años si me sometía a quimioterapia. Era una probabilidad muy similar a la que tenemos cuando lanzamos una moneda al aire. Le pregunté acerca de la dieta crudivegana, que había adoptado una semana antes, y me contestó que no debía hacerla porque «iría contra la quimioterapia». Le pregunté también si existía alguna terapia alternativa. En ese momento, su actitud cambió; me miró directamente a los ojos y me dijo:

—No hay ninguna. Si no te das la quimioterapia es que estás loco.

En ese instante me sentí invadido por el miedo y el resto de la cita transcurrió en medio de una nebulosa. Hablaba en tono arrogante y condescendiente, y cuantas más cosas me decía, más impotente me sentía yo. Quería levantarme y salir corriendo, pero era incapaz de hacerlo. En medio de su diatriba, me dijo algo que me pareció completamente fuera de lugar:

—Mira, no te digo esto porque necesite tu dinero…

Al concluir la visita, me sentía hipnotizado. Me había convencido. Al salir pedí cita para que me instalaran un Port-a-Cath, el paso previo a la quimioterapia. Mi confianza se había hecho añicos. Estaba deprimido, desanimado y asustado. Micah y yo nos quedamos un rato llorando en el aparcamiento sentados en su coche.

En el transcurso de las semanas siguientes recé mucho y pensé mucho, desesperado por encontrar estímulo y orientación. Pensé en la comida nada saludable del hospital. Pensé en que la quimioterapia me podía poner más enfermo. Pensé en el libro que me habían mandado. Pensé en Jack LaLanne, al que había visto en la televisión de la sala de espera. Pensé en todo lo que el oncólogo me había dicho y en cómo me había tratado. Y entonces me di cuenta de que Dios había respondido a mi pregunta. Había pedido otro camino y él me había ofrecido uno. Se abrían ante mí dos caminos y debía elegir uno.

A mi izquierda había una carretera ancha, brillantemente iluminada, que conducía a una estación de tren moderna donde todo el mundo se estaba montando en un expreso bello, cómodo y de última generación: el tren de la quimio. Si elegía esa opción, estaría rodeado de amor y apoyo. La gente me daría ánimos, recaudaría dinero y participaría en carreras por mí. Tendría cubiertas todas mis necesidades. Sin embargo, por muy brillante y atractivo que pareciera todo, yo sabía que, en cuanto me subiera a ese tren, empezaría a sufrir. Y sabía que, si me montaba en él, me sería muy difícil bajarme. Y no había nadie que pudiera decirme adónde iba. ¿Me dejarían en Villasano? ¿O más bien me echarían de una patada al final de la línea para morir y me dirían: «No se puede hacer nada más.»? Y si moría, todo el mundo diría que fui valiente, fuerte, aguerrido…, un luchador, un guerrero.

A mi derecha había un camino lleno de maleza que se adentraba en la jungla y por el que tenía que abrirme paso en la oscuridad. Tenía un cartel oficial que decía: «Prohibido el paso». Y todo el mundo me decía que no fuera por él. Yo sabía que, si lo elegía, nadie me comprendería. Perdería los apoyos y tendría que hacer el viaje solo. Y si no conseguía llegar, si me moría en el camino, sería el tonto obcecado que había rechazado la quimio y mi legado se reduciría a un relato de advertencia: «No hagas lo que hizo Chris».

Ambas opciones eran terroríficas.

La fecha de instalación del Port-a-Cath me resultaba más ominosa cada día que pasaba, y lo mismo sucedía con mi miedo y mi angustia. No era capaz de quitarme de encima la resistencia interior que sentía contra él. Cuando por fin llegó el día, tomé una decisión y no me presenté. Ingenuamente pensé que ahí se acabaría todo, pero la clínica no estaba dispuesta a ceder con tanta facilidad. Empezaron a llamarme a casa y a dejar mensajes intentando que pidiera otra cita. Hubo muchos días en los que, al llegar a casa, me encontraba en el contestador una luz parpadeante, pero evitaba ponerlo en marcha porque no quería escuchar otro mensaje. Entonces me mandaron una carta certificada que decía:

> Estimado señor Wark:
>
> No he podido ponerme en contacto con usted por teléfono para informarle de que su médico está preocupado por la cita a la que no pudo usted asistir. Es médicamente necesario vigilar con atención el estado de su cáncer para impedir que ocurra cualquier cosa que pueda poner en peligro su vida. Por favor, llámeme para analizar todas las dudas que pueda usted tener.
>
> ROBIN

LOS DÍAS DE LA MARMOTA

Mi primer año con cáncer fue algo muy parecido a la película *Atrapado en el tiempo (El día de la marmota)* porque cada día parecía exactamente igual al anterior. Todas las mañanas entraba el sol a través de las persianas. Yo me despertaba calentito y a gusto en mi cama y me sentía bien. Luego recordaba que tenía cáncer. Me invadía una oleada de miedo y sudores fríos. Me preguntaba si estaría empeorando o mejorando. Me levantaba y me distraía con los asuntos del día a día y me olvidaba durante un ratito del cáncer. Sin embargo, era como si cada vez que ponía la radio o la televisión dijeran la palabra *cáncer* y con ella me invadiera otra nueva oleada de miedo y angustia.

A pesar del temor que sentía, seguí adelante con el plan y continué leyendo e investigando todo lo que podía acerca de la nutrición y las terapias naturales que pudieran ayudar a mi cuerpo a curarse. Y ahí es donde entra en escena mi madre, Catharine Wark. Desde que yo recuerdo, siempre se ha interesado por la comida saludable. Cuando yo era niño compraba pan integral en lugar de blanco, muesli en vez de cereales y manteca de cacahuete natural en lugar de la que tiene azúcar. Congelaba yogur y zumo para hacer polos y no recuerdo ninguna época en la que no hubiera brotes, kéfir o germen de trigo en la nevera.

Nunca presté mucha atención a lo que ella leía, pero todos los meses había una nueva pila de libros en su mesilla, y, en el transcurso de los años, había acumulado una biblioteca impresionante dedicada a la salud, la nutrición, la medicina natural y las terapias alternativas contra el cáncer. Por lo general, las personas con enfermedades crónicas son las que suelen dedicarse a investigar los métodos naturales, pero mi madre no ha tenido jamás ningún problema de salud. Lo suyo era la prevención. En mi búsqueda de conocimientos, no hacía más que descubrir libros que quería leer y resultaba que ella los tenía todos. Durante tres décadas había estado almacenando todos esos libros para mí sin saberlo. Y al principio fue la única persona que entendió y apoyó mi decisión.

Durante esa época estaba también desesperado por encontrar otras personas, gente de verdad, que se hubieran curado del cáncer por medios naturales. Cuanto más buscaba, más encontraba. Había muy poca información en internet, pero existía una red alternativa a la que había accedido mi madre a través de libros y vídeos de médicos alternativos, supervivientes al cáncer e investigadores. Cada nuevo descubrimiento iba aumentando mi emoción por la aventura de sanación que se abría ante mí.

Mi madre conocía a un nutricionista clínico especializado en salud holística y me sugirió que fuera a verle. Unos días más tarde, un colega de la iglesia también me habló de él. Señal divina recibida, alto y claro. En aquella época, este nutricionista tenía un despacho modesto de dos habitaciones en la zona este de Memphis. La primera vez que le vi llevaba una camisa suelta con aspecto playero, pantalones caqui y zuecos. Todo lo hacía él mismo, lo que suponía un contraste muy llamativo con la clínica multimillonaria a la que había acudido el día antes. Su despacho me parecía diferente, apacible. Fue el primero en decirme que estaba haciendo lo correcto al cambiar radicalmente mi dieta por otra crudívora y de zumos para favorecer la capacidad de curación de mi cuerpo. Fue una confirmación importantísima que hizo subir enormemente mi confianza.

Los seguros sanitarios no suelen cubrir los terapeutas holísticos, y trabajar con él implicaba hacerme análisis de sangre, de saliva, de orina, de heces y de cabello, y tomar grandes cantidades de suplementos. No resultaba barato, pero tampoco suponía un gasto descabellado. Él tenía todo en cuenta y estaba intentando ayudarme a llegar a la raíz de mi enfermedad corrigiendo los déficits nutricionales, depurando mi cuerpo y mejorando mi digestión, así como mi función adrenal e inmunitaria.

Me remitió al doctor Roy Page, un cirujano oncólogo de setenta y tantos años que había dejado el retiro porque no le gustaba estar jubilado y quería ayudar a más gente. Había pasado toda su vida tratando a pacientes de cáncer con terapias convencionales destructoras e ineficaces, y en sus últimos años había empezado a integrar las terapias no tóxicas en su práctica profesional. También respaldó mi decisión de no someterme a la quimioterapia, lo que supuso otra confirmación muy importante y aumentó todavía más mi confianza. Comprobaba mis análisis de sangre todos los meses, me administraba terapia nutricional intravenosa y me pidió unos cuantos escáneres.

Ya tenía mi equipo formado y mi plan de curación estaba en marcha, pero el primer año fue muy duro. Hubo muchos días en los que sentí miedo. Al igual que cualquier otro enfermo de cáncer, esperaba lo mejor y temía lo peor. La ansiedad con los escáneres crecía y crecía hasta que llegaban los resultados. Aunque me gustaba mucho el doctor Page, no soportaba estar en un hospital. Me sentía como un ratón de laboratorio y no veía el momento de salir de allí. Siempre salía de su consulta con un subidón, bajaba saltando tres tramos de escaleras y salía de estampida al aire libre y al sol. Unos días más tarde me llamaba para darme los resultados y se mostraba tan emocionado como yo. Otro bueno y un enorme suspiro de alivio… ¡Gracias, Jesús! Gradualmente, cada nuevo informe iba trayendo consigo más ánimo, más esperanza y más optimismo.

El cáncer consigue marcar una línea divisoria muy clara entre lo que es importante en la vida y lo que no lo es. Y yo me di cuenta de que la mayor parte de las cosas que me preocupaban antes de tenerlo carecían ahora de importancia. Lo que más me interesaba ahora eran mi vida y mi salud, poder cuidar de mi mujer y fundar una familia. Tenía muchísimas ganas de ser padre, pero el diagnóstico de cáncer amenazaba con posponerlo indefinidamente. Era muy consciente de mi propia mortalidad y de que podría fallecer en algún momento de los próximos diez años. Le pregunté a Micah si estaría dispuesta a fundar una familia conmigo y ella tomó una de las decisiones más valientes que he visto en mi vida: me dijo que sí, sabiendo que podría tener que enterrarme algún día y criar a nuestro hijo sin mí. Eso indica lo muchísimo que me quería. Durante mi estancia en el hospital no se alejó de mi lado en ningún momento. Cuando yo no estaba durmiendo, se metía conmigo en la cama y veíamos juntos maratones de *Cazadores de mitos* y *American Chopper*.

Nos enteramos de que estaba embarazada cuatro meses después de que me diagnosticaran la enfermedad, pero, cuando se lo dijimos a la familia, las reacciones fueron muy diversas. Algunas personas se mostraron ilusionadas y otras, sin embargo, preocupadas por si era el momento más adecuado. Pero, lo fuera o no, el bebé estaba en camino. Un año después de mi diagnóstico, volví al hospital. Pero esta vez fue para coger entre mis brazos a nuestra preciosa niñita. Le pusimos de nombre Marin Elizabeth, y a partir de ese día ya tuve otra persona por la que vivir.

En los años siguientes, hice lo mismo que la mayor parte de la gente que ha sobrevivido al cáncer. Me distancié de la enfermedad. No quería pensar en ella ni hablar sobre ella. Solo quería recuperar mi vida normal. Continué haciendo inversiones inmobiliarias, cambiando casas y renovándolas. Nuestra segunda hija, Mackenzie Rae, nació en junio del 2008, una semana después de que yo cumpliera los treinta y un años. Mi banda, Arma Secreta, grabó y lanzó dos discos, *A Century's Remains* y *Dependent Lividity*, y tocamos centenares de conciertos en el Medio Oeste y en la Costa Este.

Poco a poco mi historia fue conociéndose y la gente empezó a preguntarme en todo momento por mi salud, por qué no me habían dado quimio y lo que había hecho en cambio, y me di cuenta de que tenía algo importante que compartir con el resto del mundo.

Siete años después de haber sido diagnosticado, empecé un blog titulado *Chris Beat Cancer** para ofrecer a la gente inspiración, ánimo y recursos para la curación y la prevención del cáncer mediante la nutrición y las terapias naturales no tóxicas. Lo creé para que fuera aquello que a mí me habría gustado que existiera cuando me sentía perdido y confuso. Sabía que había otras personas como yo, con un diagnóstico reciente de cáncer buscando respuestas. A medida que el blog iba haciéndose más conocido, empezaron a llegarme mensajes de gente de todas partes del mundo que se habían curado del cáncer sin tratamientos convencionales o una vez que estos les habían fallado. Entre ellos había algunos de personas con cánceres en etapa IV. Empecé a entrevistarlos y a compartir sus historias en chrisbeatcancer.com, y me di cuenta de lo importante que era mostrar al mundo que esta enfermedad podía curarse y que había gente que lo estaba consiguiendo.

Mi decisión de «convertirme en un personaje público» con un blog cambió radicalmente el curso de mi vida. Tuve la oportunidad de contar mi historia muchas veces en la radio, en la televisión y en el cine. Aparecí en el premiado documental *The C Word* y en la serie *The Truth About Cancer*. He participado en cumbres de internet, como The Food Revolution y Food Matters, y he tenido el privilegio de viajar a sitios a los que nunca había soñado ir, como Londres, Moscú o incluso Camboya, y de hablar en ellos. Compartir una información que puede ayudar a

---

* *Chris venció al cáncer. (N. de la T.)*

la gente a curar y prevenir el cáncer y a gestionar el tratamiento se ha convertido en la labor de mi vida.

El índice relativo de supervivencia a cinco años para el cáncer de colon en fase IIIC es del 53 por ciento [3]. Los pacientes adultos jóvenes (de menos de cuarenta años) tienen un 28 por ciento más de riesgo de que la enfermedad avance y se propague durante un seguimiento de un año, y tienen un 30 por ciento más de probabilidades de morir por causa de ella [4, 5]. Según el Instituto Nacional del Cáncer de Estados Unidos, los pacientes de cáncer de colon en fase III con entre uno y tres nódulos linfáticos implicados tienen un índice de supervivencia significativamente mayor que los que tienen implicados cuatro o más nódulos [6, 7]. Yo tenía cuatro. Es más, un metaanálisis de estudios descubrió que los pacientes con tumores en el lado izquierdo del cuerpo tienen un índice de supervivencia mayor [8, 9]. El mío estaba en el lado derecho.

Aunque todas las probabilidades de supervivencia a largo plazo estaban en mi contra, este año celebro mi decimoquinto «cancerversario». Estoy sumamente agradecido por estar vivo. Dios es bueno. Puse mi confianza en él y él me condujo por el camino de la curación.

Quiero dejar muy claro que no soy «afortunado» ni especial. Soy solo un tipo normal que escuchó lo que le decía su instinto, que se salió de lo establecido movido por su fe y que hizo muchísimas cosas para ayudar a su cuerpo a curarse. Eliminé de mi vida todo aquello que pudiera favorecer mi enfermedad, y cambié el terreno interno de mi cuerpo para convertirlo en un lugar donde no pudiera prosperar el cáncer. Estoy convencido de que todo aquello que hice puede hacerlo cualquiera, incluido tú.

Voy a mostrarte todo lo que he aprendido en estos quince años de investigar la ciencia nutricional, la industria del cáncer y a las personas que se han curado.

Descubrirás dónde falló la medicina convencional, por qué la industria del cáncer no ha conseguido ganar la batalla contra esta enfermedad y cómo puedes evitar los peligros habituales y las trampas de los tratamientos. También aprenderás los pasos exactos que di para cambiar radicalmente mi vida y curarme. Esta dieta y estas estrategias de mi estilo de vida son factibles y no exclusivas de mi experiencia. Son un denominador común entre todas las personas que conozco que se han curado del cáncer. Tanto si estás en el camino de la curación como si estás intentando curar o prevenir la enfermedad, puedes ponerlas en práctica en tu vida desde este momento. Empecemos.

LA SUPERVIVENCIA
DEL MÁS ENFERMO

El problema no es encontrar la respuesta, sino afrontarla.

TERENCE MCKENNA

EN EL 2010, LOS CIENTÍFICOS INVESTIGADORES Rosalie David y Michael Zimmerman publicaron un estudio acerca de los orígenes del cáncer. Examinaron cerca de mil momias del Antiguo Egipto y Sudamérica, así como fósiles y antiguos textos médicos, buscando evidencia de esta enfermedad en nuestros antepasados. En estas mil momias solo encontraron cinco casos de tumores y únicamente uno de ellos se consideró que podría haber sido maligno[1].

La literatura científica más antigua en la que se describe lo que hoy en día denominamos cáncer data de mil años más tarde. En documentos del siglo XVII se describen operaciones de cáncer de mama y de otros tipos. En 1761 está documentado que los consumidores de rapé sufrían cáncer de nariz. En 1775 los deshollinadores estaban desarrollando cáncer de escroto. La enfermedad de Hodgkin fue documentada por primera vez en 1832. Algunas personas han afirmado que el descubrimiento de cáncer en unas pocas momias disipa la noción de que se trata de una enfermedad «fabricada por el ser humano», pero eso no es lo que implica esa expresión. La incidencia ha explotado como consecuencia de los cambios significativos que ha realizado la humanidad en el mundo que habitamos y en la forma en que vivimos en él.

Es posible que el aspecto fundamentalmente peor entendido del cáncer sea que no se trata de una única enfermedad. El término «cáncer» es un paraguas que abarca un amplio abanico de enfermedades del cuerpo que pueden llegar a provocar un crecimiento celular descontrolado. Existen más de doscientos tipos diferentes, y ese es el motivo de que no pueda llegar a existir nunca una única «cura» para todos ellos.

LA PLAGA DEL PROGRESO

Aunque el cáncer no es una enfermedad única, sí existe un punto determinado de la historia en la que su incidencia empezó a agravarse a marchas forzadas: la Revolución Industrial. Se construyeron fábricas para producir en masa todo tipo de cosas: combustibles fósiles, materiales de construcción, tejidos, muebles, alimentos, sustancias químicas y toda clase de innovaciones emocionantes. Esta Revolución pavimentó el camino de todas las comodidades modernas que disfrutamos hoy en día, como la electricidad, los coches, los aviones, los ordenadores y los teléfonos inteligentes, pero también produjo un subproducto desafortunado: la contaminación industrial. Muchas de las sustancias químicas que se emplean en la producción de bienes modernos son sumamente tóxicas, y muchos procesos de producción generan desechos tóxicos que han contaminado el aire, el agua, el suelo, los alimentos… y nuestros cuerpos. Se estima que hasta uno de cada cinco cánceres es consecuencia de la contaminación ambiental[2].

La contaminación del aire provocada por los aviones, los trenes y los vehículos de motor, así como las calefacciones domésticas y los gases industriales, está relacionada con todo tipo de enfermedades crónicas. Se sabe que los gases de escape de los motores diésel producen cáncer de pulmón[3]. Aun en el caso de que no respires aire contaminado, la polución sigue encontrando la forma de entrar en tu cuerpo. Las centrales térmicas de carbón expulsan al aire gases cargados de mercurio que acaban llegando a nuestros suministros de agua y a la carne de los pescados que comemos, sobre todo de depredadores como los atunes. Durante décadas, las fábricas han estado contaminando calladamente nuestro medioambiente con desechos tóxicos cancerosos como los bifenilos policlorados (PCB) y el cromo hexavalente (acuérdate de *Erin Brockovich*).

Las zonas geográficas en las que los índices de cáncer son particularmente altos por culpa de la contaminación suelen ser áreas industriales. En el año 2013, investigadores de la Universidad Emory observaron un aumento del riesgo de sufrir linfoma no Hodgkin en las personas que vivían cerca de fábricas que liberaban benceno al medioambiente[4]. Este hidrocarburo se utiliza en la fabricación de plásticos, nailon, resinas y otros materiales, como lubricantes, tintes, limpiadores y pesticidas. Cuanto más cerca de estas fábricas vivían, mayor era el riesgo que corrían.

La Agencia de Protección Medioambiental de Estados Unidos (EPA) tiene registradas más de ochenta mil sustancias químicas empleadas en la producción de alimentos, cosméticos, fármacos, limpiadores domésticos, productos para el cuidado del césped y para la agricultura, entre otros. Están en prácticamente todos los productos manufacturados que compras, incluidos los cosméticos, los plásticos, las pinturas, los colorantes, los barnices, los tintes para telas y los retardantes de llama. En un pequeño porcentaje de ellos se puede conseguir un análisis de seguridad completo, pero más de la mitad no ha sido analizado en absoluto.

Muchas de estas sustancias se consideran inocuas en pequeñas cantidades, pero eso se basa en la suposición de que cada persona solo se verá expuesta a ellas en dosis pequeñas y aisladas. Lo que no se tiene en cuenta es la toxicidad sinérgica creada por la exposición a miles de ellas a lo largo de la vida de una persona.

En el año 2015, un equipo de ciento setenta y cuatro científicos procedentes de veintiocho países identificó cincuenta sustancias químicas habituales consideradas inocuas en dosis bajas, pero que podían convertirse en carcinógenas cuando se combinaban con otras también «inofensivas». Algunas de las identificadas son el triclosán del jabón antibacteriano y la acrilamida presente en las patatas fritas, el café, algunos cereales, la corteza del pan y los frutos secos tostados. Según el doctor Hemad Yasaei, de la Universidad Brunel de Londres, biólogo y autor de un estudio sobre el cáncer, «esta investigación respalda la idea de que sustancias químicas consideradas no peligrosas por sí solas se están combinando y acumulando en nuestro organismo causando cáncer, y podrían estar detrás de la epidemia global que estamos presenciando»[5].

Cuando consideramos todas las sustancias químicas que están presentes en nuestro entorno y las que se añaden a nuestros alimentos y a productos que utilizamos a diario, la idea puede resultar un tanto abrumadora. Estamos nadando en un caldo tóxico con un riesgo imposible de calcular.

EL PODER DE TUS DECISIONES

«De algo hay que morir». Es un justificante muy popular que emplea la gente que no cree en la importancia de la dieta y las decisiones que se toman en relación con el estilo de vida. Pero sí son importantes. Hoy en día se estima que, en Estados Unidos, el 70 por ciento de las muertes prematuras por causa de enfermedades que pueden prevenirse es atribuible a tres factores: mala alimentación, falta de actividad física y consumo de tabaco[6, 7]. Y por lo que respecta al cáncer, un estudio reciente publicado por la revista *Nature* estima que entre el 70 y el 90 por ciento de los casos están provocados por la dieta, el estilo de vida y factores medioambientales[8].

Debemos señalar que el fallecimiento va precedido de años de enfermedad crónica y discapacidad. Según un estudio de la RAND Corporation, el 60 por ciento de los estadounidenses sufren al menos una enfermedad crónica, y el 40 por ciento, varias. Eso significa que casi ciento cincuenta millones sufren al menos una enfermedad crónica y que alrededor de cien millones tienen más de una. Y casi treinta millones viven con cinco enfermedades crónicas o más[9]. Las enfermedades que encabezan la lista de las «asesinas» (enfermedades cardiovasculares, cáncer y diabetes tipo 2) son, en su gran mayoría, no genéticas. No están provocadas por la mala suerte ni por unos genes defectuosos. Están directamente conectadas con las decisiones que tomamos. Tus decisiones tienen el poder de generar en tu cuerpo salud o enfermedad.

ÉRASE UNA VEZ EN EL OESTE

Antes de continuar, me gustaría aclarar una serie de términos que vas a ir encontrando a lo largo del libro. La Revolución

Industrial es un producto de la civilización occidental, y por eso a los países industrializados se los denomina también países occidentales. La dieta que se consume en los países occidentales industrializados se conoce como dieta occidental, y las enfermedades crónicas no infecciosas comunes a estos países (como las cardiopatías, la diabetes y muchos cánceres) son las enfermedades occidentales o de la civilización. La dieta occidental se caracteriza por ser muy rica en productos de origen animal, sobre todo carne roja y productos lácteos; rica en azúcares refinados, grasa saturada, comida basura y alimentos procesados, y baja en fruta fresca, verduras, legumbres, frutos secos, semillas y cereales integrales. Tiene su origen en Estados Unidos, pero, en el último medio siglo, se ha extendido por todo el mundo y en la actualidad tiene poco que ver con la geografía. Por ejemplo, la mayoría de los países europeos están localizados en el hemisferio oriental, pero se consideran naciones occidentales que consumen una dieta occidental y sufren enfermedades occidentales.

TODO EL MUNDO CREE QUE ESTÁ SANO

Se considera que menos de 3 por ciento de los ciudadanos occidentales tienen un estilo de vida saludable, que se compone de cuatro factores: tomar cinco raciones de frutas y verduras cada día, hacer ejercicio físico de forma regular, no tener sobrepeso y no fumar [10, 11].

Gracias a las técnicas de venta de la industria alimentaria, a las que hemos estado sometidos durante toda nuestra vida, la mayoría de nosotros estamos condicionados a creer que comemos de una forma bastante sana. La sorprendente realidad es que solo alrededor del 10 por ciento de las personas toman la cantidad diaria recomendada de frutas y verduras [12]. Los ciudadanos occidentales consumen una media de 1,7 raciones de verduras al día. Solo el 2 por ciento de su dieta está compuesto por frutas enteras, y el 3 por ciento son verduras distintas a las patatas. Otro 3 por ciento son legumbres y frutos secos, y el 4 por ciento, cereales integrales, como avena, cebada, trigo integral y arroz integral [13, 14, 15].

El 19 por ciento de la dieta occidental está formada por alimentos elaborados con cereales muy procesados, como harina blanca y almidón de maíz: pan blanco, rosquillas, magdalenas y tortillas de maíz. El 17 por ciento procede de los azúcares añadidos de los refrescos, los dulces y los alimentos procesados, y el 23 por ciento, de grasas añadidas, como mantequilla y margarina, manteca y aceites de maíz, colza y soja, muy utilizados en alimentos procesados y fritos y que se elaboran fundamentalmente a partir de plantas genéticamente modificadas.

El 26 por ciento restante de la dieta occidental está formada por la carne, los productos lácteos y los huevos, cuyos beneficios para la salud están siendo ampliamente (y acaloradamente) debatidos. Si consideras que los alimentos de origen animal son sanos, la dieta occidental típica sería un 38 por ciento saludable y un 62 por ciento no saludable. Si te parecen poco sanos, entonces esta dieta es alrededor del 12 por ciento saludable y el 88 por ciento no saludable. Estas cifras no tienen en cuenta la diferencia entre productos ecológicos procedentes de animales criados con pastos y los que proceden de granjas industriales, lo que aumenta todavía más el debate. En cualquier caso, ambas posturas nos permiten conocer por qué la dieta occidental ha provocado que los países industrializados sufran enfermedades crónicas occidentales en proporciones epidémicas.

Un estudio publicado en el año 2018 nos ofrece una información fundamental acerca de cómo los alimentos muy procesados pueden provocar inflamación en el cuerpo y hacer que, con el tiempo, el sistema inmunitario se vuelva más agresivo. Se ha comprobado que los ratones alimentados con una dieta occidental de comida rápida rica en calorías, grasas y azúcar tienen niveles muy elevados de actividad del sistema inmunitario e inflamación, sorprendentemente similares a la respuesta del cuerpo ante una infección bacteriana. Cuando se les volvió a dar su dieta normal durante cuatro semanas, la inflamación desapareció, pero algunos de los cambios genéticos producidos en las células inmunitarias persistieron y mantuvieron al sistema inmunitario en alerta, con tendencia a reaccionar de manera excesiva ante pequeños estímulos con respuestas inflamatorias más fuertes[16]. Un sistema inmunitario demasiado agresivo provocado por la dieta occidental podría ser el enlace oculto que explique por qué tantas personas sufren una inflamación crónica que convierte al cuerpo en un campo de cultivo del cáncer.

Otro estudio del 2018 descubrió que cada incremento del 10 por ciento en el consumo de alimentos ultraprocesados aumenta el riesgo de cáncer un 12 por ciento[17]. Estos alimentos ultraprocesados incluyen las bebidas azucaradas, la repostería industrial, los cereales azucarados, los aperitivos salados, los productos de carne reconstituida y las comidas preparadas, como los fideos y las sopas instantáneas y los platos precocinados. La aterradora realidad es que más de la mitad de la comida que consumen los ciudadanos occidentales es ultraprocesada, lo que nos aporta un incremento aproximado del 60 por ciento del riesgo de sufrir cáncer en comparación con personas de otros países que no tienen una dieta occidental cargada de este tipo de alimentos. Un simple refresco azucarado al día implica un aumento del riesgo de padecer once cánceres diferentes, entre los que se incluyen los de mama, riñón, hígado, colorrectal y páncreas[18].

NUESTRAS PRINCIPALES CAUSAS DE MUERTE

La dieta occidental provoca enfermedades occidentales, como las cardiopatías, el cáncer y la diabetes. Las cardiopatías son la principal causa de muerte en Estados Unidos, y matan a unas 595 000 personas al año. El cáncer es la siguiente, y el causante de 580 000 fallecimientos anuales. Es ya la causa principal en muchos lugares y se espera que ocupe el primer lugar en los próximos años. La gran mayoría de las incidencias de estas enfermedades asesinas no están provocadas por la mala suerte ni por una genética defectuosa: son el resultado directo de nuestra dieta cotidiana y de nuestro estilo de vida a lo largo del tiempo. El cáncer de pulmón es el principal asesino de hombres y mujeres, y el tabaquismo provoca aproximadamente el 90 por ciento de los casos de este tipo de cáncer y al menos el 30 por ciento de otros tipos, como los digestivos, de cabeza y cuello, ováricos y leucemia.

El tabaquismo aumenta también el riesgo de sufrir cáncer de hígado, cervical, de mama, de próstata y de piel, porque, cuando fumas, las toxinas carcinógenas circulan por todo el cuerpo y lo contaminan. Además de provocar enfermedades cardiovasculares, el tabaco es el principal causante de cáncer y de muerte por cáncer. Lo bueno es que, si dejas de fumar, reduces el riesgo de sufrir cáncer de pulmón un 90 por ciento.

Al igual que el tabaco, el alcohol está clasificado también como un carcinógeno de primer nivel. Es el responsable de más del 5 por ciento de los casos nuevos de cáncer cada año y de casi el 6 por ciento de las muertes por cáncer en todo el mundo. El mayor riesgo lo tienen los grandes bebedores que también fuman, pero las últimas investigaciones indican que una sola bebida al día para las mujeres y dos para los hombres incrementan el riesgo a lo largo de la vida de la persona[19].

DAMAS Y CABALLEROS, ESTAMOS GORDOS

Disponemos de un acceso ilimitado a la comida y nuestra ingesta calórica ha ido aumentando de forma significativa. Según el USDA (Departamento de Agricultura de Estados Unidos), el estadounidense medio consumía unas tres mil cuatrocientas calorías en 1909. En la actualidad, su consumo ronda las cuatro mil, seiscientas más al día que hace cien años. Dos tercios de los adultos y casi el 30 por ciento de los chicos y chicas de menos de veinte años tienen sobrepeso u obesidad. Los mileniales están en camino de convertirse, cuando alcancen la mediana edad, en la generación más gorda de la historia de la humanidad[20]. Según estimaciones recientes, la mitad de los ciudadanos occidentales no hacen suficiente ejercicio físico, y más de un tercio se clasifican como «físicamente inactivos»[21], fundamentalmente el tercio que son obesos. La obesidad mata a alrededor de ciento diez mil estadounidenses cada año; es la segunda causa de cáncer detrás del tabaquismo, y está acercándose a gran velocidad al primer puesto.

Provoca más de seiscientos mil cánceres al año, aproximadamente el 40 por ciento del total[22]. El exceso de peso favorece la resistencia a la insulina, los niveles hormonales anómalos, la inflamación crónica y el bajo rendimiento del sistema inmunitario, e incrementa significativamente el riesgo de padecer trece tipos distintos de cáncer, entre los que se incluyen el colorrectal, el de útero, el ovárico, el pancreático, el de tiroides y el de mama posmenopáusico[23].

Los médicos llevan décadas aconsejando a sus pacientes que mantengan un peso saludable y un índice de masa corporal (IMC) dentro de los límites normales (entre 18,5 y 25) para reducir el riesgo de enfermedades y cánceres relacionados con la obesidad. Sin embargo, tener un IMC normal no significa necesariamente que la persona esté sana cuando las enfermedades crónicas son la norma. Unas sorprendentes investigaciones publicadas en el 2018 revelan que tener un porcentaje elevado de grasa corporal puede duplicar el riesgo en la mujer de desarrollar un cáncer de mama invasivo receptor de estrógenos positivo, aunque la paciente tenga un peso y un IMC normales[24]. La grasa visceral (la del abdomen), que se deposita alrededor de órganos abdominales como el hígado, el páncreas y los intestinos, podría ser la más problemática. Produce una proteína denominada factor de crecimiento de fibroblastos 2 (FCF2) que, según ha podido demostrarse, impulsa a determinadas células vulnerables de la piel y de las mamas a transformarse en cancerosas[25].

El exceso de grasa corporal está provocado fundamentalmente por una mala dieta y un estilo de vida inadecuado, en concreto una dieta hipocalórica con demasiado azúcar blanco, harina blanca, aceites refinados y alimentos de origen animal, así como por falta de ejercicio.

Nuestras dos causas principales de cáncer provienen de lo que nos metemos en la boca: el tabaco y las comidas poco saludables.

UNA EXPLOSIÓN DE ACTIVIDAD

Junto con nuestras dietas poco saludables, las comodidades modernas han dado lugar en los terrícolas modernos a un estilo de vida sedentario, comparado con el de nuestros antepasados que caminaban a todas partes y hacían trabajo físico a diario. Cultivaban la tierra, cazaban para alimentarse, criaban ganado, escapaban de los tigres, trepaban a los árboles, construían refugios, bailaban alrededor del fuego y fabricaban sus herramientas, ropas y muebles a mano. Estaban fuertes, en forma y rara vez tenían sobrepeso, a excepción de los ricos.

Comparemos esa forma de vida con un día normal de los habitantes de un país del primer mundo. Después de pasar toda la noche acostados, nos levantamos y nos preparamos para la jornada. Nos bañamos y nos vestimos. Luego nos sentamos a desayunar. A continuación, nos sentamos en el coche, en el autobús o en el tren para ir a trabajar. Una vez en el trabajo, nos sentamos ante la mesa. Unas horas más tarde, nos levantamos para ir a comer. Entonces encontramos un lugar donde sentarnos y comemos. Algunos comen directamente en su mesa de trabajo sin llegar a levantarse. Después de comer seguimos sentados trabajando. Luego nos sentamos en el coche, en el autobús o en el tren para volver a casa. Al llegar, cenamos sentados y luego nos vamos al sofá o a la cama para ver la televisión o navegar por internet hasta la hora de dormir, cuando nos acostamos para pasar la noche.

Ya sé que no todo el mundo es *tan* sedentario, pero mucha gente sí. El resultado es, sencillamente, que no movemos el culo lo suficiente. Por término medio, los occidentales pasamos sentados alrededor de quince horas y media cada día, de las dieciséis o diecisiete que estamos despiertos. El hecho de estar sentado tanto tiempo aumenta significativamente el riesgo de sufrir cardiopatías, diabetes y cáncer. Según la epidemióloga Christine Friedenreich, la inactividad física está relacionada con cuarenta y nueve mil casos de cáncer de mama, cuarenta y tres mil de cáncer de colon, treinta y siete mil de cáncer de pulmón, treinta mil de cáncer de próstata, doce mil de cáncer de útero y mil ochocientos de cáncer de ovarios. En total, se estima que estar sentado durante mucho tiempo favorece el desarrollo de ciento setenta y tres mil casos de cáncer al año. Hacer entre tres y seis horas a la semana (entre media y una hora al día) de ejercicio moderado o vigoroso, desde caminar a practicar ejercicio aeróbico intenso, se ha vinculado en numerosos estudios con entre un 20 y un 40 por ciento de reducción del riesgo de sufrir trece tipos de cáncer[26, 27].

EL FACTOR ALIMENTARIO

A lo largo del último siglo, la calidad de nuestros alimentos y la cantidad que comemos ha cambiado drásticamente. Nuestra ingesta total de hidratos de carbono ha disminuido alrededor de un 4 por ciento, pero los tipos de carbohidratos que consumimos son distintos. A principios del siglo XX, la mayoría procedían de alimentos integrales, como los cereales, las legumbres y las patatas. Hoy en día, la mayor parte nos llega a través de alimentos refinados, como la harina blanca, el azúcar, el jarabe de maíz, las bebidas azucaradas y las patatas fritas. También consumimos aproximadamente un 20 por ciento más de proteína animal que en 1909, y un 60 por ciento más de grasa, sobre todo de aceites.

Las grasas poliinsaturadas de nuestra dieta procedentes de los aceites de maíz, soja y girasol y del pescado graso han aumentado un 340 por ciento. Las monoinsaturadas de los aceites de oliva, cacahuete, cártamo y sésamo han crecido un 70 por ciento. Las saturadas, fundamentalmente de la mantequilla y la manteca de los alimentos de origen animal, han subido un 20 por ciento. También consumimos alrededor de un 10 por ciento más de colesterol. En total, nuestro consumo de grasa procedente de aceites y alimentos de origen animal ha aumentado un 60 por ciento en los últimos cien años[28].

La comida fresca ha sido sustituida por comida rápida. Hace cien años no existían supermercados gigantes ni cadenas de restaurantes, y era muy habitual en los hogares tener un huerto y criar ganado para comer. Hoy en día, esa práctica se ha convertido en una rareza en el mundo occidental, y los alimentos que la mayor parte de la gente considera saludables han sido secuestrados.

Los fabricantes de comida eliminan el valor nutricional de los alimentos y luego les añaden ingredientes químicos artificiales, como aromas, colorantes, aditivos, conservantes y potenciadores, así como azúcar refinado y sal, aceites hidrogenados y grasas trans. La industria alimentaria ha sustituido los ingredientes naturales por otros artificiales para aumentar el margen de beneficios y la vida útil de sus productos. Por decirlo de una forma sencilla, el aroma artificial a fresa es mucho más barato que las fresas de verdad.

El color caramelo, que se elabora con amoniaco, es uno de los colorantes alimentarios más utilizados en todo el mundo. Se emplea en los refrescos de cola, las cervezas, las salsas y muchos otros productos, y ha sido identificado como carcinógeno. El estado de California exige a los fabricantes de alimentos que pongan una etiqueta de aviso en todos aquellos productos que contengan más de veintinueve microgramos[29].

Los gigantes agrícolas están utilizando en sus cultivos fertilizantes, pesticidas y herbicidas químicos tóxicos. Muchas frutas y verduras se recogen antes de que estén maduras y luego se maduran artificialmente con gas etileno. Estos organismos genéticamente modificados (transgénicos) se fabrican genéticamente a partir de ADN de bacterias, virus y otras plantas y animales para hacerlos resistentes a herbicidas tóxicos como el glifosato (presente en el Roundup) y para que produzcan su propio insecticida.

Numerosos estudios han revelado que los alimentos transgénicos pueden ser tóxicos o alergénicos y peligrosos para las personas y los animales que los consumen. Muchos países desarrollados no los consideran seguros. Más de sesenta, entre ellos Australia, Japón y los de la Unión Europea, tienen restricciones significativas o prohibiciones a la producción y venta de transgénicos. Por desgracia, la situación en Estados Unidos es muy diferente. La alfalfa, la colza, el maíz, la papaya, la soja, la remolacha azucarera, el calabacín y la calabaza amarilla de verano que se producen allí han sido casi todos genéticamente modificados.

LA MISTERIOSA MÁQUINA DE LA CARNE

La gran mayoría de la carne que consumimos hoy en día proviene de ganaderías industriales donde se alimenta al ganado a base de cereales, se le inyectan hormonas de crecimiento y se le administran antibióticos para prevenir enfermedades. Los animales viven en condiciones de hacinamiento insalubres.

A las vacas lecheras se les inyecta hormona recombinante de crecimiento bovino (rBGH) que se vende bajo la marca Posilac. Es una hormona fabricada genéticamente, presentada en 1995 por Monsanto, que aumenta un 20 por ciento la producción lechera. Además, incrementa el factor de crecimiento insulínico tipo 1 (IGF-1) de la leche. Los niveles elevados del IGF-1 pueden favorecer el desarrollo de cáncer en las personas, en concreto de cáncer de útero, próstata, mama, páncreas y colon[30]. Un informe de la Comisión Europea afirma que «evitar el consumo de productos lácteos con rBGH en favor de otros naturales sería la intervención alimentaria más práctica e inmediata para [alcanzar] el objetivo de prevenir el cáncer»[31]. Esta hormona está prohibida en todos los países de la Unión Europea y en Canadá, Japón, Australia y Nueva Zelanda, pero no en Estados Unidos.

EL PAN ESTÁ MUERTO

Una de las principales fuentes de calorías de la dieta occidental es la harina y el pan blancos, pero, en términos nutricionales, el pan, y concretamente el blanco, está muerto. Los cereales integrales ecológicos, incluido el trigo, son alimentos básicos saludables que consumen las personas que viven más años, y contienen fitonutrientes con efectos protectores contra varios tipos de cáncer, sobre todo el de colon[32]. Sin embargo, cuando el trigo integral se refina para convertirlo en harina blanca, se le eliminan veinticinco de sus nutrientes y luego se «enriquece» añadiéndole solo cinco nutrientes aislados de los que fueron eliminados. A continuación se le agregan aditivos y conservantes para que el pan resulte más esponjoso y para aumentar su vida útil.

La harina blanca es un alimento nada saludable y la consumimos prácticamente en todas las comidas. Desayunamos cereales, pan tostado, magdalenas, galletas, rosquillas, tortitas y gofres, y comemos y cenamos pan de molde, bollos de hamburguesa, tortillas, pizza, pasta y rollitos. Y no nos olvidemos de aperitivos y postres como las galletas saladas y dulces, las tartas y los pasteles. La harina blanca se transforma en azúcar en el torrente sanguíneo y nos aporta energía, y eso es bueno. Pero, a diferencia de los hidratos de carbono de los alimentos enteros (frutas, verduras y cereales integrales), carece de fitonutrientes y antioxidantes beneficiosos que neutralizan los radicales libres tóxicos producidos por el metabolismo celular. La harina y el azúcar blancos son calorías vacías, y una dieta rica en este tipo de calorías acaba poniéndonos gordos y enfermos.

Para empeorar todavía más la situación, el trigo cultivado de manera convencional está fumigado con glifosato (el ingrediente activo del Roundup) para controlar las malas hierbas y hacer que seque entre siete y diez días antes de la recolección. Un artículo publicado en el año 2009 en la revista *Toxicology* cita evidencias de que los herbicidas a base de glifosato son disruptores endocrinos en cantidades de solo 0,5 partes por millón (ppm), y a 5 ppm son hepatotóxicos para los seres humanos[33]. Los alimentos sin gluten causan furor últimamente, pero es muy posible que el gluten no sea el causante real de los problemas de muchas personas. Un artículo publicado en el 2013 en *Interdisciplinary Toxicology* afirma que la incidencia de intolerancia al gluten, enfermedad celíaca y síndrome del intestino irritable ha aumentado en proporción directa al incremento de la fumigación con glifosato en cereales cultivados de forma convencional, como el trigo, el arroz, las semillas, las legumbres, los guisantes, la caña azucarera, las batatas y la remolacha azucarera[34]. En el 2015, la Agencia Internacional de Investigación sobre el Cáncer de la Organización Mundial de la Salud clasificó el glifosato como «probable carcinógeno para los seres humanos». Y este herbicida no se echa solo en cultivos genéticamente modificados «aptos para el Roundup», como el maíz, la colza y la soja, sino también en muchos tipos de cereales y verduras no transgénicas cultivados convencionalmente, como el trigo, el mijo, el lino, el centeno, el alforfón, la cebada, la avena, las alubias, los guisantes, las lentejas, el maíz, las patatas y muchos otros para secarlos antes de la recolección.

EL AUMENTO DEL MERCURIO

El mercurio es el único metal de la tierra que es líquido en su forma natural y también se clasifica como un «metal pesado». Sin embargo, a pesar de esta característica exclusiva tan asombrosa, es también una neurotoxina que se ha vinculado con la supresión del sistema inmunitario y un montón de problemas físicos, como los daños cerebrales, el autismo, el alzhéimer, la esclerosis lateral amiotrófica, la esclerosis múltiple, el cáncer y otras enfermedades crónicas. Cantidades muy pequeñas son capaces de dañar el cerebro, el sistema nervioso, el corazón, los pulmones, el hígado, los riñones, el tiroides, la pituitaria, las glándulas suprarrenales, los glóbulos sanguíneos, las enzimas y las hormonas.

Es un elemento natural que está por todas partes, pero la contaminación industrial ha duplicado su cantidad. La mayor parte de la contaminación por mercurio es expulsada al aire por las centrales térmicas de carbón. De ahí se abre camino al suelo, a los ríos, a los lagos, a los mares y a nuestros alimentos.

El pescado y el marisco lo absorben y lo almacenan en su tejido graso. El mineral penetra en la cadena alimentaria mediante un proceso denominado biomagnificación cuando los peces grandes se comen a los más pequeños. Cuanto más tiempo viva un pez, más toxinas como el mercurio habrá absorbido, y cuando te lo comes, te las tomas todas. Casi todos los peces contienen trazas de mercurio, pero los más contaminados son los depredadores situados en la parte alta de la cadena alimentaria, como el atún, el pez espada, el tiburón, la caballa real y el blanquillo. El consumo de mercurio a través del pescado se ha relacionado con daños cerebrales y del sistema nervioso en bebés nonatos y niños pequeños, y se ha comprobado que provoca cáncer en roedores[35].

EL PESCADO SOSPECHOSO

En el año 2003, el Grupo de Trabajo Medioambiental (EWG) estadounidense publicó los resultados de extensos análisis sobre los niveles de PCB carcinógeno en el salmón de piscifactoría que se consume en Estados Unidos. Compró el pescado en tiendas de alimentación y descubrió que siete de cada diez ejemplares estaban tan contaminados con PCB que aumentaban el peligro de cáncer basándose en los estándares de salud de la Agencia de Protección del Medioambiente (EPA) estadounidense [36].

Los PCB fueron prohibidos en Estados Unidos en el año 1976 y se han relacionado con el cáncer y con los problemas de desarrollo cerebral en los fetos. Se almacenan en el tejido adiposo. A los salmones de piscifactoría los alimentan con harina de pescado, que suele ser muy rica en PCB. Por eso, este tipo de salmones tienen aproximadamente un 50 por ciento más de grasa que los salvajes y entre cinco y diez veces más PCB.

Diversas especies de peces salvajes también están contaminadas con nanopartículas procedentes de la descomposición de los plásticos en el medioambiente. Estas nanopartículas pueden cruzar la barrera hematoencefálica y provocar daños cerebrales y trastornos del comportamiento en los peces. Sus efectos sobre los seres humanos no se conocen todavía.

ESTAMOS SOBREALIMENTADOS PERO INFRANUTRIDOS

Estamos atiborrados, pero nos morimos de hambre. Obtenemos muchos macronutrientes (proteínas, grasas e hidratos de carbono), pero no suficientes micronutrientes como las vitaminas, los minerales, las enzimas, los antioxidantes y los miles de fitonutrientes protectores y anticancerosos de las plantas: polifenoles, flavonoides y carotenoides; la alicina del ajo y las cebollas; la quercetina de las manzanas; la curcumina de la cúrcuma; la apigenina del apio; el sulforafano y el indol-3-carbinol del brécol; las catequinas del té verde y el ácido elágico de las bayas.

Estas sustancias previenen la formación de los cánceres, impiden el crecimiento de los tumores y la propagación de las células cancerosas, e incluso provocan directamente la muerte de este tipo de células. Menos del 2 por ciento de los ciudadanos occidentales consumen la cantidad diaria recomendada de potasio (4700 mg)[37].

LOS REYES (Y LAS REINAS) DE LAS HAMBURGUESAS

Si analizas los años que vivieron los reyes de Europa a lo largo de la historia, observarás que muchos de ellos tuvieron vidas cortas. Las personas ricas contraían enfermedades de personas ricas: sufrían gota, cardiopatías, diabetes y cáncer por culpa de su dieta, que en la actualidad también se consideraría «a base de alimentos integrales» y «ecológica». Nuestros antepasados más ricos solían ser también obesos. Históricamente, la obesidad era un símbolo de nivel social, una señal de riqueza, y las mujeres obesas eran consideradas las más bellas porque la obesidad implicaba un estatus socioeconómico más alto y una vida ociosa.

Los reyes y las reinas comían todo aquello que se les antojaba y siempre que querían. Podían permitirse económicamente hacer tres o más comidas al día y tomar en todas ellas exquisiteces caras, como las carnes y los quesos. Podían comer a diario los alimentos más finos y suculentos, ricos en grasas, azúcares, sal, mantequilla, nata y aceites. Tenían acceso a todo el vino, la cerveza y los licores que desearan. Una dieta de rey no es una dieta sana. Además, ya no está reservada para los ricos. Hoy en día, la mayor parte de los occidentales consumen una dieta rica en productos de origen animal y azúcar. Peor aún, estamos comiendo productos de animales procedentes de ganaderías industriales, alimentos procesados cargados de aditivos, conservantes, aromas y colorantes artificiales fabricados por el ser humano, además de productos transgénicos.

A lo largo de la historia, la carne ha sido un lujo para los pobres y solo la consumían en ocasiones especiales. Tomaban sobre todo alimentos vegetales, como frutas, verduras, legumbres y cereales integrales. Y esto sigue siendo así en las regiones subdesarrolladas del mundo. En los países industrializados, sin embargo, gracias a la ganadería intensiva y a los subsidios oficiales que mantienen bajos los precios de la carne y el azúcar, la gente puede tomar tanta como le apetezca. Estamos comiendo productos de origen animal y azúcar procesado en todas las comidas y entre ellas. En el último siglo, el consumo de azúcar procesado ha aumentado de unos dos kilos por persona y año a unos cincuenta. Eso significa que un ciudadano medio está tomando alrededor de medio kilo de azúcar procesado cada tres días. Consumimos aproximadamente el doble de carne (seis veces más de pollo) y veinticinco veces más azúcar que nuestros bisabuelos a principios del siglo XX[38].

Si seguimos comiendo lo que comemos, vamos a seguir sufriendo las enfermedades que sufrimos. Si haces una dieta de rey, vas a tener las enfermedades de un rey.

¿SE CONTAGIA EL CÁNCER?

Según el Centro Internacional de Investigaciones sobre el Cáncer, entre el 18 y el 20 por ciento de los cánceres están relacionados con infecciones provocadas por virus cancerígenos como la hepatitis B y C, el sida (VIH), algunos tipos de virus del papiloma humano (VPH), el Epstein-Barr y otros menos conocidos, como el virus linfotrópico de células T humanas, el poliomavirus de las células de Merkel, el virus del sarcoma de Kaposi y el virus de la leucemia bovina (VLE)[39].

El virus de Epstein-Barr, del que están infectados el 95 por ciento de los adultos, provoca linfoma de Burkitt, linfoma de Hodgkin y no Hodgkin, linfoma de células T, cáncer nasofaríngeo y algunos cánceres de estómago[40].

La leucemia linfoblástica aguda, la forma más común de leucemia infantil, se ha relacionado con el citomegalovirus congénito (CMV), un tipo de herpes que se transmite de la madre al hijo durante el parto. Según un estudio publicado en el 2016, los niños nacidos con CMV tienen entre cuatro y seis veces más probabilidades de desarrollarla entre los dos y los seis años de edad[41]. Entre el 50 y el 80 por ciento de los adultos de más de cuarenta años están infectados por CMV, y una de cada tres embarazadas lo transmite a su hijo neonato[42].

El VLE es un virus cancerígeno que está presente en la leche y la carne de vacuno. En el año 2007 se analizaron una serie de muestras de leche y los investigadores descubrieron que el 83 por ciento de las pequeñas explotaciones lecheras y el 100 por ciento de las grandes estaban infectadas por él[43]. Un estudio realizado en seres humanos descubrió que el 74 por ciento de los sujetos tenían anticuerpos que indicaban una exposición anterior a este virus[44]. Se cree que la pasteurización lo anula en los productos lácteos, pero también podemos contagiarnos a través del consumo de carne de vacuno poco cocida[45].

En el año 2014, unos investigadores identificaron ADN del VLE en el 44 por ciento de las muestras de tejidos de cáncer de mama eliminados quirúrgicamente[46]. En el 2015 se realizó otro estudio para determinar si existía alguna relación entre el ADN del VLE de los tejidos y el cáncer de mama, y se llegó a la conclusión de que la presencia de este ADN en los tejidos de cáncer de mama tenía una relación muy estrecha con el cáncer de mama diagnosticado e histológicamente confirmado. Hasta el 37 por ciento de los casos de este tipo de cáncer pueden ser atribuibles a la exposición al VLE [47].

Algunos virus no se pueden evitar, pero, si tienes una conducta de riesgo, como practicar relaciones sexuales sin protección o compartir agujas con drogas intravenosas, tus probabilidades de contraer múltiples virus cancerígenos son mucho más elevadas. Si tienes un sistema inmunitario fuerte, tu riesgo de desarrollar cáncer a partir de infecciones víricas es bajo, pero los virus pueden permanecer aletargados en el cuerpo durante muchos años y activarse si tienes una inmunodepresión o inmunosupresión durante un periodo prolongado. Por esto son tan importantes los factores de tu vida que puedes controlar, como la dieta, el estilo de vida, el entorno y el estrés. Un cuerpo sano mantiene a raya las infecciones.

LA INCIDENCIA DE CÁNCER VARÍA MUCHÍSIMO

Los principales tipos de cáncer de los países occidentales son los de pulmón, colon, mama y próstata. En 1955, el índice de mortalidad del cáncer pancreático, la leucemia y los linfomas era entre tres y cuatro veces más bajo en Japón que en Estados Unidos, y el de los cánceres de colon, próstata, mama y ovarios, entre cinco y diez veces más bajo. Esto sucedía en una época en la que los productos de origen animal constituían menos del 5 por ciento de la dieta japonesa [48].

El Japón de 1955 no era un caso raro. Incluso hoy en día existen muchas partes del mundo con índices de cáncer más bajos que los de los países occidentales industrializados. El índice global de cáncer de México es la mitad que el de Estados Unidos. Hay docenas de países con índices globales de cáncer que son un tercio del de Estados Unidos[49]. En algunas regiones concretas y para determinados cánceres, es incluso menor. El índice de cáncer de colon es sesenta veces menor en los habitantes de África que en los afroamericanos[50]. Los africanos nativos no tienen ninguna ventaja genética, sino una ventaja alimentaria. No siguen una dieta occidental, que ya se sabe que provoca este tipo de cáncer.

En resumidas cuentas, que estamos enfermos. En los últimos cien años, la incidencia de enfermedades crónicas como el cáncer, las cardiopatías y la diabetes se ha disparado en los países occidentales industrializados. Está claro que tenemos muchos factores en contra, como la contaminación medioambiental, una dieta rica en alimentos procesados y de origen animal y un estilo de vida sedentario. Los científicos e investigadores han identificado las principales causas y coadyuvantes de las enfermedades crónicas occidentales, pero estamos haciendo muy poco para prevenirlas. Si padeces un trastorno crónico como el cáncer o te interesa de verdad su prevención, lo mejor que puedes hacer para fomentar la salud y la curación en tu cuerpo es identificar y eliminar sistemáticamente todos sus causantes y volver a una forma de vida lo más natural posible. La auténtica atención sanitaria es la atención a uno mismo, cuidarse bien, pero, por desgracia, las empresas médicas y farmacéuticas han secuestrado el término «atención sanitaria» para darle un giro optimista a lo que hacen, que, para definirlo de una forma más exacta, debería denominarse atención enferma. En los próximos capítulos comprobarás lo enferma que está la industria de la atención sanitaria.

LAS ÓRDENES DEL MÉDICO

Estoy firmemente convencido de que, si toda la materia médica, tal y como se utiliza en la actualidad, pudiera hundirse en el fondo del mar, la humanidad se beneficiaría de ello... y los peces resultarían muy perjudicados.

OLIVER WENDELL HOLMES

P*RIMUM NON NOCERE. LO PRIMERO DE TODO, NO HACER DAÑO.* Este principio básico de la ética médica lo estableció Hipócrates, el padre de la medicina moderna. Según se afirma en los *Tratados hipocráticos* (extractado de la revista *Epidemics*), «El médico debe [...] tener dos objetivos fundamentales en lo que respecta a la enfermedad, a saber, hacer el bien y no causar daño». Si los métodos implicados en el intento de curación pueden provocar más sufrimiento que la propia enfermedad, es preferible no hacer nada antes que embarcarse en algo que pudiera dañar al paciente.

La mayoría de la gente asume que las mejores opciones de tratamiento son aquellas que el médico recomienda, pero tratar las enfermedades (no curar las enfermedades) es un negocio mundial que mueve mil billones de dólares al año. La industria médica necesita un flujo constante de personas enfermas para mantener el negocio. Con esto no quiero decir que quiera que estemos enfermos ni que nos mantenga enfermos deliberadamente, sino que se beneficia de nuestra enfermedad. Cuanto más enfermos estamos, más dinero gana.

Los médicos son seres humanos, exactamente igual que el resto de nosotros, y a veces los seres humanos somos vagos, irresponsables y negligentes. No pretendo demonizar a los médicos. Hay muchos que han tenido una influencia positiva en mi vida y a los que debo una enorme gratitud. Sin embargo, vamos a ser realistas. Licenciarse en Medicina no hace que la persona sea ética u honrada. En el mundo hay personas buenas y malas, y los médicos no son ninguna excepción. Algunos se preocupan sobre todo de las personas, y otros, del dinero. Hay veces en las que sus prioridades cambian con el tiempo. Y en ocasiones resulta difícil ver la diferencia.

¿Te imaginas que te diagnosticaran equivocadamente un cáncer y que te trataran con varias tandas de quimio? Eso es exactamente lo que le sucedió a los pacientes del doctor Farid Fata, de Michigan (EE. UU.). Este médico, conocido coloquialmente como el «doctor Muerte», perpetró uno de los mayores fraudes a la atención sanitaria de la historia de Estados Unidos. Durante seis años diagnosticó falsamente o trató en exceso de manera intencionada a quinientas cincuenta y tres personas, facturó fraudulentamente a Medicare* treinta y cuatro millones de dólares, lavó dinero y participó en una trama de sobornos. En el año 2013 fue arrestado, se le declaró culpable y fue condenado a cuarenta y cinco años de cárcel. Pero muchos de sus pacientes/víctimas estaban contentos con él y lo consideraban un buen

---

* Medicare es un programa de cobertura médica pública de Estados Unidos para personas mayores de sesenta y cinco años, para determinadas personas más jóvenes con discapacidad y para enfermos renales graves. *(N. de la T.)*

médico. Nos han condicionado para que creamos que los médicos son personas santas, hasta sobrehumanas. Pero no lo son. Tienen los mismos fallos y problemas que todo el resto del mundo.

Ser médico es un trabajo mucho más duro de lo que cree la gente. Tanto que estos profesionales tienen un índice de suicidios más elevado que el de la población en general. El de los hombres es un 70 por ciento más alto, y el de las mujeres, un 250 por ciento[1]. El suicidio es una de las principales causas de muerte entre los médicos residentes[2]. Como nota adicional, más de uno de cada diez médicos desarrollan problemas de drogas o alcohol durante su carrera profesional[3]. Por muy aterradores que puedan resultar las implicaciones de estos datos, no olvidemos que también los médicos sobrios cometen errores. Sin embargo, aun en el caso de que todos los médicos fueran santos e infalibles, seguiríamos teniendo el mismo problema, porque, por lo general, este no radica en ellos; el culpable es nuestro sistema médico, muy influido (algunos dirían que controlado) por la industria farmacéutica.

MORIR POR LAS MEDICINAS

La tercera causa de muerte en Estados Unidos es algo de lo que la mayor parte de la gente no ha oído hablar jamás: la iatrogenia. Es la muerte como consecuencia de un tratamiento médico. En el año 2000, la revista *JAMA* publicó un artículo en el que se afirmaba que doscientos veinticinco mil estadounidenses morían cada año como consecuencia de tratamientos médicos[4]. Poco han cambiado las cosas desde entonces. En el 2016, los investigadores de seguridad médica de la Universidad Johns Hopkins estimaron que más de doscientas cincuenta mil muertes al año eran debidas a errores médicos[5].

Aquí tienes un desglose aproximado de las muertes anuales por iatrogenia en Estados Unidos:

- Más de doce mil personas mueren por intervenciones quirúrgicas innecesarias.
- Más de siete mil personas mueren por errores en la medicación o negligencia en los hospitales.
- Más de veinte mil personas mueren por otros errores hospitalarios, como los quirúrgicos.
- Más de noventa mil personas mueren por infecciones contraídas en los hospitales.
- Más de ciento veintisiete mil personas mueren por las reacciones de fármacos que no se recetaron por error.

Las reacciones de fármacos no recetados por error son en la actualidad la cuarta causa de muerte en Estados Unidos. No estamos hablando de errores. Cada año, más de ciento veintisiete mil personas que toman las dosis correctas de medicamentos recetados por sus médicos fallecen como consecuencia de reacciones a estos fármacos[6, 7].

Algunos expertos creen que estas cifras son inexactas a la baja por la falta de fiabilidad de los informes de la «causa del fallecimiento». Los hospitales y los médicos tienen un incentivo económico (es decir, evitan las demandas) para no admitir que han matado accidental o no intencionadamente a una persona, y por eso pueden tomar la decisión de especificar la causa de la muerte de un paciente como un fallo cardíaco en lugar de como un fallo cardíaco provocado por la reacción a un medicamento, o como muerte por «cáncer» en lugar de por toxicidad producida por la quimioterapia.

En un informe se estima que el número de muertes médicas podría ser superior a cuatrocientas mil al año en Estados Unidos[8]. Otro informe, titulado «Muerte por la medicina», escrito por los doctores Gary Null, Carolyn Dean, Martin Feldman y sus colegas, calculó que el total de fallecimientos iatrogénicos es tres veces más alto que el que calcula la industria y lo cifra en 783 936 al año[9, 10]. Si sus descubrimientos son correctos, los tratamientos médicos son en realidad los principales asesinos de los estadounidenses. Hasta las aparentemente inocuas bolsas de solución salina que se emplean en los hospitales han sido identificadas como factores coadyuvantes de la insuficiencia renal y la muerte. Los investigadores estiman que se podrían prevenir entre cincuenta mil y setenta y cinco mil muertes al año en Estados Unidos si se sustituyeran por fluidos equilibrados como la solución Ringer lactato o el Plasma-Lyte A, más parecidos al plasma sanguíneo y que incluyen electrolitos como el potasio y el magnesio[11]. Es muy posible que el hospital sea un lugar más peligroso que un barrio de chabolas, y suele suceder que los pacientes que sobreviven a la ordalía de los tratamientos médicos se encuentren atrapados en un ciclo de pruebas innecesarias, fármacos y procedimientos médicos como consecuencia de la epidemia de sobrediagnósticos y sobretratamientos.

EPIDEMIA DE DIAGNÓSTICOS

Todos los años, decenas de miles de personas, sobre todo mujeres, se someten a tratamientos potencialmente dañinos, innecesarios y, en ocasiones, desfigurantes para dolencias precancerosas conocidas como incidentalomas. Son cánceres o lesiones de crecimiento lento y no agresivos que no suelen provocar ningún daño. En el año 2014, unos investigadores canadienses lanzaron una bomba contra la industria relacionada con el cáncer de mama a través de la revista *British Medical Journal (BMI)*. En un estudio de veinticinco años realizado con casi noventa mil mujeres de edades comprendidas entre los cuarenta y cinco y los cincuenta y nueve años, comprobaron que las mamografías no suponían ninguna diferencia en el índice de mortalidad por este tipo de cáncer si se comparaban con los exámenes físicos de las mamas[12]. Por cada mujer salvada por las pruebas de imagen, diez habían sido tratadas de forma innecesaria. Según un estudio publicado en el 2012 en *The New England Journal of Medicine*, las mamografías han sobrediagnosticado a 1,3 millones de mujeres en Estados Unidos a lo largo de los últimos treinta años[13]. Se estima que por cada muerte por cáncer que ha prevenido una mamografía se han producido entre una y tres por culpa de tratamientos innecesarios administrados a mujeres sobrediagnosticadas. Esta cifra incluye las muertes por reacciones a fármacos o por los efectos a largo plazo de la radioterapia, que incrementa el riesgo de la mujer de sufrir cáncer de pulmón y cardiopatías.

Desde 1975 casi se ha triplicado el número de casos nuevos de cáncer papilar tiroideo, pero el índice de fallecimientos no ha variado y sigue siendo de 0,5 por cada cien mil personas. La gran mayoría de estos cánceres no amenazaban la vida del paciente y miles de personas han sido tratadas sin necesidad. A muchas se les ha extirpado totalmente el tiroides y ahora no les queda más remedio que seguir una terapia de reemplazo hormonal durante el resto de su vida. En un informe publicado en el año 2014 en la revista *JAMA*, la doctora Louise Davies afirma que el aumento de cáncer tiroideo en mujeres es casi cuatro veces mayor que el observado en hombres, y concluye que «existe una epidemia de cáncer de tiroides en Estados Unidos. Sin embargo, la epidemiología del aumento de la incidencia sugiere que no se trata de una epidemia de la enfermedad, sino del diagnóstico»[14].

El sobrediagnóstico y el sobretratamiento de enfermedades que no ponen en peligro la vida del paciente y que han sido etiquetadas como cánceres se han convertido en un problema tan grave que un comité de científicos, entre los que se encontraban los más importantes en la investigación del Instituto Nacional contra el Cáncer de Estados Unidos, publicó un artículo en *JAMA* adoptando la postura firme de que el aumento de los chequeos no ha mejorado el índice de defunción por cáncer[15]. Recomiendan también redefinir qué enfermedades deberían denominarse «cánceres». En su opinión, dolencias como el carcinoma ductal in situ (CDIS), la neoplasia intraepitelial prostática y las lesiones detectadas en pruebas de imagen de mama, tiroides, pulmón, esófago (de Barrett) y demás cánceres deberían ser reclasificadas como lesiones benignas de origen epitelial para eliminar toda conexión con el cáncer. En resumen, lo que muchos médicos están denominando «cáncer» en la actualidad podría ser, en un futuro próximo, descrito simplemente como «una lesión que no tienen probabilidades de extenderse». En respuesta al problema del sobrediagnóstico, la Sociedad Estadounidense contra el Cáncer actualizó en el 2018 sus recomendaciones sobre las mamografías y aumentó la edad para someterse a ellas de los cuarenta a los cuarenta y cinco años, como consecuencia de la mayor incidencia de falsos positivos en las mujeres de menos de cuarenta y cinco.

Otra revelación relacionada con el sobrediagnóstico fue un estudio del año 2013 publicado en *JAMA* que mostró que el índice de diagnóstico de cáncer de pulmón era 11 veces más elevado con los TAC que con los rayos X, y que uno de cada cinco tumores descubiertos en un TAC son benignos, es decir, que crecen tan despacio que tienen muy pocas probabilidades de llegar a provocar ningún problema al paciente. El estudio informó también que es necesario hacer un TAC a trescientos veinte pacientes para prevenir una muerte por cáncer, y sugirió que por cada diez vidas salvadas mediante esta prueba diagnóstica se ha diagnosticado a catorce personas un cáncer de pulmón que jamás les habría producido ningún daño [16]. Esto indica que dos de cada diez pacientes de cáncer de pulmón están sufriendo económica, emocional y físicamente (y en algunos casos falleciendo) por culpa de los efectos secundarios de tratamientos innecesarios. El cáncer de pulmón es el que más muertes provoca, y el índice de supervivencia a cinco años es solo de alrededor del 17 por ciento. Además, muchos de los pacientes que sobreviven al cabo de cinco años siguen padeciendo cáncer. El pequeño porcentaje de los que quedan permanentemente «curados» puede deberse a que fueron mal diagnosticados y tratados de una enfermedad que no ponía en peligro su vida.

Si te diagnostican cáncer en un país occidental, tu médico solo puede recetarte una combinación de cirugía, fármacos y radiación. Es la «cura estándar» que trata a todos los pacientes de la misma forma. En la mayoría de los casos, al médico no se le permite prescribir un cambio en la dieta o en el estilo de vida ni ninguna otra terapia natural y no tóxica como tratamiento de primera línea. Pueden recomendar intervenciones alimentarias y de vida y otras terapias como «complementarias», pero no suelen hacerlo. Y aunque muchos médicos reconocen que el cuerpo es capaz de curarse a sí mismo, la comunidad médica está sumida en la ignorancia y en la arrogancia que se burla de los métodos de curación natural, como la medicina nutricional y del estilo de vida basada en la evidencia.

La industria médica tiende a considerar el cáncer de un modo lineal, como si fuese un tren al que no se puede parar. Dan por supuesto que, si tienes un cáncer, tu cuerpo es incapaz de curarlo. Sin embargo, existe incluso un término médico para designar a los que desaparecen por sí solos: es lo que se denomina remisión espontánea. En 1993, el Instituto de Ciencias Noéticas publicó el informe *Spontaneous Remission: An Annotated Biblio-*

graphy* en el que se documentaban tres mil quinientas remisiones espontáneas médicamente informadas obtenidas de ochocientas publicaciones médicas en veinte idiomas diferentes. Tras entrevistar y estudiar a muchos de estos pacientes, la doctora Kelly Turner escribió un libro fantástico titulado *Las nueve claves de la curación natural del cáncer y otras enfermedades: Los nueve factores que comparten los pacientes de cáncer que han sanado totalmente y contra todo pronóstico.* Cuando un cáncer desaparece por sí solo, la industria lo denomina remisión espontánea, pero existe otra palabra para calificarlo: *curación.* El cuerpo genera el cáncer y también puede curarlo.

LA FACTORÍA DEL MIEDO

A muchos pacientes les dicen que no han hecho nada para favorecer el desarrollo de su enfermedad, que ha sido solo cuestión de «mala suerte» o de un problema genético. Si crees que estás impotente, que no puedes hacer nada para fomentar la salud y la curación en tu cuerpo, los procedimientos médicos y los fármacos son tu única esperanza.

Una vez convencidos los pacientes de que la oncología es su única esperanza, los médicos emplean a menudo el miedo para motivarlos a actuar de forma inmediata. Quieren que te subas a la cinta transportadora lo más rápidamente posible. Y cuando se está atado a ella, es muy difícil bajarse. El miedo es uno de los factores más motivadores que existen, sobre todo el miedo a morir. Cuando Micah y yo nos reunimos con el primer oncólogo, su mensaje estaba claro. Si no hacía lo que él me decía, iba a morir. Él era mi única esperanza y no había ninguna otra cosa

---

* *Remisión espontánea: Una bibliografía comentada.* (N. de la T.)

capaz de ayudarme. Al salir de la clínica, yo estaba aterrorizado y empecé a poner en duda mi enfoque nutricional. Si no hubiera empezado a leer y a investigar por mi cuenta, probablemente habría hecho lo mismo que la mayoría de los pacientes de cáncer: acudir con renuencia a la quimio llevado por el miedo.

RUPTURA DE LA COMUNICACIÓN

Un estudio realizado en el 2012 reveló que entre el 70 y el 80 por ciento de los pacientes terminales de cáncer pulmonar y colorrectal entrevistados creían que los tratamientos que estaban recibiendo tenían grandes posibilidades de curarlos, cuando, en realidad, solo se les administraba la quimio como cuidado paliativo para «comprar más tiempo» o «mejorar su calidad de vida», sin intención alguna de curar el cáncer[17].

Cuando se preguntó a los médicos por su fracaso a la hora de comunicar la diferencia entre cuidados curativos y paliativos, una excusa muy común fue: «Resulta muy duro decirle a un paciente que no puedo curarle el cáncer». Además, existe un incentivo económico para no decirles a los pacientes toda la verdad. Si los oncólogos dijeran a todos los pacientes terminales de cáncer que la quimioterapia no iba a curarlos, y les detallaran lo dañinos y perjudiciales que son sus efectos secundarios, correrían el riesgo de perder muchos pacientes y muchos ingresos. A menudo utilizan una terminología rebuscada, jerga médica y palabras con una apariencia positiva, como *beneficio*, *éxito*, *eficaz* y *que funciona* para describir el tratamiento anticanceroso, pero lo que esos términos significan para el paciente es muy diferente de lo que significan para el médico.

Es habitual que los pacientes oigan cosas como «se ha comprobado que tu tipo de cáncer responde favorablemente a (una terapia farmacológica concreta)» o «este tratamiento ha demostrado su efectividad y funciona muy bien con tu tipo de cáncer». Cuando un medicamento de quimioterapia se describe como *efectivo, beneficioso, que funciona* o *exitoso*, estos términos suelen querer decir solamente que puede disminuir el tamaño de un tumor o reducir el número de células cancerosas del cuerpo durante un tiempo. Si el tumor se hace más pequeño, el cáncer está «respondiendo» al tratamiento. Sin embargo, una vez finalizado, no es raro que los tumores empiecen a crecer otra vez y a un ritmo más agresivo. Es entonces cuando el paciente se da cuenta de que el «tratamiento exitoso» que encogió el tumor durante unos meses no produjo el tipo de éxito que estaban esperando: curar el cáncer.

Para complicar aún más la situación, los beneficios de los fármacos que se emplean en la quimioterapia suelen mostrarse mediante porcentajes de riesgo relativos en lugar del riesgo absoluto o las probabilidades globales de supervivencia. Esto hace que el tratamiento parezca más atractivo. Por ejemplo, imaginemos que, después de la intervención quirúrgica, un paciente tiene un riesgo de recaída en los próximos cinco años del 6 por ciento y se le dice que el tratamiento de quimio ha demostrado que reduce su riesgo absoluto o global de recaída del 6 al 3 por ciento. Este paciente podría sentirse inclinado a no someterse la quimioterapia porque el riesgo de recaída después la operación es ya solo del 6 por ciento.

Sin embargo, esta misma terapia que reduce el riesgo absoluto de recaída del 6 al 3 por ciento también puede describirse diciendo que reduce el riesgo relativo de recaída un 50 por ciento, una cifra que parece enorme. Así es como muchas veces los representantes de las empresas farmacéuticas venden productos nuevos a los médicos, que, a su vez, utilizan las mismas estadísticas y el mismo lenguaje para venderlos a los pacientes. Cuando un médico le dice a un paciente que una terapia con fármacos puede reducir el riesgo de recaída un 50 por ciento, este se sentirá mucho más inclinado a aceptarlo sin saber que solo está reduciendo el riesgo absoluto de un 6 a un 3 por ciento. Pero incluso en el caso de que el oncólogo sí revele el riesgo global de supervivencia, la mayor parte de los pacientes no tienen ni idea de lo que eso significa porque lo importante es el contexto.

Tu médico te dice:

—Esta combinación de fármacos es la más eficaz y se ha comprobado que aumenta las posibilidades generales de supervivencia en pacientes con tu mismo tipo de cáncer.

Suena positivo, pero la terminología está distorsionada. «Aumentar las posibilidades generales de supervivencia» no significa que nadie haya sobrevivido realmente. Solo quiere decir que algunos pacientes vivieron unas pocas semanas o meses más con ese tratamiento que con el otro. Es más, vivir dos meses más envenenado, enfermo, postrado en cama y entrando y saliendo del hospital no es lo que la mayoría de la gente consideraría vivir; se parece mucho más a un infierno.

Hasta el término *remisión* puede resultar engañoso. Algunos oncólogos lo emplean sin diferenciar entre la parcial y la completa. Remisión parcial significa que el tumor ha disminuido parcialmente. Remisión completa significa que en un momento dado las pruebas no detectan lesiones, tumores ni células cancerosas, por lo general inmediatamente después de completar una tanda de tratamientos. No es raro que un paciente de cáncer consiga la remisión completa después de haber sido «tratado con éxito» con cirugía, quimio y radioterapia, y que poco después se formen tumores nuevos porque no se abordaron las causas subyacentes del cáncer.

En un estudio reciente, los investigadores informaron de que el índice de remisión completa era del 76,5 por ciento para un subconjunto de pacientes obesos con leucemia mieloide aguda. Notable, ¿verdad? Pero sigue leyendo. Los autores revelan que la media de supervivencia de estos pacientes fue solo de catorce meses[18]. Muchas veces, remisión completa significa solo que los tumores han desaparecido temporalmente, no que el cáncer esté curado. Hacen falta años para determinar si una remisión completa se va a convertir en una cura permanente. Sin embargo, para un oncólogo resulta perfectamente aceptable decirle a un paciente obeso con leucemia que el tratamiento con quimioterapia para la leucemia mieloide aguda consigue la remisión completa en el 76 por ciento de los casos. ¿Qué paciente no accedería a someterse a un tratamiento con una tasa de remisión del 76 por ciento? Para él, una tasa de remisión del 76 por ciento significa una tasa de *curación* del 76 por ciento. Sin embargo, el oncólogo sabe que es posible que el cáncer reaparezca después del tratamiento y que lo más probable es que el paciente fallezca en el plazo de uno o dos años. Y es posible que no se lo revele porque «resulta duro decirles a los pacientes que no podemos curar su cáncer».

¿ES CIERTO QUE EL TRATAMIENTO PROLONGA LA VIDA?

A lo largo de muchas décadas, la industria del cáncer ha desarrollado una forma única de recalificar sus fracasos como éxitos. Para ti y para mí, el éxito de un tratamiento significa curarse del cáncer y no sufrir ninguna recaída. Es la recuperación de la salud completa y a largo plazo. La enfermedad y la muerte son los fracasos. En la industria del cáncer, el éxito se mide de diversas formas diseñadas todas ellas para reflejarse positivamente en la industria. Mejoras diminutas se pregonan como si fuesen éxitos enormes. Una de ellas es la «prolongación de la vida». Si vives unos meses más de lo que indicaba tu pronóstico, que no es más que una suposición basada en promedios, entonces tu tratamiento «ha funcionado» y ha sido un «éxito», aunque te mueras. Muchos estudios que demuestran que una terapia farmacológica prolonga la vida se hacen sin un grupo de control de pacientes que no estén siguiéndola.

En 1992, el doctor Ulrich Abel de la Universidad de Heidelberg (Alemania) publicó un análisis exhaustivo de noventa y dos páginas sobre todos los ensayos clínicos y publicaciones disponibles que examinaban el valor de la quimioterapia en el tratamiento de cánceres epiteliales avanzados, también conocidos como carcinomas. Son los responsables de más del 80 por ciento de las muertes por cáncer en todo el mundo, incluidos casi todos los tumores malignos de la cabeza, el cuello, los pulmones, las mamas, la vejiga, el colon, el recto, el páncreas, los ovarios, el cuello uterino y el hígado. Sus investigaciones incluyeron encuestas a cientos de oncólogos de todo el mundo. Una versión condensada de este análisis, que incluía ciento cuarenta citas, se publicó como artículo en la revista *Biomedicine & Pharmacotherapy*. Aquí tienes un extracto del resumen del doctor Abel:

> Aparte del cáncer de pulmón, en concreto del cáncer de pulmón de células pequeñas, no existe ninguna evidencia directa de que la quimioterapia prolongue la supervivencia en pacientes con carcinomas avanzados. [...] Muchos oncólogos dan por hecho que la respuesta a la terapia prolonga la supervivencia, una opinión basada en la mentira y que no está respaldada por estudios clínicos. [...] Aparte de unas pocas excepciones, no existe ninguna base científica buena para la aplicación de la quimioterapia en pacientes asintomáticos con neoplasia epitelial avanzada[19].

Las investigaciones exhaustivas y prácticamente irrefutables del doctor Abel tuvieron una repercusión muy escasa o nula en los patrones de tratamiento de la industria del cáncer durante los años siguientes.

En Estados Unidos, el cáncer es la segunda causa de muerte después de las cardiopatías, y se predice que muy pronto ocupará el primer lugar, como ya sucede en veintidós estados del país. A pesar de las muchas innovaciones en fármacos y tratamientos que se han conseguido en el último medio siglo, la industria del cáncer no ha mejorado el índice de mortalidad para la mayor parte de los tipos de cáncer, sobre todo de los tumores cancerosos epiteliales sólidos. El de pulmón es el que más muertes provoca en ese país, alrededor de ciento cincuenta mil personas al año. Hoy en día, décadas después del análisis del doctor Abel, el tratamiento de quimioterapia estándar para cáncer de pulmón de células no pequeñas, que suma entre el 85 y el 90 por ciento de todos los cánceres de pulmón, cuesta más de cuarenta mil dólares y solo puede aportar al paciente dos meses de vida extra. Más de la mitad de las personas que desarrollan este tipo de cáncer mueren al año de haber sido diagnosticadas [20, 21]. El índice medio de supervivencia de los pacientes de cáncer de pulmón no tratados es de siete meses [22].

Los defensores de la oncología se apresuran a desdeñar estudios antiguos, como el del doctor Abel, acusándolos de irrelevantes gracias al desarrollo de nuevos fármacos y de mejoras en los métodos de tratamiento, y, de una forma muy conveniente para ellos, evitan mencionar que algunos de los medicamentos más populares utilizados hoy en día en quimioterapia tienen entre veinte y sesenta años. Aquí tienes una lista de los más recetados y la fecha en la que se desarrollaron:

- Metotrexato — década de 1950
- Fluorouracilo (5-FU) — 1957

- Ciclofosfamida (Cytoxan, Neosar) — 1959
- Doxorrubicina (Adriamycin) — década de 1960
- Cisplatino (Platinol) — 1978
- Gemcitabina (Gemzar) — década de 1980
- Etopósido (Eposin, Etopophos, VePesid, VP-16) — 1983
- Clorambucilo (Leukeran) — antes de 1984
- Docetaxel (Taxotere, Docecad) — 1992
- Paclitaxel (Taxol, Abraxane) — 1992

En el año 2013 se publicó un estudio según el cual la proporción de pacientes de cáncer gástrico con metástasis aumentó en los Países Bajos desde el 24 por ciento en 1990 hasta el 44 por ciento en el 2011. El uso de quimioterapia paliativa para tratarlo creció del 5 por ciento al 36 por ciento durante ese periodo, con un «fuerte incremento» después del 2006[23]. En este tiempo, el índice de cáncer gástrico con metástasis se duplicó y el uso de la quimioterapia para tratarlo se multiplicó por siete, pero la supervivencia general media solo aumentó de quince semanas en 1990 a diecisiete en el 2011. Veintiún años de avances en el tratamiento del cáncer podrían aportarte dos semanas más de vida si sufres esta enfermedad. Sin embargo, los autores del estudio encontraron la forma de dar un giro positivo a los resultados afirmando que «la supervivencia global permaneció estable».

Según un estudio publicado en *JAMA* en el 2015, administrar quimioterapia a pacientes de cáncer en fase terminal con menos de seis meses de vida no mejora su supervivencia ni su calidad de vida. Los más enfermos no obtuvieron ningún beneficio de ello y los que no lo estaban tanto sufrieron más. Los pacientes que optaron por dejar la quimioterapia vivieron el mismo tiempo y tuvieron una calidad de vida mejor que aquellos a los que sí se les administró[24].

Por desgracia, la industria del cáncer ha abandonado el principio hipocrático de «lo primero de todo, no hacer daño» y a menudo se prescriben tratamientos que con seguridad provocan graves daños físicos y suponen un riesgo mortal para el paciente. La mayor parte de los fármacos empleados en quimioterapia pueden causar daños sustanciales y a menudo se administran en un nivel de toxicidad aplastante que, por desgracia, provoca la muerte en demasiadas ocasiones, sobre todo como consecuencia de tumores cancerosos sólidos con metástasis. Por tanto, si los estudios y las estadísticas han demostrado los mismos resultados abrumadores una y otra vez, ¿por qué sigue la medicina convencional prescribiendo unos tratamientos que no curan permanentemente la mayor parte de los cánceres?

HACIENDO EL AGOSTO

La buena salud es sumamente lógica, pero no aporta muchos dólares.

Dr. Andrew Saul

En 1897, los científicos de Bayer empezaron a experimentar con el ácido acetilsalicílico, un extracto obtenido de la corteza del sauce que, desde hace siglos, se empleaba para aliviar el dolor. Descubrieron una forma nueva de sintetizarlo, patentaron la fórmula y dos años más tarde empezaron a venderlo con el nombre de aspirina. Y el resto es historia. Muy pronto se convirtió en el medicamento más importante del mundo y dio paso a una nueva era de la medicina farmacéutica que, en la actualidad, es una industria que factura miles de billones de dólares. Las empresas farmacéuticas ganan dinero creando medicamentos exclusivos que puedan ser patentados y vendidos con grandes beneficios durante muchos años y sin competencia. A lo largo del siglo pasado, la industria farmacéutica se ha infiltrado en todos y cada uno de los aspectos de la medicina, y ejerce una influencia enorme sobre la industria sanitaria o lo que se conoce como el complejo médico-industrial.

La profesión médica está siendo comprada por la industria farmacéutica, no solo en lo que respecta a la práctica de la medicina, sino también en la enseñanza y la investigación. Las instituciones académicas de este país están aceptando ser agentes pagados de la industria farmacéutica. En mi opinión, es una situación vergonzosa.

DR. ARNOLD S. RELMAN,
Anterior editor jefe de *The New England Journal of Medicine*, la persona que acuñó el término «complejo médico-industrial»

En Estados Unidos, los médicos se educan y se licencian en instituciones financiadas por empresas farmacéuticas. Se colegian en la Asociación Médica Estadounidense (AMA), que recibe financiación de estas empresas. Los médicos recetan fármacos aprobados por la Administración de Alimentos y Medicamentos (FDA), que recibe alrededor de cien millones de dólares anuales en «contribuciones de usuarios» de las empresas farmacéuticas por la aplicación de nuevos medicamentos. La industria farmacéutica tiene más de mil doscientos cabilderos en Washington D. C., y gastó novecientos millones en presionar a los cuerpos legislativos, y noventa millones en contribuciones a campañas políticas solo entre los años 1998 y 2005 [1]. En el 2003, la Administración Bush aprobó la Medicare Part D que prohíbe al Gobierno federal negociar los precios con la industria farmacéutica. Esto permite a estas empresas cobrar a Medicare los precios que quieran. Además, entre Medicare y las compañías privadas de seguros de salud malgastan casi tres mil millones de dólares al año tirando medicamentos contra el cáncer no usados porque muchos de los fabricantes los distribuyen en viales de tamaño único con una dosis demasiado grande para la mayor parte de los pacientes. Estos medicamentos no usados acaban en la basura [2].

Solo hay tres países en todo el mundo que permiten a las empresas farmacéuticas anunciarse a los consumidores: Estados Unidos, Nueva Zelanda y, en menor medida, Canadá. En el primero, los anuncios están por todas partes: en la televisión, en vallas publicitarias, en revistas y por internet. ¿A qué se debe esta situación? Al cabildeo. Décadas de cabildeo han dado lugar a leyes que canalizan el dinero de los impuestos directamente a las empresas farmacéuticas que, a su vez, crean sus propias asociaciones filantrópicas, financian investigaciones para crear y patentar medicamentos con dinero exento de impuestos, venden las patentes de estos medicamentos y luego venden las medicinas al público.

Nosotros, los contribuyentes, financiamos las investigaciones; a continuación, las empresas farmacéuticas consiguen beneficios de miles de millones revendiéndonos los medicamentos. El Gobierno estadounidense gastó cuatrocientos ochenta y cuatro millones de dólares para desarrollar el Taxol, un fármaco anticanceroso, y luego cedió los derechos a Bristol-Myers Squibb, que ha ganado más de nueve mil millones de dólares con él y solo pagó treinta y cinco millones en derechos a los Institutos Nacionales de Salud de Estados Unidos[3].

La industria farmacéutica ha gastado miles de millones de dólares para convencer a los ciudadanos de que los medicamentos patentados son la respuesta a todos nuestros males, pero, en la mayoría de las enfermedades crónicas, no nos curan. Solo alivian algunos de los síntomas y nos permiten continuar las conductas que nos hicieron enfermar. Los medicamentos hacen que la enfermedad resulte tolerable para que podamos funcionar aunque estemos malos, en un estado de «enfermedad vertical». Además, generan dependencia a largo plazo. Nos han convertido en adictos.

UN PAÍS MEDICADO

Somos personas enormemente medicadas. La mitad de los ciudadanos de los países occidentales toma un medicamento al mes, el 21 por ciento toma tres o más, y el 10 por ciento, más de cinco. Y los estadounidenses pagan por término medio el doble que los ciudadanos de cualquier otro país desarrollado[4].

Muchos fármacos tienen efectos secundarios capaces de generar problemas nuevos si se utilizan durante mucho tiempo, lo que crea un círculo vicioso por el cual los pacientes tienen que tomar medicamentos para combatir los efectos secundarios de otros y, a continuación, más medicamentos para los efectos secundarios de estos. Algunos son sumamente adictivos y otros sencillamente nos ayudan lo justo para perpetuar el uso continuado. Da la impresión de que la estrategia de los vendedores de medicinas (una estrategia que ha demostrado un éxito enorme) consiste en convencernos de que solo hay dos tipos de personas, las que sufren enfermedades que requieren tratamiento con fármacos y las que todavía no saben que las sufren[5].

Solo en Estados Unidos, el número de recetas de analgésicos se triplicó entre el año 1990 y el 2010. Solo en el 2010 se hicieron 209,5 millones de recetas de este tipo de fármacos, las suficientes para medicar a cada ciudadano todo el día y toda la noche durante un mes entero. Por ello, el número de sobredosis no intencionadas se ha cuadruplicado[6]. Las reacciones a los medicamentos son la séptima causa de muerte en Estados Unidos y matan a cien mil personas cada año. Los analgésicos opiáceos, como la metadona, la oxicodona y la hidrocodona, matan a más gente que la cocaína y la heroína juntas. Por muy mala que sea la epidemia de opiáceos, sorprendentemente solo el 15 por ciento de los fallecimientos provocados por medicamentos se deben a los analgésicos. El resto de los fármacos que estamos tomando provocan alrededor de ochenta y cinco mil muertes al año. Esas medicinas con «riesgo bajo de efectos secundarios» que tienes en el botiquín pueden no tener un riesgo tan bajo después de todo. Y un dato divertido: Bayer vendía heroína como medicina contra la tos.

Durante casi todo el siglo pasado, la industria farmacéutica ha disfrutado de un monopolio en la medicina y la confianza del público. Sin embargo, en las dos últimas décadas, el auge de internet y el amplio acceso a la información están generando una conciencia colectiva de los engaños y los peligros de la medicina convencional, así como un resurgir del interés y el uso de la nutrición y las terapias naturales y no tóxicas para curar y prevenir enfermedades. En respuesta a este movimiento de salud natural, la medicina basada en los medicamentos se rebautizó a sí misma como «medicina basada en la ciencia» y «medicina basada en la evidencia» utilizando el término *ciencia* para implicar la verdad, y el de *evidencia* para dar a entender que existen pruebas. Al igual que todos los bienes manufacturados, no hace falta decir que la ciencia está implicada. Es evidente que los medicamentos se basan en la ciencia, igual que los cereales de Kellog's. Sin embargo, en lo que respecta a la medicina basada en la evidencia, hay casos en los que, cuanto más la buscas, menos la encuentras.

La medicina farmacéutica se describe de una forma más exacta como medicina basada en patentes y beneficios, porque a las empresas farmacéuticas solo les interesa la evidencia que puede dar lugar a un medicamento patentado y muy rentable. Cada año se publican más de cien mil estudios sobre ciencia nutricional y en su gran mayoría son ignorados por la industria médica y farmacéutica a pesar de que no hacen sino aumentar toda la evidencia que demuestra que se pueden prevenir y revertir muchas de las principales causas de muerte prematura por enfermedades crónicas (como las cardiopatías, la diabetes y el cáncer) mediante cambios sencillos y baratos en la dieta y el estilo de vida. Las industrias médicas y farmacéuticas ignoran esta información porque no es rentable. No se pueden ganar miles de millones recetando intervenciones en la dieta y el estilo de vida (nutrición, ejercicio físico y reducción del estrés). Por eso, solo se centran en la evidencia capaz de dar lugar a fármacos patentables. La implicación inherente de la medicina basada en la evidencia es que tiene que estar respaldada por una potente evidencia científica. Sin embargo, no siempre es así. Un metaanálisis a gran escala de ensayos publicados y no publicados de medicamentos antidepresivos descubrió que, en el 82 por ciento de los casos, los placebos funcionaban igual de bien[7]. Además, el 57 por ciento de los ensayos de fármacos no consiguieron demostrar ningún beneficio, pero la mayoría de ellos no fueron publicados.

En marzo del 2012, C. Glenn Begley, antiguo responsable de las investigaciones sobre cáncer mundial del gigante farmacéutico Amgen, informó que, durante los diez años que pasó en la empresa, su equipo de cien científicos y él descubrieron que cuarenta y siete de los cincuenta y tres estudios «punteros» sobre el cáncer no podían replicarse, en algunos casos después de cincuenta intentos[8]. La intención de Amgen era verificar la fiabilidad de los cincuenta y tres estudios antes de invertir millones de dólares en el desarrollo de fármacos nuevos basados en ellos. Esto es lo que dice Begley acerca de sus descubrimientos:

> Resultaba sorprendente [...]. Estos son los estudios de los que depende la industria farmacéutica para identificar objetivos nuevos para el desarrollo de medicamentos. Sin embargo, si vas a apostar un millón de dólares, dos millones o incluso cinco en una observación, tienes que estar seguro de que es cierta. Al intentar reproducir estos documentos nos convencimos de que no se puede tomar nada al pie de la letra[9].

Nuestro fabricante favorito de jarabes para la tos con heroína, Bayer AG, publicó un estudio similar titulado «Lo creas o no» en el que revelaba que menos de una cuarta parte de los cuarenta y siete proyectos sobre el cáncer emprendidos en el 2011 reprodujeron los resultados de investigaciones publicadas con anterioridad a pesar de los esfuerzos de tres o cuatro científicos trabajando a jornada completa durante un año. Esos proyectos fueron abandonados[10].

Los proyectos de replicación fallidos de Amgen y Bayer indican con claridad que muchos de los estudios científicos «punteros» que han influido significativamente en el desarrollo de medicamentos anticancerosos y en el tratamiento con ellos fueron por casualidad o falsificados. Los incentivos para publicar estudios de medicamentos que no se pueden replicar pueden demostrarse tanto en las empresas farmacéuticas como en los propios investigadores. Como consecuencia del aumento de la competitividad para los empleos académicos y la financiación para las investigaciones, conseguir que te publiquen un artículo en una revista científica puede impulsar significativamente tu carrera y conseguir la seguridad en el empleo, gratificaciones, becas de investigación y ofertas de trabajo. Por eso, si un investigador realiza el mismo experimento diez veces y solo una de ellas da un resultado positivo, puede ignorar las nueve veces que no funcionó y publicar los descubrimientos de la que sí lo hizo…: la casualidad. Y nadie se da cuenta hasta que se intenta replicar el estudio. Las falsificaciones, por el contrario, se producen cuando los investigadores falsifican o manipulan los datos para respaldar su hipótesis o conseguir el resultado deseado, como demostrar que un medicamento funciona.

Solo en el 2006 se comprobó que casi un tercio de los 1534 estudios de investigación sobre el cáncer publicados en las principales revistas estaban o financiados por la industria farmacéutica o realizados por un empleado suyo. Estos estudios tenían más probabilidades de dar resultados positivos, lo que indica que los investigadores eran parciales por sus conexiones con la industria[11]. Entre el 2001 y el 2010, el número de artículos publicados aumentó un 44 por ciento, pero los que tuvieron que retractarse lo hicieron en un 1000 por ciento. Una revisión de más de dos mil artículos desmentidos descubrió que solo el 21 por ciento de los datos equivocados eran producto de errores, y que el 67 por ciento se debían a fraude o sospechas de fraude y plagio[12]. Aquí tienes las opiniones de los editores jefe de dos de las publicaciones médicas más prestigiosas y respetadas del mundo para que reflexiones sobre ellas.

> El problema de la ciencia es muy claro: es posible que gran parte de la literatura científica, quizá la mitad, sea sencillamente falsa. La ciencia, plagada de estudios con muestras pequeñas, efectos diminutos, análisis exploratorios inválidos y conflictos de intereses flagrantes, junto con la obsesión de seguir tendencias de moda de dudosa importancia, ha dado un giro hacia la oscuridad[13].
>
> DR. RICHARD HORTON,
> Editor jefe de *The Lancet*

> Sencillamente, ya no podemos creer muchas de las investigaciones clínicas que se publican ni confiar en el juicio de médicos de confianza ni en normas médicas acreditadas. No me agrada en absoluto esta conclusión, a la que he llegado despacio y a regañadientes durante mis dos décadas como editora de *The New England Journal of Medicine*[14].
>
> DRA. MARCIA ANGELL

En noviembre del 2013 se publicó que las pacientes de cáncer de mama que tomaban paclitaxel, un medicamento genérico con más de veinte años, vivían entre uno y tres meses más que aquellas a las que se administraban dos «medicamentos nuevos muy prometedores», Abraxane e Ixempra, que costaban entre cuatro mil y cinco mil dólares por dosis y que, entre ambos, vendieron casi quinientos millones de dólares en el 2012. El fármaco más barato, con veinte años de antigüedad, funcionaba mejor. En este caso, el término «mejor» es relativo porque las pacientes fallecían. El informe señalaba también que las pacientes que tomaban cualquiera de estos tres medicamentos combinados con Avastin sufrían una recaída o un avance del cáncer entre siete y nueve meses después[15, 16].

Las investigaciones científicas inexactas e incompletas dan lugar al desarrollo de medicamentos que no funcionan bien o que no funcionan en absoluto. Un estudio publicado en el 2017 en el *British Medical Journal* descubrió que más de la mitad de los nuevos fármacos anticancerosos aprobados en Europa entre 2009 y 2013 no producían ningún beneficio. Estas medicinas nuevas y caras no mejoraban el índice de supervivencia ni tampoco la calidad de vida[17, 18]. En algunos casos, los medicamentos muy publicitados pero carentes de evidencia científica que se lanzan apresuradamente al mercado pueden provocar daños graves o incluso la muerte.

Uno de los ejemplos más flagrantes de los daños provocados por medicamentos «basados en la evidencia» utilizados sin una evidencia real es el de Avastin. Este fármaco, uno de los anticancerosos más vendidos de su momento, se aprobó para el cáncer de mama con metástasis en el 2008 gracias al programa acelerado de aprobaciones de la FDA, que permite que un medicamento pueda ser lanzado muy rápido aunque no cuente con suficientes datos científicos. Tras la aprobación de Avastin, el fabricante Genentech realizó dos ensayos clínicos y descubrió que los resultados no respaldaban sus aseveraciones. En noviembre del 2011, la FDA revocó su aprobación para el tratamiento del cáncer de mama tras llegar a la conclusión de que era peligroso y no funcionaba. La comisaria de la FDA, Margaret Hamburg, hizo la siguiente declaración:

> Tras revisar los estudios disponibles, queda claro que las mujeres que toman Avastin para el cáncer de mama con metástasis pueden correr el riesgo de sufrir efectos secundarios potencialmente letales sin que exista evidencia de que el uso de Avastin les aporte ningún beneficio en lo que respecta al retraso en el crecimiento del tumor que pueda justificar ese riesgo. Tampoco existe evidencia de que el uso de Avastin pueda ayudarlas a vivir más tiempo ni de que mejore su calidad de vida[19].

Durante dos años y medio, se recetó Avastin a decenas de miles de mujeres para tratar el cáncer de mama y muchas de ellas sufrieron sus efectos potencialmente letales, como hipertensión grave, perforaciones de estómago y de intestino y hemorragias internas, además de paros cardíacos, insuficiencia cardíaca y muerte.

En noviembre del 2014, la FDA aprobó el uso de Avastin para el cáncer de ovario recurrente platino-resistente porque había demostrado reducir en un 62 por ciento el riesgo de empeoramiento o muerte cuando se empleaba de forma conjunta con el paclitaxel, un medicamento de sesenta años para la quimioterapia, en lugar de solo la quimioterapia. Según la doctora Sandra Horning, directora de Desarrollo Global de Producto de Genentech, «Avastin más quimioterapia es la primera opción nueva de tratamiento para mujeres con este tipo de cáncer de ovario difícil de tratar que se consigue en más de quince años». Una afirmación impresionante, pero las pacientes que lo tomaron solo vivieron un promedio de tres meses y medio más.

Genentech consiguió más de cuarenta y ocho mil millones netos de beneficios de ventas entre los años 2006 y 2014, en gran medida gracias a Avastin. Este fármaco sigue estando en el mercado y ha sido aprobado para diversos tipos de cáncer más. Se suele administrar a pacientes terminales con la esperanza de que vivan un poquito más, lo que tiene un coste de más de cincuenta mil dólares anuales.

Un estudio reciente descubrió que las pacientes que tomaban Avastin combinado con quimioterapia tenían un 50 por ciento más de riesgo de morir por sus complicaciones que las que recibían la quimioterapia estándar. Aquellas a las que se administraba Avastin junto con agentes a base de platino o taxano, como el carboplatino o el paclitaxel, tenían el triple de riesgo de morir [20, 21].

En el 2016 se ordenó pagar a Genentech y OSI Pharmaceuticals una multa de sesenta y siete millones de dólares por entregar a los oncólogos material promocional que incluía datos engañosos y exagerados sobre supervivencia en relación con la efectividad de Tarceva para tratar el cáncer de pulmón de células no pequeñas. Les convencían para que recetaran Tarceva como terapia de primera línea, y no les informaban de que existía poca evidencia que demostrara que producía algún beneficio a menos que el paciente no hubiera fumado nunca o tuviera una mutación en el receptor del factor de crecimiento epidérmico, una proteína implicada en la propagación de células cancerosas [22, 23].

EL ESTUDIO DEL 2 POR CIENTO

En el 2004, mi primer año con cáncer, se publicó un estudio revolucionario en el *Journal of Clinical Oncology* en el que se examinaban los índices de supervivencia a cinco años de enfermos de cáncer de Estados Unidos y Australia. En él habían participado más de ciento cincuenta y cuatro mil estadounidenses y setenta y dos mil australianos adultos con veintidós tipos de cáncer que habían sido tratados con quimioterapia[24]. La conclusión fue la siguiente:

> Se estima que la contribución general de quimioterapia citotóxica curativa y coadyuvante a la supervivencia a cinco años en adultos es del 2,3 por ciento en Australia y del 2,1 por ciento en Estados Unidos. [...] Como el índice de supervivencia relativa a cinco años en Australia es en la actualidad de más del 60 por ciento, queda claro que la quimioterapia citotóxica solo supone una contribución menor a la supervivencia. Para justificar la continuada financiación y la disponibilidad de medicamentos utilizados en este tipo de terapia, es necesario realizar urgentemente una evaluación rigurosa de coste-efectividad y de su impacto sobre la calidad de vida.

Según este estudio, solo 3306 de los 154 971 pacientes estadounidenses con cáncer debían a la quimioterapia el haber sobrevivido cinco años a la enfermedad. No se hacía ninguna distinción entre los que no mostraban ninguna evidencia de enfermedad y los que estaban vivos pero enfermos. Lo único que sabemos es que, al cabo de cinco años, 3306 seguían estando vivos. Los pacientes en cuidados paliativos o con soporte vital se consideran supervivientes tratados con éxito al cabo de cinco años mientras su corazón siga latiendo. Es muy probable que algunos sigan teniendo cáncer o sufran una recaída en los años siguientes y acaben muriendo.

En justicia, hacer un promedio de los índices de supervivencia a cinco años de veintidós cánceres distintos y afirmar que la «quimioterapia solo funciona en el 2 por ciento de los casos» es engañoso. No difiere mucho de cuando mi primer oncólogo me dijo que tenía un 60 por ciento de probabilidades de vivir cinco años, que era la supervivencia media de todos los pacientes de cáncer juntos. Según este estudio, la quimioterapia solo habría contribuido alrededor de un 1 por ciento a mi supervivencia al cáncer de colon durante cinco años, menos que el promedio del 2,1 por ciento. En su favor diremos que se ha comprobado que la quimioterapia aumenta en un 40,3 por ciento la supervivencia a cinco años del cáncer de testículos y en un 37,7 por ciento la de la enfermedad de Hodgkin. También aumenta los índices de supervivencia a cinco años en la leucemia mieloide aguda infantil (85 por ciento) y en cánceres raros como el linfoma de Burkitt, que tiene una tasa de curación de más del 90 por ciento. Estos cánceres no fueron incluidos en este estudio.

Uno de los factores principales que permitieron llegar a la conclusión del estudio del 2 por ciento fue que el beneficio de la supervivencia a cinco años de muchos cánceres después del tratamiento con quimioterapia fue cero. No hubo supervivientes. Los cánceres en los cuales la quimio no ha supuesto ninguna diferencia en lo que respecta a la supervivencia a cinco años fueron el melanoma, el mieloma múltiple y el sarcoma de tejidos blandos, así como los cánceres de páncreas, útero, próstata, vejiga y riñón.

LOS EFECTOS SECUNDARIOS PUEDEN INCLUIR...

Los efectos secundarios de los fármacos pueden en ocasiones ser peores que la enfermedad que deben tratar y pueden incrementar el riesgo de cáncer, de muchas otras enfermedades debilitantes y potencialmente letales y de muerte. Todos los medicamentos alteran de forma anómala las funciones metabólicas del cuerpo, y su uso prolongado puede provoca trastornos de salud adicionales. Por ejemplo, según el descargo de responsabilidades de un anuncio del medicamento Xeljanz para la artritis, «algunos pacientes tratados con Xeljanz han sufrido infecciones graves, en ocasiones fatales, y cánceres». Las empresas farmacéuticas nos dicen que sus medicamentos pueden provocar infecciones que ponen en peligro la vida del paciente, además de cáncer, y a pesar de eso seguimos tomándolos.

Los anticonceptivos orales (píldoras para el control de la natalidad) están clasificados como un carcinógeno de grupo 1, una designación especial reservada para causantes conocidos del cáncer, como el tabaco. En octubre del 2006, la clínica Mayo publicó un metaanálisis revisado por pares que mostraba un incremento de entre el 44 y el 52 por ciento del cáncer de mama premenopáusico en mujeres que utilizaron contraceptivos orales después de su primer embarazo a término. Las que los emplearon durante cuatro años o más antes de su primer embarazo a término fueron las que corrieron un riesgo mayor[25].

En ocasiones, las empresas farmacéuticas no informan a los consumidores de los efectos secundarios potencialmente letales de sus medicamentos y eso les acarrea grandes problemas. En abril del 2014, un jurado estadounidense condenó a Takeda Pharmaceutical Company Ltd. y a Eli Lilly and Company a pagar un total de nueve mil millones de dólares por ocultar el hecho de que su medicamento antidiabético Actos incrementaba el riesgo de cáncer.

LOS MEDICAMENTOS PARA EL CÁNCER PUEDEN PROVOCAR CÁNCER

Muchos de los fármacos que se emplean en la quimioterapia son carcinógenos, lo que significa que pueden provocar cánceres nuevos en el cuerpo. Otros, aunque no los causen de una forma directa, pueden dañar gravemente el sistema inmunitario, lo que ofrece a los ya existentes la oportunidad de propagarse con rapidez. Algunos de los identificados como carcinógenos por el Programa Nacional de Toxicología de Estados Unidos son adriamicina, clorambucilo, cisplatino, Cytoxan, dacarbazina, Leukeran, Mustargen, Myleran, agentes alquilantes o nitrosoureas (CCNU, BiCNU, estreptozocina, STZ, Zanosar), melfalán, tamoxifeno y tiotepa.

La quimioterapia puede también estimular el crecimiento del cáncer. Cuando daña células sanas, estas pueden segregar una proteína llamada WNT16B que alimenta los tumores ya existentes ayudándolos a crecer y haciéndolos resistentes a tratamientos ulteriores. Es por eso que aproximadamente el 90 por ciento de los pacientes con tumores sólidos con metástasis, incluidos los de mama, próstata, pulmón y colon, desarrollan resistencia a la quimioterapia[26]. Investigaciones publicadas en el 2017 descubrieron que cuando las células cancerosas resultan dañadas o mueren por la quimioterapia, las terapias dirigidas y la radioterapia, desencadenan una «tormenta de citocinas» inflamatoria en el microentorno del tumor que prepara el camino para un nuevo crecimiento tumoral[27]. Investigadores israelíes habían llegado a un descubrimiento similar. Cuando goteaban en el laboratorio la sangre de pacientes tratados con quimioterapia sobre células cancerosas, estas se volvían más agresivas[28]. A pesar de estas revelaciones recientes, no se trata de información novedosa. Los médicos e investigadores ya sabían, desde que se empezó a utilizar la quimioterapia, que favorece la propagación de formas más agresivas de cáncer por todo el cuerpo. Un ejemplo de esto es el medicamento anticanceroso tamoxifeno, que, según se afirma, reduce en un 60 por ciento el riesgo de las mujeres de sufrir un cáncer de mama secundario positivo para receptores de estrógeno. Sin embargo, si el tumor vuelve a aparecer, tiene cuatro veces más probabilidades de ser un cáncer de mama negativo para receptores de estrógeno más agresivo[29]. Además, incrementa el riesgo de sufrir cáncer de útero y coágulos de sangre potencialmente letales[30].

DAÑOS COLATERALES

Los medicamentos empleados para la quimioterapia pueden provocar daños en todo el cuerpo, hasta en el ADN. Muchos tienen un recuadro de advertencia de la FDA porque pueden provocar efectos secundarios capaces de poner en peligro la vida del paciente e incluso la muerte. Las enfermeras que los administran deben llevar ropas de protección para asegurarse de que estas sustancias químicas tan peligrosas no entran en contacto con su piel mientras las inyectan en las venas del paciente. Si alguna se derrama en el suelo, el personal médico debe utilizar un equipo especial para limpiarla y se la considera un desecho peligroso.

La mayor parte de la gente sabe que la quimioterapia puede provocar la caída del pelo, pero, por desgracia para algunos de los pacientes que tomaron Taxotere (docetaxel), este medicamento puede provocar una calvicie permanente. Según se declara en una demanda, el fabricante Sanofi-Aventis conocía supuestamente que la pérdida permanente del cabello era un posible efecto secundario, pero no lo reveló a los pacientes y médicos hasta el año 2016[31].

Una zona en la que los pacientes sometidos a quimio suelen sufrir daños es el cerebro; es lo que se conoce como «quimiocerebro» y se caracteriza por la incapacidad para pensar con claridad, organizar los pensamientos y concentrarse. Se ha informado que afecta hasta al 70 por ciento de los pacientes de cáncer y, entre sus síntomas graves, encontramos la pérdida de memoria, la inestabilidad mental y emocional e incluso la demencia. Durante años la industria ha venido afirmando que no existe, hasta que estudios recientes han confirmado las afirmaciones de los pacientes.

Los medicamentos para quimio a base de platino, como el cisplatino y el carboplatino, son nefrotóxicos, es decir, que provocan daños renales, u ototóxicos, que provocan pérdida de audición temporal o permanente. Fármacos como la doxorrubicina son cardiotóxicos y pueden provocar daños en el corazón. Otros como la bleomicina y el busulfán pueden causar fibrosis pulmonar, una lesión en los pulmones. El metrotexato y el 5-fluorouracilo (5-FU) provocan mielosupresión, daños en la médula ósea que diezman el sistema inmunitario y, en los casos más graves, pueden requerir un trasplante de médula.

Los de la familia de los alcaloides de la vinca, como la vincristina y la vinblastina, pueden dar lugar a neuropatía periférica o daños en los nervios de las manos y los pies que causan pérdida de sensibilidad y capacidad de funcionamiento. Esto puede dejarte inválido para el resto de tu vida; de hecho, algunos pacientes de cáncer quedan incapacitados para alimentarse, vestirse o lavarse por sí solos.

La ciclofosfamida puede provocar cistitis hemorrágica, que da lugar a daños en la vejiga y la pérdida permanente de control. Algunos de estos medicamentos pueden también inducir una menopausia precoz y dar lugar a una disminución significativa de la densidad ósea en mujeres premenopáusicas, lo que aumenta el riesgo de sufrir fracturas. En los casos más graves, pueden causar coágulos de sangre potencialmente letales o destruir la sangre y obligar a una transfusión. La quimioterapia puede también volver estériles tanto a hombres como a mujeres.

A principios del año 2013, la FDA y Health Canada advirtieron que, en casos raros, Avastin estaba relacionado con una infección bacteriana potencialmente mortal llamada fascitis necrotizante que come la piel del paciente.

¿Y QUÉ PASA CON LA INMUNOTERAPIA?

En los últimos años, la inmunoterapia, que pretende aprovechar el sistema inmunitario del paciente para buscar y destruir las células cancerosas, se ha proclamado a bombo y platillo como «una nueva esperanza», «un punto de inflexión» y «el mayor avance desde la quimioterapia». El sistema inmunitario es vitalmente importante para mantenerte sano y libre de cáncer, y mejorar su capacidad para eliminar esta enfermedad es un paso en la dirección correcta.

Hoy en día es la tendencia más rompedora en el mundo del tratamiento anticanceroso, y mientras escribo estas líneas están en marcha unos ochocientos ensayos clínicos con medicamentos de inmunoterapia, pero los resultados iniciales no justifican el bombo que están recibiendo. Solo se obtiene respuesta en alrededor del 20 por ciento de los enfermos de algunos tipos de cáncer y no se observan efectos en otros. Hoy por hoy se estima que solo el 8 por ciento de los pacientes obtendrán algún beneficio en lo que se refiere a la reducción de los tumores o al retraso del avance de la enfermedad[32]. Además, los riesgos que presentan estos medicamentos pueden ser tan graves y potencialmente mortales como los de la quimioterapia. Y, aparte de esto, tienen un coste astronómico.

Un ejemplo lo tenemos en un ensayo que salió en titulares de la prensa y, según el cual, combinar Yervoy y Opdivo para tratar a pacientes con melanoma aumentaba en once meses y

medio la mediana de supervivencia sin avance de la enfermedad, un resultado mucho mejor que el obtenido con cualquiera
de los dos fármacos por sí solo, pero que costaba casi trescientos
mil dólares por paciente. Casualmente, solo el 11,5 por ciento
de los pacientes mostraron una remisión total durante el ensayo.
El 65 por ciento de los participantes tuvo que dejar la terapia
como consecuencia de la toxicidad del fármaco, por el avance de
la enfermedad o porque fallecieron [33].

Otro ensayo con Opdivo para el cáncer de pulmón mostró
que los pacientes conseguían vivir tres meses más con un coste
de cien mil dólares. Basándose en ese descubrimiento, Bristol-Myers Squibb acuñó la frase publicitaria «Una posibilidad
para vivir más tiempo» en sus anuncios de Opdivo, que también
muestran el aviso de que «Opdivo puede hacer que tu sistema
inmunitario ataque a órganos y tejidos normales de cualquier
parte del cuerpo y puede afectar a su forma de actuar. Estos
problemas pueden en ocasiones llegar a ser graves o potencialmente letales y pueden dar lugar al fallecimiento del paciente».
Otro fármaco de inmunoterapia, Keytruda, tiene un coste esti-
mado de un millón de dólares anuales por paciente, dependiendo de la dosis [34]. Merck y Bristol-Myers Squibb vendieron, entre
el 2015 y el 2017, medicamentos para inmunoterapia por un
valor de casi nueve mil millones de dólares [35].

EXPLOSIÓN DE RADIACIÓN

La exposición de la población occidental a la radiación procedente de las pruebas diagnósticas por imagen se ha multipli-
cado por seis en los últimos treinta años, sobre todo como consecuencia del rápido aumento de los TAC, desde un millón al
año hasta unos ochenta millones solo en Estados Unidos. La ra-

diación ionizante de estas pruebas tiene potencia suficiente para dañar el ADN y provocar cáncer. Sin embargo, un tercio de los pacientes sometidos a ellas ni siquiera saben que su cuerpo está expuesto a radiación. En un estudio realizado en el 2012, los investigadores descubrieron que el 85 por ciento de los pacientes subestimaron la cantidad de radiación que se emitía en un TAC y que un tercio ni siquiera sabían que producía radiación[36]. Por lo que a mí respecta, yo no tenía ni idea de la cantidad de radiación que se empleaba en este tipo de pruebas hasta que empecé a investigar por mi cuenta. Un TAC de abdomen y pelvis te expone a la misma que cien radiografías de pecho. Un PET/TC equivale a doscientas cincuenta radiografías[37].

La radioterapia es una de las cinco causas principales de cáncer secundario en las personas que sobreviven a esta enfermedad. Los cánceres más relacionados con la radiación son los de pulmón, tiroides, estómago y leucemia. El 8 por ciento de los cánceres secundarios están relacionados con la radioterapia. El porcentaje es un poco más alto en los casos de cáncer de próstata (11 por ciento), de cuello uterino (18 por ciento) y testículo (25 por ciento).

Se considera que la radiación que emite un TAC es dos veces más carcinógena que los rayos gamma de las bombas atómicas lanzadas sobre Hiroshima y Nagasaki[38]. Después de someterte a uno, tu riesgo de desarrollar un cáncer relacionado con la radiación permanece alto durante el resto de tu vida y aumenta cada vez que te hacen otro. Se estima que la radiación diagnóstica provoca entre el 1 y el 3 por ciento de todos los cánceres, y que el número de casos se triplicará en los años venideros si este tipo de pruebas diagnósticas continúan en sus niveles actuales. Un estudio reciente del Instituto Nacional del Cáncer de Estados Unidos estima que se producirán unos veintinueve mil cánceres como resultado de los TAC realizados solo en el año 2007[39].

Entre 1995 y 2008, el uso de los TAC en niños en hospitales generales se quintuplicó. En los hospitales infantiles, este uso se multiplicó por trece, de casi quince mil en 1995 a doscientos mil en el 2008[40]. Los niños son especialmente vulnerables a los daños provocados por la radiación. Un estudio realizado en el 2012 reveló que un TAC (o varios) en la infancia que den lugar a una exposición acumulada de entre cincuenta y sesenta miligrays de radiación antes de los quince años puede casi triplicar el riesgo del paciente de desarrollar cáncer cerebral y leucemia en el futuro[41]. El riesgo de sufrir un cáncer como consecuencia de los TAC disminuye significativamente si el paciente tiene más de veinticinco años. Hay evidencias que sugieren que entre el 20 y el 50 por ciento de los TAC infantiles podrían sustituirse por otro tipo de pruebas de imagen u omitirse totalmente.

TAC: LOS RESULTADOS PUEDEN VARIAR

En el año 2011, un equipo de investigadores del Memorial Sloan Kettering Cancer Center tomó a treinta pacientes con cáncer de pulmón en fase III o IV y un tamaño de tumor mínimo de un centímetro y los sometió a dos TAC con un intervalo de quince minutos. Tres radiólogos expertos estaban preparados para leer los resultados y medir los tumores, pero no se les dijo que se había hecho la prueba dos veces a cada paciente.

Casi dos tercios de los sujetos mostraron una diferencia medible del tamaño del tumor de un milímetro o más, y un tercio mostró una diferencia de dos milímetros. Algunos tumores encogieron hasta un 23 por ciento y otros crecieron hasta un 31 por ciento[42]. Y no habían pasado más de quince minutos entre una prueba y la siguiente. Entonces, ¿fue el TAC el que hizo que los cánceres encogieran, crecieran o ambas cosas?

No. Lo que este estudio demostró fue que los TAC pueden no ser fiables a la hora de medir el avance del cáncer. Medir el diámetro de un tumor perfectamente en el centro del primer escáner y luego ligeramente descentrado en el segundo, o viceversa, puede dar lugar a una discrepancia en el tamaño. Y una pequeña discrepancia en un TAC puede tener consecuencias enormes.

Si, por ejemplo, indicara que el tumor había crecido un 31 por ciento, darías por supuesto que el tratamiento no estaba funcionando. En ese caso, tu médico podría recomendarte otro más agresivo que podría ser completamente innecesario y perjudicial. En realidad, un TAC que muestra hasta un 30 por ciento de cambio en el tamaño de un tumor puede no significar nada en absoluto. E incluso en el caso de que hubiera crecido un 30 por ciento —aunque parezca una cifra enorme—, ese porcentaje podría representar un cambio de unos milímetros. Un tumor de un centímetro que creciera un 30 por ciento mediría solo 1,3 centímetros, un volumen pequeñísimo que en muchas partes del cuerpo no se consideraría una amenaza para la vida del paciente.

LOS RIESGOS POCO CONOCIDOS DE LA RADIOTERAPIA

Cuando la radioterapia disminuye el tamaño de un tumor canceroso de mama un 50 por ciento, todo el mundo da por hecho que es algo bueno, pero investigadores de la Universidad de California en Los Ángeles (UCLA) descubrieron que la radiación suele matar también células benignas. Eso hace que las células madre supervivientes del cáncer se vuelvan más resistentes a tratamientos ulteriores y con una probabilidad hasta treinta veces mayor de formar tumores nuevos que las no irradiadas[43].

Otro estudio descubrió que la radiación ionizante convertía células cancerosas poco malignas del pecho en células madre cancerosas generando «supercélulas» resistentes al tratamiento. La radioterapia no solo hace que las células madre del cáncer de mama ya existentes se vuelvan más fuertes y agresivas, sino que también puede crear otras nuevas. Se ha descubierto que aumenta las células madre cancerosas de la próstata, lo que da lugar a recaídas y a un pronóstico peor[44]. Otro efecto secundario que no suele revelarse de la radioterapia del pecho, sobre todo en el tratamiento del cáncer de mama, es que puede provocar daños significativos en el corazón y las arterias que pueden dar lugar a cardiopatías[45].

En el año 2004, un gran ensayo aleatorio (CALBG 9343) reveló que no se observaba ningún incremento en el índice de supervivencia de mujeres de setenta años o más con cáncer de mama estrógeno-positivo o progesterona-positivo en fase I después de la radioterapia. Cinco años después de la publicación de este estudio, casi dos tercios de las pacientes de cáncer de mama con más de setenta años seguían siendo tratadas innecesariamente con este tipo de terapia[46]. Según la autora del estudio, la doctora Rachel Blitzblau, «deberíamos plantearnos la posibilidad de omitir la radiación en estas mujeres porque los pequeños beneficios observados no superan los efectos secundarios y los costes».

¿Y QUÉ PASA CON LAS RADIOGRAFÍAS DENTALES?

Toda radiación ionizante es perjudicial y las dosis pequeñas se van acumulando a lo largo del tiempo. La radiación ionizante de las radiografías dentales aumenta el riesgo de desarrollar meningioma, el tipo más común de cáncer cerebral. En un estudio realizado en el 2012 con 1433 casos, los investigadores observaron que aquellos a los que se había hecho una radiografía de aleta de mordida a cualquier edad tenían el doble de riesgo de desarrollar un tumor cerebral. Los que se habían sometido a una radiografía panorámica (ortopantomografía) antes de los diez años tenían un riesgo casi cinco veces mayor[47]. Además, existen varios estudios que vinculan las radiografías dentales con un incremento del riesgo de desarrollar cáncer de tiroides. Si tienes que someterte a una, asegúrate de que te colocan un collar de protección. Evita también las radiografías en 3D CBCT que emiten seis veces más radiación que las tradicionales. La Asociación Dental Estadounidense ha reconocido que las radiografías dentales rutinarias son innecesarias y que no hacen falta para aquellos pacientes que no sufren ningún dolor ni problema dental[48]. En el 2006, el *Journal of the American Dental Association* afirmó que «los dentistas no deberían prescribir radiografías rutinarias a intervalos preestablecidos para todos los pacientes». Sin embargo, muchos siguen haciéndolo.

El modelo médico convencional tiende a tratar con medicamentos, cirugía, radiación u otros procedimientos los síntomas de las enfermedades en lugar de centrarse en sus causas. Estos procedimientos limitados son en gran medida un enfoque único del tratamiento para todo el mundo, y los médicos actuales están sumamente especializados y tratan solo partes concretas del cuerpo en lugar de todo el conjunto. Carecen de libertad para la práctica de la medicina. Tienen un conjunto estricto de normas que deben seguir. Si se desvían de ellas, corren el riesgo de perder la licencia para ejercer y su medio de vida.

La industria farmacéutica está tirando de los hilos de la industria sanitaria. Produce más medicamentos cada año y gasta millones para convencernos de que los necesitamos. Tomamos más medicinas que nunca, pero no estamos más sanos. La evidencia y la efectividad de las terapias farmacológicas pueden manipularse fácilmente y los riesgos se minimizan. A muchos pacientes de cáncer no se les informa lo suficiente acerca de los efectos secundarios del tratamiento y no tienen ni idea de lo que les espera cuando acceden a él. Y los daños colaterales pueden ser letales. Rara vez se explica el riesgo de que la quimioterapia y la radioterapia pueden hacer que el cáncer se vuelva más agresivo o pueden provocar más cáncer en el cuerpo.

La tragedia es que, a pesar de contar con una evidencia abrumadora de que los tratamientos convencionales no curan la mayoría de los cánceres con metástasis, las industrias farmacéuticas y médicas han mostrado muy poco interés por abandonar estos tratamientos tan destructivos. Los ven más bien como una oportunidad para crear más medicamentos que puedan vender conjuntamente con la quimioterapia en un intento por hacer que esta funcione un poco mejor o por disminuir sus efectos secundarios. La mayoría de las terapias farmacológicas suponen miles de millones de beneficios, con independencia de si curan la enfermedad y salvan al paciente o no.

YO NO NECESITO TU DINERO

Es difícil conseguir que un hombre entienda algo cuando su salario depende de que no lo entienda.

UPTON SINCLAIR

DURANTE LA PRIMERA GUERRA MUNDIAL, las autopsias revelaron que los soldados expuestos al gas mostaza tenían muy pocos glóbulos blancos y los nódulos linfáticos agotados por culpa del efecto del veneno sobre su médula ósea. Entonces se lanzó la teoría de que un derivado de este gas podría ralentizar el crecimiento de determinados tipos de células cancerosas. En 1943, los farmacéuticos Louis Goodman y Alfred Gilman, junto con el cirujano torácico Gustaf Lindskog, inyectaron mostaza nitrogenada a seis pacientes terminales de cáncer. Dos de los que sufrían linfosarcoma mostraron una disminución «significativa» pero temporal del tamaño del tumor, algo nunca visto anteriormente. Los pacientes no se curaron y acabaron falleciendo. Esto dio lugar a otra serie de experimentos con unos ciento cincuenta pacientes. Algunos de los que sufrían enfermedad de Hodgkin, leucemia y linfosarcoma también mostraron una disminución de sus tumores, pero, una vez más, ninguno se curó[1].

Una vez finalizada la guerra se publicaron los resultados de estos estudios que revelaban la disminución de los tumores y así nació la multimillonaria industria de la quimioterapia. El término *quimioterapia* significa literalmente 'tratar la enfermedad con sustancias químicas'. La Convención sobre Armas Químicas de 1993 prohibió el uso de mostaza nitrogenada como arma de guerra. Sin embargo, hoy en día, cuando ya han transcurrido unas décadas, se sigue utilizando en diversos medicamentos anticancerosos ciclofosfamida, clorambucilo, ifosfamida, melfalán y mecloretamina, también conocida como Mustargen. Esto es lo que el fabricante Merck dice acerca de este último, según la página web de la FDA:

> La terapia con agentes alquilantes como el Mustargen puede asociarse con un aumento de la incidencia de un segundo tumor maligno, sobre todo cuando dicha terapia se combina con otros agentes antineoplásicos o radioterapia.

EL CÁNCER ES UN GRAN NEGOCIO

Más de cuarenta mil millones de dólares es lo que se gasta cada año en medicamentos anticancerosos en todo el mundo. En Estados Unidos ocupan el segundo lugar en ventas de medicamentos después de los de las cardiopatías, y están creciendo al doble de velocidad que el resto del mercado. El tratamiento del cáncer no es una empresa humanitaria, sino un negocio de miles de millones.

Los estudios universitarios de un médico cuestan alrededor de ciento cincuenta mil dólares. Los años de residencia suman entre cincuenta y sesenta mil más al año. Tras unos doce años de formación, un oncólogo puede por fin empezar a ejercer. Necesita entre cinco y diez años más antes de comprobar de primera mano que los métodos de tratamiento del cáncer que le enseñaron en la facultad no consiguen la remisión permanente de los cánceres con metástasis y que la mayoría de los pacientes no consigue sobrevivir. Según el Medscape Physician Compensation Report*, los oncólogos ganan trescientos treinta mil dólares anuales, pero solo el 57 por ciento de los encuestados se siente «moderadamente compensado».

El modelo de negocio de la oncología es distinto del de las restantes ramas de la medicina porque la mayoría de los medicamentos de quimioterapia no se venden en las farmacias. En Estados Unidos, por ejemplo, los hospitales y las clínicas oncológicas los compran al por mayor y luego los suben de precio y los venden a los pacientes cobrándoles por el privilegio de metérselos en el cuerpo. Los beneficios de estos medicamentos suponen dos terceras partes de los ingresos de los oncólogos privados[2]. Este conflicto de intereses y el hecho de que sea legal obtener un beneficio de los medicamentos es exclusivo del tratamiento del cáncer.

En el año 2003, en un intento por reducir los incentivos económicos ligados a las terapias farmacológicas y por limpiar el lado sórdido del tratamiento anticanceroso, el Congreso estadounidense aprobó la Ley de Mejora y Modernización de los Medicamentos para Medicare (Medicare Prescription Drug, Improvement, and Modernization Act), que ponía un tope del 6 por ciento más una tasa administrativa en el coste añadido de los medicamentos anticancerosos. En consecuencia, los oncólogos empezaron a recetar fármacos que tuvieran un margen de beneficio mayor y a aumentar el número de tratamientos que se

---

* Informe sobre las retribuciones de los médicos especialistas en Estados Unidos. *(N de la T.)*

administraban a los pacientes[3]. Medicamentos más caros sumados a más consultas equivalen a más dinero.

Los incentivos económicos no son exclusivos de las terapias farmacológicas contra el cáncer. Como ya dije en el capítulo 4, el uso de los TAC se ha incrementado en Estados Unidos de un millón anual a aproximadamente ochenta millones en el transcurso de los últimos treinta años. Según un estudio publicado en *The New England Journal of Medicine* en el 2013, los urólogos que poseían su propio equipo de radioterapia prescribían tres veces más radiaciones que aquellos que no contaban con él. El índice de supervivencia a diez años en todos los tipos de cáncer de próstata ronda el 98 por ciento porque tienen un crecimiento muy lento, pero se descubrió que los médicos que tenían su propio equipo estaban tratando a hombres de ochenta años con métodos tan agresivos como los que empleaban para los jóvenes[4]. Según Jean Mitchell, autora del informe y catedrática de la Universidad de Georgetown:

> Es de locos cómo está establecido el sistema. Los pacientes van a hacer lo que sus médicos les indiquen. Son casi como cajeros automáticos de los que los médicos sacan todo el beneficio que pueden.

En el año 2014, la empresa estadounidense de seguros de salud UnitedHealth Group publicó un estudio en el cual pagaron a oncólogos de cinco grupos médicos una tarifa plana por paciente en lugar de por cada medicamento o servicio que proporcionaran. Eso hizo que el coste del cuidado de los enfermos de cáncer en estos grupos disminuyera un 34 por ciento en tres años ahorrando a los pacientes treinta y tres millones de dólares[5]. Cuando se eliminan los incentivos económicos, la forma en la que los oncólogos tratan a los pacientes varía.

DENTRO DE LA FDA

Durante siglos se han utilizado la nutrición y los remedios naturales para favorecer la curación del cuerpo, y se han transmitido muchas fórmulas medicinales herbales de una generación a otra. En este tiempo, personas emprendedoras han embotellado y vendido todo tipo de tónicos, lociones y pociones supuestamente curativas. La FDA se estableció en 1902 para regular la seguridad de los ingredientes utilizados en la industria alimentaria y farmacéutica y para limitar las aseveraciones que pudiera hacer un fabricante de medicinas sobre los beneficios de sus productos para la salud. Muchos «tónicos saludables» populares que se vendían antes de que fuera fundada contenían ingredientes peligrosos y sumamente adictivos.

A finales del siglo XIX, una pequeña empresa de Atlanta desarrolló un elixir que etiquetaron como «tónico para el cerebro» y analgésico. La fórmula original contenía cocaína extraída de la hoja de coca y cafeína obtenida de la nuez de cola africana. Era dulce y efervescente y conseguía que te sintieras estupendamente. En 1903, tras diecisiete años de distribución, Coca-Cola eliminó la cocaína activa de su fórmula y, poco a poco, dejó de publicitar su producto como beneficioso para la salud. Hoy en día, la FDA exige la realización de amplios ensayos clínicos antes de aprobar un fármaco o una medicina como tratamiento para una enfermedad concreta. El objetivo de este proceso de aprobación es determinar si el producto es seguro y eficaz, pero hay mucho dinero implicado en él que influye sobre la aprobación de medicamentos nuevos por el enorme coste del desarrollo y los ensayos clínicos. Uno de estos costes son los 2,1 millones de dólares que las empresas farmacéuticas pagan a la FDA cada vez que envían la solicitud de aprobación para un medicamento nuevo.

Según el Tufts Center for the Study of Drug Development, un centro de investigación independiente, académico y sin ánimo de lucro de la Universidad Tufts de Estados Unidos, el coste medio de un fármaco nuevo, desde que se concibe hasta que es aprobado por la FDA, es de mil trescientos millones de dólares, pero eso es solo la media de los costes de los fármacos aprobados. No tiene en cuenta todo el dinero que las empresas farmacéuticas han gastado en la investigación y desarrollo de aquellos que no han obtenido la aprobación.

El escritor de la revista *Forbes* Matthew Herper sumó todos los gastos de investigación y desarrollo que realizaron las doce empresas farmacéuticas más importantes entre 1997 y 2011 y descubrió que habían invertido ochocientos dos mil millones de dólares para obtener la aprobación de ciento treinta y nueve medicamentos con el increíble coste medio de cinco mil ochocientos millones de dólares cada uno[6]. Cada fármaco nuevo podía producir decenas de miles de millones de beneficio. Con tanto dinero en juego, no resulta sorprendente que las empresas farmacéuticas intenten influir en el proceso de aprobación de cualquier forma posible, poniendo incluso a su propia gente en los comités de aprobación de la FDA.

En octubre del 2005, la renombrada revista científica *Nature* publicó una investigación sobre los comités que escriben las normas clínicas para el diagnóstico y tratamiento de pacientes con medicamentos nuevos. Descubrieron que más de un tercio de estos autores declaraban relaciones económicas con empresas farmacéuticas relevantes. Estaban afectados aproximadamente el 70 por ciento de los comités. En el caso de uno de ellos, todos los miembros habían sido pagados por la empresa responsable del fármaco que se recomendó[7].

Una vez aprobado el medicamento nuevo por la FDA, los representantes de la empresa farmacéutica presionan a los médicos para que los utilicen y estos te los recetan. Si una cantidad significativa de pacientes muere o sufre problemas de salud graves achacables a este producto, la FDA acabará retirándolo. En la mayoría de los casos, el fabricante de este medicamento retirado ya habrá conseguido unos beneficios astronómicos suficientes para resolver las demandas por las lesiones permanentes y los fallecimientos provocados por él antes de que fuera retirado. A menos que se trate de una vacuna. En ese caso, en Estados Unidos el Gobierno utiliza el dinero de los impuestos para pagar las compensaciones, porque la industria farmacéutica tiene inmunidad en lo que respecta a las demandas por daños provocados por vacunas gracias a la Ley Nacional contra las Lesiones por las Vacunas Infantiles de 1986.

Todos los medicamentos disponibles son el resultado de un análisis de costo-beneficio de su valor terapéutico frente a sus efectos perjudiciales. Por desgracia, el proceso oculto por el cual las autoridades aprueban los medicamentos, así como la influencia que las empresas farmacéuticas ejercen sobre él, es algo que el público desconoce. Lo que quizá pueda resultar más sorprendente es que la FDA no realiza unas pruebas independientes sobre la seguridad de los medicamentos. Estas investigaciones las hacen las mismas empresas que los fabrican. *PLOS Medicine* informó en el 2013 que hasta la mitad de los ensayos clínicos no se publican jamás[8].

Aquí tienes unos pocos ejemplos de medicamentos «basados en la evidencia» y aprobados por la FDA que han sido retirados en los últimos años. El analgésico Vioxx, que había sido consumido por más de ochenta millones de personas, fue retirado porque duplicaba el riesgo de infartos si se tomaba durante dieciocho meses o más. En sus esfuerzos promocionales, Merck creó una publicación científica falsa que contenía artículos anónimos en los que se promocionaba el Vioxx, y la envió a los médicos[9]. Según los testimonios de una demanda colectiva interpuesta en Australia, Merck creó también una lista negra para «destruir», «neutralizar» o «desacreditar» a los médicos que hablaban en contra del medicamento Zelnorm, utilizado para tratar el síndrome del intestino irritable y que fue retirado por aumentar ocho veces el riesgo de infartos[10]. El medicamento adelgazante Redux fue retirado por aumentar veintitrés veces el riesgo de hipertensión pulmonar primaria (hipertensión anormalmente alta en las arterias de los pulmones que provoca un esfuerzo significativo para el corazón) al cabo de solo tres meses de estar tomándolo.

LOS TRATAMIENTOS CONTRA EL CÁNCER DESTRUYEN LA SALUD Y LA ECONOMÍA

Un efecto secundario que a menudo se pasa por alto en el tratamiento del cáncer es su «toxicidad económica». Para la mayoría de los pacientes, este tratamiento implica innumerables consultas, análisis de sangre, TAC y PET, intervenciones quirúrgicas, radioterapia, quimioterapia, medicamentos adicionales para combatir los efectos secundarios de los tratamientos, visitas a urgencias, estancias en el hospital, fisioterapia e intervenciones cosméticas como reconstrucciones mamarias, pelucas a medida y tatuaje de pezón. Todo esto puede suponer una cantidad enorme de dinero si la Seguridad Social no lo cubre. En el 2012, once de los doce medicamentos anticancerosos aprobados por la FDA tenían un precio superior a los cien mil dólares anuales. Ese mismo año, los médicos del Memorial Sloan Kettering Cancer Center de Estados Unidos se negaron a recetar el fármaco Zaltrap para el cáncer de colon porque costaba más de once mil dólares al mes y no había demostrado ser mejor que el

Avastin, que solo cuesta cinco mil dólares mensuales. Eso hizo que el fabricante bajara el precio. Estos médicos tan escrupulosos merecen un gran reconocimiento público por haberse enfrentado a la gran industria farmacéutica, pero, por desgracia, desde entonces los medicamentos nuevos se han vuelto más caros que nunca.

El tratamiento contra el cáncer puede suponer la ruina para una persona que carezca de Seguridad Social o de un seguro médico que lo cubra, pero, incluso para los que sí disponen de ello, puede significar también un coste importante. Y el problema económico crece cuando, como sucede en muchos casos, el paciente no puede trabajar, a menudo no como consecuencia directa del cáncer, sino por los tratamientos terribles y debilitantes que, según les dicen, deben soportar para incrementar sus posibilidades de supervivencia o quizá solo para vivir un poco más.

Según un estudio muy amplio realizado entre 1995 y 2009 con pacientes de cáncer en el estado de Washington, estos tienen dos veces y media más probabilidades de arruinarse que cualquier otra persona, y los más jóvenes, entre dos y cinco veces más que los mayores de sesenta y cinco años[11]. En muchos casos, los pacientes y sus familias acaban con sus ahorros, hipotecan sus casas, piden prestado a sus amigos, agotan las tarjetas de crédito y ruegan dinero a todo aquel que pueda dárselo con la esperanza de que otra tanda de tratamientos pueda curarlos o darles algo más de tiempo de vida. Tras sufrir meses, o incluso años, de terapias brutales, muchos pacientes se encuentran desamparados y arruinados con daños irreversibles en su cuerpo y poco tiempo de vida.

LA PESCADILLA QUE SE MUERDE LA COLA DEL TRATAMIENTO CONTRA EL CÁNCER

Tanto la quimioterapia como la radioterapia pueden disminuir el tamaño de los tumores y reducir el cáncer a corto plazo, pero, en la mayoría de los casos, la enfermedad regresa con mayor virulencia que antes y el paciente es sometido a tratamientos más agresivos. De este modo da inicio una espiral descendente. Infinitas tandas de quimio y radio pueden conseguir mantener el cáncer controlado durante un tiempo, pero en ese proceso destruyen al paciente. El resultado final, desgraciado y demasiado frecuente, es que al final el cáncer se hace resistente a todos los tratamientos y entonces se le administran al paciente cuidados paliativos o, como último recurso, se le da la oportunidad de hacer de conejillo de Indias en un ensayo clínico experimental, una práctica que en el ámbito de la industria se conoce como «oncología desesperada».

Llegados a este punto, muchos enfermos están devastados, desanimados, cansados de sufrir y demasiado hechos polvo como para probar cualquier otra cosa. Muchos se sienten deprimidos y desesperanzados y pierden la voluntad de vivir. Los pocos que siguen teniendo un fuerte deseo de seguir con vida cuando los médicos les dicen: «Hemos hecho todo lo que hemos podido» suelen empezar a buscar terapias naturales, no tóxicas y alternativas como último recurso. A pesar de tener todas las probabilidades en contra, he conocido a muchos pacientes terminales que se han curado después de que los médicos los hubieran mandado a casa a morir. ¡Siempre hay esperanza!

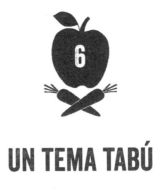

UN TEMA TABÚ

De vez en cuando, los hombres tropiezan con la verdad, pero la mayoría se levanta y se aleja corriendo como si nada hubiera sucedido.

WINSTON CHURCHILL

Hice cola durante una hora y cuarto para la atracción de Dumbo. Al cabo de un minuto tenía la sensación de que yo era Dumbo.

JIM GAFFIGAN

HOY EN DÍA, EN ESTADOS UNIDOS, MUERE DE CÁNCER una de cada 537 personas y la mortalidad anual es de más de quinientas ochenta mil personas. Todos los días se diagnostica esta enfermedad a más de seis mil personas y alrededor de mil quinientas mueren como consecuencia de ella. Cada año son más las personas que mueren por el cáncer que las que fallecen en todas las guerras en las que ese país está implicado, y esta enfermedad es la que provoca más fallecimientos en todo el mundo: alrededor de 7,6 millones de personas al año. Casi la mitad de los hombres y un tercio de las mujeres la desarrollarán en el transcurso de su vida.

A comienzos del siglo xx, el cáncer mataba a una de cada mil quinientas personas. Para los años cincuenta, el índice se había triplicado y se introdujo la quimioterapia. Veinte años más tarde, el presidente Nixon declaró la «Guerra al Cáncer» en Estados Unidos y se aprobó la Ley Nacional contra el Cáncer de 1971. Desde entonces se han gastado más de quinientos mil dólares de los impuestos (ajustados a la inflación) en investigación de tratamientos nuevos y prometedores. Impertérrito ante esa «guerra», el índice de fallecimientos siguió creciendo hasta alcanzar las doscientas quince personas por cada cien mil habitantes en 1991. Desde entonces ha disminuido, pero la razón de este declive tiene muy poco que ver con la mejora de los tratamientos anticancerosos.

Prepárate para la estadística más estremecedora del reino del cáncer. Desde la introducción de la quimioterapia en los años cincuenta, el índice general de fallecimientos por cáncer en Estados Unidos solo ha mejorado un 5 por ciento. Y eso incluye un ajuste por edad y tamaño de la población. Esta tasa es la medida más pura del progreso y apenas hemos conseguido avanzar en casi sesenta años. A fuer de honesto, debo reconocer que el progreso más notable ha sido conseguir curar un puñado de cánceres como la leucemia mieloide crónica, el linfoma Hodgkin y no Hodgkin, el cáncer de testículo y la leucemia infantil, muchos de los cuales tienen un índice de supervivencia a diez años de entre el 80 y el 90 por ciento. La industria del cáncer suele resaltar estas excepciones, pero los tratamientos de los cánceres epiteliales (carcinomas sólidos), que conforman aproximadamente el 80 por ciento de todos los cánceres, apenas han conseguido disminuir el índice de mortalidad. Entonces, ¿por qué está tan en desacuerdo esta falta de mejoría con lo que nos dice la industria médica acerca de nuestro progreso en la guerra contra el cáncer?

En el año 2016, la Sociedad Estadounidense contra el Cáncer, que recibe financiación de empresas farmacéuticas como Merck, Pfizer, Eli Lilly, AstraZeneca y Genentech, emitió un informe celebrando el hecho de que el índice de mortalidad producida por el cáncer hubiera disminuido un 23 por ciento desde el pico de 1991 y afirmando que se habían evitado un millón setecientas mil muertes. Esta propaganda circuló por todo el mundo y fue elogiada por los medios de comunicación como un «avance significativo en la guerra contra el cáncer gracias al aumento de las pruebas de imagen, la detección precoz y el hecho de contar con tratamientos mejores». Pero estos datos no reflejan toda la historia.

LA PISTOLA DEL TABACO

La auténtica causa de la mejoría del 23 por ciento en el índice global de fallecimientos por cáncer desde 1991 se atribuye en gran medida a la reducción del tabaquismo y, en menor medida, a la reducción de la terapia hormonal sustitutiva para las mujeres. Fumar es la principal causa de cáncer y el cáncer de pulmón es el que más muertes provoca. El 83 por ciento de los pacientes muere en los cinco años posteriores al diagnóstico. Estimaciones muy conservadoras indican que la reducción del tabaquismo es la responsable del 40 por ciento de la disminución de muertes por cáncer en hombres entre 1991 y 2003 [1]. Esta caída del 40 por ciento en el índice de fallecimientos del cáncer que más muertes provoca tiene un efecto inmenso sobre el índice total de fallecimientos por cáncer, pero, de un modo u otro, los que reciben la mayor parte del reconocimiento son «la detección precoz y las innovaciones en el tratamiento del cáncer».

Otro factor que ha contribuido a la caída del índice global de fallecimientos por cáncer es que las mujeres están tomando menos medicamentos que provocan la enfermedad. En el año 2002, la Iniciativa para la Salud de la Mujer informó de la existencia de un mayor riesgo de sufrir cáncer de mama, infartos e ictus entre las mujeres que tomaban Prempro, un medicamento hormonal sustitutorio que combinaba estrógeno y progesterona. Al año siguiente, las prescripciones de este fármaco cayeron en picado. En el 2001 se hicieron sesenta y un millones de recetas. En el 2004, la cantidad había disminuido en dos terceras partes hasta quedar en veintiún millones. En ese mismo periodo, los índices de diagnóstico de cáncer de mama cayeron un 8,6 por ciento[2].

Un análisis realizado en el 2015 sobre cincuenta y dos estudios sugirió la asociación entre el uso breve de terapias de sustitución hormonal durante la menopausia y un incremento del 40 por ciento en el riesgo relativo de desarrollar cáncer de ovario. Este riesgo disminuye tras dejar el tratamiento, pero aquellas mujeres que lo han seguido durante cinco años o más tienen un mayor riesgo incluso después de transcurridos diez años[3].

SUPERVIVIENTES FANTASMA

Según los datos del Programa de Vigilancia, Epidemiología y Resultados Finales (SEER) del Instituto Nacional contra el Cáncer de Estados Unidos, el índice global de supervivencia a cinco años de todos los cánceres combinados ha mejorado alrededor de un 40 por ciento desde 1975. Esta mejoría de la supervivencia a cinco años, el estándar por el cual se mide la efectividad del tratamiento del cáncer, resulta impresionante sobre el papel, pero a menudo significa muy poco en el mundo real de los pacientes.

En la mayoría de los casos, estas estadísticas no distinguen entre supervivencia libre de enfermedad y estar vivo pero enfermo. Si a una mujer le diagnostican un cáncer de mama y, cinco años después, sigue viva, se cuenta como una superviviente a cinco años. Aunque siga teniendo cáncer, no por eso deja de considerarse un éxito. Aunque esté inválida y postrada en la cama, aunque sea incapaz de alimentarse por sí sola o aunque esté en cuidados paliativos, sigue considerándose un éxito. Aunque fallezca cinco años y un mes después del diagnóstico, sigue considerándose un éxito. Sin embargo, si durante esos cinco años muere como consecuencia de uno de los diversos efectos secundarios del tratamiento (como una complicación quirúrgica, una infección adquirida en el hospital, la reacción a un medicamento, la toxicidad de la quimio o un fallo orgánico), es posible que no se la cuente porque técnicamente no murió de «cáncer».

Así de engañosas y tendenciosas pueden ser las estadísticas de supervivencia a cinco años. Si diez mujeres son diagnosticadas con un cáncer de mama en fase avanzada a los sesenta años y todas mueren a los sesenta y cuatro, su tasa de supervivencia a cinco años es del 0 por ciento. Si esas mismas mujeres son diagnosticadas a los cincuenta y ocho años y todas mueren a los sesenta y cuatro, su tasa de supervivencia a cinco años es del 100 por ciento. El aumento de las pruebas de imagen y la detección precoz consiguieron una mejora notable de su tasa de supervivencia a cinco años, pero todas murieron a los sesenta y cuatro. Este fenómeno estadístico es lo que se conoce como sesgo de anticipación. Lo más sorprendente es que tu médico puede no tener ni idea de lo que esto significa ni de cómo puede inflar las estadísticas de supervivencia. En un estudio, cincuenta y cuatro de los sesenta y cinco médicos encuestados no sabían lo que era. De los once que indicaron que sí lo conocían, solo dos lo explicaron correctamente[4].

Muchos enfermos de cáncer no viven más tiempo por la mejora de los tratamientos; sencillamente, descubren antes que tienen la enfermedad gracias a la detección precoz. Además, los cánceres en fase temprana que no suponen una amenaza para la vida del paciente y pueden experimentar una regresión (cura) espontánea sin tratamiento también se cuentan y se tratan con lumpectomías, mastectomías, radiación y quimioterapia. Un ejemplo de esto es el carcinoma ductal in situ (CDIS), también conocido como cáncer de mama en etapa 0, que supone entre el 20 y el 30 por ciento de todos los diagnósticos de este tipo de cáncer y tiene una tasa de supervivencia a diez años de casi el 100 por ciento. Un estudio realizado a más de cien mil mujeres con CDIS descubrió que su riesgo de morir de cáncer de mama era el mismo que el de las mujeres sin signos de este tipo de cáncer. Como consecuencia de las normas actuales, entre veinte y treinta de cada cien pacientes de cáncer de mama están siendo diagnosticadas y tratadas innecesariamente por algo que no es cáncer[5]. Al igual que el sesgo de anticipación, el sesgo del sobre-diagnóstico ha provocado una mejora inmensa en los índices de supervivencia a cinco años y prácticamente ninguna en los de mortalidad por cáncer.

El tema tabú es que la industria del cáncer es incapaz de curar la mayoría de los casos. El hecho de que el índice global de mortalidad por cáncer apenas haya mejorado en sesenta años mientras la industria sigue publicitando dudosas tasas de super-vivencia a cinco años y poniéndose la medalla de la reducción de las muertes por cáncer conseguida gracias a la disminución del tabaquismo constituye una acusación muy poderosa contra esta institución. No existe ninguna otra explicación lógica para un amaño de las estadísticas a tan gran escala. Mientras tanto, la industria del cáncer continúa con su práctica tan extendida de «encontrar y tratar con éxito» cánceres que jamás habrían puesto en peligro la vida de los pacientes mientras se muestra incapaz de curar aquellos que sí lo hacen. Si ganar la guerra al cáncer significa curar la enfermedad, la industria está claramente perdiéndola. Y en el ínterin, está consiguiendo más de cien mil millones de dólares de beneficios anuales. Perder jamás había sido tan lucrativo.

Por frustrante que pueda resultar el problema del sobrediagnóstico y sobretratamiento, las cosas están cambiando. El uso de la quimioterapia para tratar el cáncer de mama en sus etapas iniciales está disminuyendo. Un estudio realizado con unas tres mil mujeres con esta enfermedad (y los aproximadamente quinientos médicos que las trataron) descubrió que el uso de la quimioterapia ha bajado en términos globales del 34,5 por ciento de casos en el 2013 al 21,3 por ciento en el 2015[6].

En agosto del 2016 se produjo un avance significativo cuando se publicaron los resultados del ensayo clínico MINDACT fase 3 que confirmaban que casi la mitad de las pacientes con cáncer de mama en etapas iniciales han estado recibiendo tratamientos innecesarios. El ensayo empleó una prueba genética denominada MammaPrint para determinar el riesgo de una paciente de sufrir una recaída después de la intervención quirúrgica. El uso de esta prueba redujo la quimioterapia un 46 por ciento entre las más de tres mil pacientes del ensayo clasificadas como de riesgo alto de recaída basándose en los criterios de tratamiento actuales. Las pacientes de «alto riesgo» con un riesgo bajo en MammaPrint que no se sometieron a la quimio tuvieron un 95 por ciento de tasa de supervivencia a cinco años libre de metástasis[7].

Ahora ya dispones de mucha más información acerca de cómo funciona la industria del cáncer de la que yo tenía cuando decidí asumir el control de mi salud y emprender mi curación.

Allá por enero del 2004 yo tenía un libro con un testimonio de curación del cáncer y muy poca evidencia científica que respaldara las afirmaciones del autor. A pesar de ello me identifiqué con el mensaje del cambio de vida radical para llegar a la causa fundamental de la enfermedad y recuperar la salud, y a falta de datos verificables, tomé la decisión basándome en mi instinto, mi intuición y mi fe.

A pesar de mi postura crítica con respecto a la industria del cáncer, no estoy en contra de los médicos ni de la quimioterapia. Estoy a favor de la vida, de la salud y de la curación. Cualquier estrategia o terapia que favorezca la salud y la curación merece ser intentada. Cualquier terapia que sea destructiva, que amenace con hacer más mal que bien y que tenga poca evidencia de éxito a largo plazo debe ser abordada con precaución y reflexionada cuidadosamente.

Aunque he resaltado muchos de los peligros, trampas y fallos de la industria convencional contra el cáncer, mi intención no es convencerte para que dejes los tratamientos convencionales. Lo que pretendo más bien es equiparte con los conocimientos necesarios para tomar una decisión informada, la que sea mejor para ti. Espero con ello espolearte para que sigas investigando y aprendiendo. En los próximos capítulos te mostraré lo que yo hice y en qué consistió mi transformación de vida radical.

EL ESQUEMA MENTAL DE VENCER AL CÁNCER

La suerte no es un factor.
La esperanza no es una estrategia.
El miedo no es una opción.

JAMES CAMERON

Tanto si crees que puedes hacer algo como si crees que no,
tienes razón.

HENRY FORD

DURANTE EL PRIMER AÑO DE MI CURACIÓN, una de las terapias físicas que puse en práctica, junto con ajustes quiroprácticos y acupuntura, fue una forma de masaje terapéutico llamado integración estructural, también conocido como «Rolfing». Tres meses después de ser diagnosticado acudí a una terapeuta llamada Elinor. En nuestra primera entrevista me hizo una serie de preguntas, la última de las cuales me resultó sorprendente y ligeramente aterradora. Me dijo:

—Antes de que empecemos, necesito saber si realmente quieres vivir.

Al igual que muchos pacientes, yo me había centrado fundamentalmente en no morir. Nadie me había preguntado si realmente quería vivir. Eso es algo que se da por supuesto, ¿no es así? Todo el mundo quiere vivir, ¿no?

¿Quería realmente vivir? Durante unos breves momentos, me asustó la idea de que quizá, en lo más profundo de mi ser, tenía un deseo de morir. Entonces me pregunté a mí mismo: ¿quiero vivir? ¿De verdad? Busqué la respuesta en mi corazón. Al principio, no la encontré. A pesar de mi ambición y de la confianza que proyectaba exteriormente, nunca me había gustado de verdad a mí mismo. Temía que quizá, en lo más profundo de mi corazón, no quisiera vivir y que pudiera ser que mi cáncer fuera la manifestación de años de dolorosa inseguridad y de un autosabotaje mental y emocional. Sin embargo, en ese momento me di cuenta de que, incluso aunque eso fuera cierto, podía hacer frente a esos pensamientos y sentimientos, a esa conducta. Podía cambiar.

—Sí, quiero vivir.

Si te diagnostican una enfermedad terminal, esa es la pregunta más potente que puedes hacerte a ti mismo. Adelante, pregúntate: ¿quiero vivir? Si tu respuesta es que sí, mi siguiente pregunta es: ¿por qué? ¿Por qué quieres vivir? Si no estás seguro, dedica unos minutos a pensar por qué has vivido. Quizá lo hayas hecho por las personas que te necesitan, aquellas a las que quieres amar y servir. Tu motivo puede ser un propósito, una llamada, una misión que no has cumplido, un sueño que no has satisfecho o todo eso junto. Escribe la lista de tus razones para vivir y colócala en sitios donde la puedas ver a diario. Pégala en la pared. Escríbela con lápiz de labios en el espejo del cuarto de baño. Ponla de fondo de pantalla en tu ordenador. Hazle una foto y ponla en la pantalla de tu móvil. Ten siempre tus razones para vivir delante de ti y en tu mente todo el día y todos los días.

Yo tenía varias razones muy importantes. La primera y más importante era que quería vivir para mi mujer y para mis padres. Cuando me diagnosticaron la enfermedad, Micah y yo llevábamos juntos ocho años (seis de noviazgo y dos de matrimonio). No soportaba la idea de dejarla viuda. Igual de dolorosa me resultaba la imagen de mis padres de pie a su lado junto a mi tumba, enterrándome. Soy su hijo único. Aparte de esto tenía sueños y aspiraciones. Quería vivir una vida larga y plena. Tenía espíritu emprendedor y quería construir un negocio próspero. Quería tener hijos y nietos, y quizá incluso llegar a conocer a mis bisnietos. Quería tener aventuras y viajar por el mundo. Quería servir al propósito de Dios en mi generación.

La curación del cáncer empieza en tu mente y en tu corazón y con una decisión: la decisión de vivir.

Algunos pacientes de cáncer no tienen una voluntad fuerte de vivir. Quizá están satisfechos con lo que han conseguido en la vida y dispuestos a morir. Si ese es tu caso, estupendo. Lo que me gustaría es que te animaras a ayudar a la gente que te rodea a entender que estás preparado para morir para que no sigan presionándote a hacer cosas que no deseas hacer. Si no quieres seguir un tratamiento, no lo hagas. Es tu vida y debes hacer aquello que quieras hacer. Aprovecha al máximo el tiempo que te queda y vive tu vida con la máxima plenitud. Pasa tu tiempo con la gente a la que quieres. Haz la lista de las cosas que quieres hacer antes de morir y empieza a tachar cosas.

En enero del 2012 le diagnosticaron un cáncer de colon en estadio IV a mi primo Jeff. Le dijeron que, sin quimioterapia, solo viviría unos seis meses y que, si se sometía al tratamiento, podría llegar a los dos años. Él aceptó el pronóstico y accedió a los tratamientos que, según los médicos, podrían darle algo más de tiempo, pero no curarle. Abrió una página en CaringBridge

y fue haciendo un diario de su tratamiento en el que mostraba
una fuerza y un valor muy inspiradores. En un correo electrónico dirigido a la familia mencionó que esperaba poder correr
una maratón más entre dos tandas de quimioterapia, pero el
tono de sus mensajes sugería que había aceptado la idea de que
no se iba a curar. En este tiempo su madre le animaba a obtener
una segunda opinión y a plantearse la posibilidad de incorporar
terapias de nutrición y no tóxicas como yo había hecho. Le rogó
que hablara conmigo y yo me puse en contacto con él a través
del correo electrónico, pero no me respondió. Más tarde le dijo
a su madre en otro mensaje que él y yo éramos muy diferentes
y que él no estaba de acuerdo con las modas y los libros de
autoayuda.

Cuando le extirparon quirúrgicamente el tumor del colon,
se sintió mejor y más animado, pero, pocas semanas después de
empezar con la quimio, su salud dio un vuelco dramático y los
tumores crecieron rápidamente en su abdomen y su hígado. No
podía comer ni retener el agua y les dijo a los médicos que, si
vivir significaba seguir en la condición en la que estaba (es decir,
sin poder comer ni beber), entonces no quería vivir y se limitaría
a dejar que el cáncer se lo llevara, y que esperaba que fuera en
poco tiempo. Se fue unos tres meses después de su diagnóstico,
justo después de cumplir los cuarenta y nueve años.

EL ESQUEMA MENTAL DE VENCER AL CÁNCER

Después de pensar acerca de la experiencia de mi primo con
el cáncer y de reflexionar sobre el camino que eligió, me he dado
cuenta de que tenía razón. Él y yo éramos diferentes. La intros-
pección no es algo que se me dé de forma natural, pero, al empezar a enseñar a otras personas mis ideas sobre salud, nutrición,

curación y supervivencia, a menudo me he preguntado por qué tomé las decisiones que tomé y me he obligado a autoanalizarme. He comprendido qué es lo que me hacía diferente; era el esquema mental que yo había adoptado y que nacía de mi determinación para curarme y vivir. Desde que empecé mi periplo he leído acerca de muchas personas que se han curado de todo tipo de cánceres y en todos los estadios, las he conocido y las he entrevistado, y he comprobado que todas y cada una de ellas tenían el mismo esquema mental. Es lo que yo denomino el «esquema mental de vencer al cáncer». Es el factor más importante, el eje de todas las historias de curación.

Este esquema mental de vencer al cáncer está compuesto por cinco factores:

- Asume la responsabilidad absoluta de tu salud.
- Estate dispuesto a hacer todo aquello que haga falta.
- Actúa sin descanso.
- Haz planes de futuro.
- Disfruta de la vida y del proceso.

1) Asume la responsabilidad absoluta de tu salud

La primera pregunta que cruza la mente de un paciente cuando le diagnostican un cáncer es: «¿Por qué me ha sucedido a mí? ¿Cómo he cogido el cáncer?». La revelación que tuve en enero del 2004 fue que mi forma de vivir me estaba matando. Si tienes cáncer, creo que deberías asumir lo mismo. Mi intención no es culparte ni avergonzarte, sino darte la fuerza necesaria para que asumas el control de tu situación y cambies tu vida. Muchos de los factores de tu vida que provocan cáncer pueden ser eliminados y tu riesgo de recaer o morir por esta enfermedad se puede reducir enormemente con solo tomar las decisiones correctas. Tus decisiones son importantes.

Las personas que se preocupan por ti te van a decir la verdad. A veces, esta verdad escuece un poco, pero te hará libre. Asumir la responsabilidad de tu salud empieza por considerar la posibilidad de que el cáncer pueda ser culpa tuya. Es posible que determinadas decisiones, malos hábitos o ignorancia en el transcurso de tu vida lo hayan favorecido. Sé que en mi caso fue así. No tienes que fustigarte por ello, engolfarte en la culpabilidad o la autocompasión ni lamentarte. Debes más bien saber que ha llegado la hora de evaluar tu vida, de aceptar la parte que hayas desempeñado en ella y de aprender de tus errores. Es el momento de identificar los causantes del cáncer que hay en tu vida, de cambiar radicalmente y de avanzar.

Una de las cosas más preocupantes que he oído decir a un enfermo de cáncer es:

—No voy a dejar que el cáncer me cambie.

Aparentemente, este desafío a la enfermedad demuestra fuerza, decisión y fuerza de voluntad, y podría servir fácilmente como un grito de arenga para los luchadores contra el cáncer, pero, trágicamente, no es más que negación y falta de capacidad disfrazadas. Era una negación a aceptar que hubiera contribuido de alguna forma a su situación y un reconocimiento de que no creía que tuviera el poder suficiente para influir en su salud y su futuro. No sobrevivió. Y la gravedad de su afirmación sigue persiguiéndome. La negación es muchísimo más peligrosa que la autoculpabilidad. Aceptar la culpa es asumir la responsabilidad. Cuando asumes la responsabilidad de tus circunstancias, tienes capacidad para asumir el control de tu vida y cambiar a mejor.

Todos los días se dice a pacientes de clínicas de todo el mundo que su cáncer es probablemente el resultado de la mala suerte o de una mala genética. Esto convierte al paciente en víctima.

La lógica es sencilla: nada de lo que has hecho ha provocado ni favorecido tu enfermedad; por tanto, no hay nada que puedas hacer para revertirla. Si tienes un historial de cáncer en tu familia, quizá te digan que es un problema genético. Si no lo tienes, es posible que aun así te digan que es genético. La herencia y la genética son chivos expiatorios fáciles, pero lo cierto es que menos del 5 por ciento de los cánceres son genéticos y que no todo aquel que tiene un «gen de cáncer» desarrolla la enfermedad. Es posible que los genes carguen la pistola, pero tu dieta, tu estilo de vida y tu entorno son los que aprietan el gatillo. Sin embargo, si crees que estás impotente y que no hay nada que puedas hacer para influir positivamente sobre tu salud y tu futuro, tu única esperanza son los procedimientos médicos y los fármacos.

No estás impotente y no eres una víctima. La salud o la enfermedad que estás experimentando hoy es en gran medida el resultado de tu dieta y de las decisiones que hayas tomado en el pasado con respecto a tu estilo de vida. Si maltratas tu cuerpo, este se romperá antes, pero si lo cuidas, funcionará mejor y aumentarás tus probabilidades de disfrutar de una buena salud, de curarte y de vivir una vida larga. Las decisiones de hoy afectan a la salud de mañana. ¡Tus decisiones son importantes!

El cáncer no es el que hace que tengas un cuerpo enfermo. Es el efecto de un cuerpo enfermo. No estás enfermo porque tengas cáncer… Tienes cáncer porque estás enfermo. Cuando aceptas que puedes haber influido en el hecho de que tu cuerpo se haya hecho vulnerable a desarrollar un cáncer, también te das cuenta de que puedes influir en su curación. Si lo has roto, quizá puedas arreglarlo. Si lo has provocado, quizá puedas curarlo. Si tu forma de vida ha dado lugar a la enfermedad, quizá cambiando tu forma de vida puedas conseguir la salud. Al principio de mi periplo por el cáncer me di cuenta de que, en realidad, nunca me había cuidado. Al estar delgado había dado por hecho que tenía vía libre para comer todo aquello que quisiera, y durante muchos años estuve envenenando y contaminando mi cuerpo sin saberlo. Vivía a base de alimentos procesados, comida rápida y comida basura. Estaba bien alimentado, pero tenía déficit de nutrientes. Estaba atiborrado, pero me moría de hambre. Había estado expuesto a toxinas medioambientales. Además, mi vida estaba llena de estrés no saludable y emociones negativas. En lo más profundo de mi ser me odiaba y estaba buscando desesperadamente la atención y la aprobación de los demás para combatir mi inseguridad y mi infelicidad. Todos estos factores favorecieron mi enfermedad. Y todos estaban relacionados con mis decisiones. Tenía que cambiar y el cáncer fue un golpecito divino en el hombro, el catalizador de ese cambio.

2) Estate dispuesto a hacer todo aquello que haga falta

Una vez asumida la responsabilidad sobre tu salud, el siguiente paso que debes dar es estar dispuesto a hacer todo aquello que haga falta para ponerte bien. Eso significa poner tu vida boca abajo, cambiarlo todo. Si recuperar la salud hubiera significado para mí estar lo más cerca posible de la naturaleza, durmiendo en el bosque en una tienda, yo habría estado dispuesto a hacerlo. Si hubiera significado irme andando al campo para hacer un ayuno de cuarenta días como hizo Jesús, yo habría estado dispuesto a ello. Por suerte, no tuve que recurrir a ninguna de estas dos cosas, pero las tenía presentes. Me convertí en un detective decidido a identificar y eliminar todo aquello que pudiera haber favorecido la enfermedad. Dejé de comer para satisfacer mi apetito y mis antojos sensuales y empecé a hacerlo para alimentar mis células, recuperar la salud y salvar mi vida. Ya no vivía para comer, sino que comía para vivir.

Al principio, la mayoría de los enfermos de cáncer tienen una fuerte voluntad de vivir, pero, por desgracia, la mayoría de ellos están también convencidos de que «hacer todo aquello que haga falta», «vivir a tope» y «luchar contra el cáncer» significan solo sufrir como consecuencia de tratamientos anticancerosos brutales y destructivos. Tanto si te sometes a los tratamientos convencionales como si no lo haces, el esquema mental de vencer al cáncer supone asumir un papel activo en tu salud y tu curación, no solo confiar en otra persona para que te cure. Yo cambié radicalmente mi dieta y mi estilo de vida. Dejé toda la comida poco saludable que tanto me gustaba. Hice todas las terapias naturales y no tóxicas que pude encontrar y pagarme. Afronté mis miedos, admití mis culpas, cambié mi forma de pensar, recurrí a Dios y le pedí ayuda y perdoné a todos aquellos que me habían hecho daño. Esto supuso muchísimo más trabajo que acudir a la quimioterapia y tener permiso de mi médico para tomar hamburguesas, helados y pizza y no cambiar mi vida, pero supe que tenía que hacerlo.

La diferencia entre la gente que tiene éxito y la que no lo tiene no es la motivación, porque esta es impredecible y no se puede confiar en ella. Resulta fácil estar motivado cuando empiezas algo nuevo y emocionante, pero, cuando esa emoción se va desgastando, también lo hace la motivación, y la falta de esta se convierte en una excusa para la inacción. Lo que mantiene en marcha a la gente cuando le falta motivación es la determinación, la fuerza interior que nadie puede detener, ni siquiera cuando descargan sobre ti las tormentas de la vida. Determinación significa hacer lo que sabes que tienes que hacer, tanto si en ese momento te apetece como si no.

Durante este proceso me hice muy consciente de la conexión que existe entre el espíritu, la mente y el cuerpo en lo que respecta a la salud, y me di cuenta de que no solo tenía que cambiar mi dieta y mi estilo de vida, sino que necesitaba cambiar también mi forma de pensar.

Mi punto de vista sobre el cáncer es distinto del del resto de la gente. Yo no lo veo como algo que haya que combatir o matar, sino más bien como algo que hay que curar. La curación del cáncer implica una batalla, pero no tanto del cuerpo como de la mente. Para curar tu cuerpo, primero tienes que ganar la batalla de tu mente. *Si cambias tus pensamientos, cambiarás tu vida.*

Sin embargo, lo primero que tienes que hacer es dejar de mentirte a ti mismo. Tienes que dejar de ponerte excusas y de tomar decisiones malas que sabotean tu vida y tu salud. Y para eso, lo primero es cambiar tu forma de pensar.

En lugar de engolfarme en la negatividad, de sentir lástima de mí mismo, de envidiar a todos los que no tenían cáncer, de preocuparme por el futuro y de dejar que la depresión y el desánimo me paralizaran, asumí el control de mis pensamientos y tomé la decisión de pensar en mí tal y como quería ser. *Estoy curado. Estoy sano. Estoy bien. Voy a vivir.* Ese estado mental de vencer al cáncer me impulsó a implicarme a fondo todos los días para favorecer la salud y la curación en mi cuerpo.

¿Fueron unos pensamientos que me llegaran de forma natural? Categóricamente, no. Tuve que tomar la decisión de pensar así todos y cada uno de los días. La preocupación quedaba descartada. El fracaso (la muerte) quedaba descartado. Tenía que conseguirlo, tenía que vivir. Me di cuenta de que mi mente era como un disco rayado que reproducía los mismos pensamientos negativos una y otra vez. Tenía que reprogramarla. Cuando me daba cuenta de que estaba pensando de forma negativa, tomaba la decisión de hacerlo de forma positiva. Decidí que de mi boca debía salir la vida y no iba a permitir que las influencias exteriores, el miedo y la duda me hicieran vacilar. Cuando piensas y hablas así, das poder a tu subconsciente creativo para que te ayude en ese proceso y encuentras una fuerza sobrenatural que te permite hacer cosas que jamás creíste posibles.

Tu mente consciente y tu subconsciente son poderosos. Tus creencias son poderosas. Los pacientes que creen que el tratamiento los va a ayudar suelen responder mejor que los que creen que no sirve para nada. El efecto placebo es real. Según mi experiencia, los enfermos que se entregan al tratamiento y a las terapias para agradar a los que les rodean, pero que no creen que les vayan a curar, rara vez se curan. Están saboteando subliminalmente el proceso y a menudo toman decisiones impulsivas, irracionales y basadas en las emociones que no conducen a la curación.

Cuando un médico le dice a un paciente que va a morir en cuestión de meses, eso puede convertirse en una profecía autocumplida. Es muy habitual que pierda toda esperanza y deje de intentar vivir. Cree que va a morir y, por lo general, lo hace, tal y como le habían predicho. Es algo escalofriante, no muy distinto de un maleficio o una maldición. Ningún médico tiene autoridad para dictar el fin de tu vida a menos que tú se lo des. No sabe cuándo vas a morir. Sencillamente, te está metiendo en un grupo estadístico basándose en tu edad, tu tipo de cáncer, su estadio y otros factores. Tus pensamientos y tus creencias son los que crean tu vida, tu salud y tu futuro. Y cuando te ponen delante un pronóstico terminal, tienes la posibilidad de decidir cómo vas a procesar esa información. Puedes decidir creerla o rechazarla y demostrar a tu médico que estaba equivocado. No pasa nada por aceptar un diagnóstico y asumir que ha sido refrendado por diversas fuentes, pero no tienes que aceptar un pronóstico de que vas a morir en un tiempo determinado porque un médico o una estadística lo digan. Desafía a las probabilidades y conviértete en la excepción. Ese es el esquema mental de vencer al cáncer.

3) Actúa sin descanso

La tercera característica de las personas que consiguen sobrevivir es que actúan sin descanso. Una acción mínima suele producir resultados mínimos, pero una acción muy grande consigue resultados muy grandes. Actuar sin descanso significa hacerlo de forma radical. Es ir a contracorriente. Es nadar aguas arriba cuando todos los demás flotan a favor de la corriente. Es una acción que provoca la envidia y la crítica de los demás. Por naturaleza, el ser humano se resiste a los cambios y tiende a tener «mentalidad de cangrejo». Si metes unos cuantos cangrejos en un cubo y uno de ellos intenta escapar, los demás tirarán de él para volver a meterlo en el cubo. De la misma forma, las personas suelen tirar de los demás movidas por la envidia, el rencor o la competitividad. Actuar sin descanso puede parecer una locura a la gente que te rodea y es muy posible que intenten convencerte para que dejes de hacerlo, como hicieron conmigo, pero no permitas que lo hagan.

Actuar sin descanso supone afrontar tus defectos, tus fallos y tus miedos, cambiar toda tu vida, librarte de todo aquello que pueda mantenerte enfermo y sustituir lo que favorece la enfermedad por lo que favorece la salud. En ocasiones, unos cambios pequeños consiguen resultados grandes. Eso me encanta. Sin embargo, si eso es lo que estás esperando, tienes tus esperanzas puestas en el sitio equivocado porque a lo que aspiras es a una solución rápida. Y eso no cabe en el esquema mental de vencer al cáncer. Ese es el «esquema mental del santo remedio». Y las industrias del cáncer, tanto convencionales como alternativas, están repletas de personas dispuestas a aprovecharse de todo aquel que esté buscando un atajo. El cáncer no se desarrolló de la noche a la mañana y tampoco te vas a librar de él así. No existe ninguna cura mágica ni ninguna panacea. La curación a largo plazo requiere actuar sin descanso y hacer un cambio total de vida. *Dirige la proa de tu barco hacia Isla Sana y mantén el rumbo.*

He visto a muchos enfermos de cáncer experimentar un giro radical en su salud, he constatado cómo sus tumores se encogían e incluso desaparecían entre solo treinta y noventa días gracias a la nutrición y a las terapias no tóxicas, pero también he visto cómo algunos de ellos se hacían perezosos y se dormían en los laureles, con lo que recuperaban sus viejos hábitos poco saludables. Y es entonces cuando el cáncer regresa. Los dos primeros años después del diagnóstico son los más cruciales. Es cuando el cáncer tiene más probabilidades de regresar o de propagarse. Dos años de vida sana a machamartillo es un objetivo ideal a corto plazo, y una vez superado, para seguir estando sano a largo plazo debes convertir tu salud en una de tus prioridades. Cada día de tu vida es una página de tu historia. Tus pensamientos, tus decisiones y tus acciones diarias son los que escriben tu historia. Actúa sin descanso para cambiar tu vida y comprométete con el proceso al cien por cien. El 100 por ciento es fácil. El 99 por ciento cuesta mucho.

4) Haz planes de futuro

Documenta cada detalle de tu periplo por el cáncer. Haz un diario. Haz un vídeodiario. Haz planes de estar bien y documenta lo que estás haciendo para así poder utilizar lo que has aprendido para ayudar a los demás cuando ya estés bien. Necesitas un objetivo futuro por el que trabajar y es muy importante hacer planes. La conexión entre el espíritu, la mente y el cuerpo es un misterio, pero, cuando haces planes de futuro, se genera algo muy potente. Estás haciendo planes de vivir. Estás enviando señales de vida a tu cuerpo. Que no te asuste hacer planes de futuro. Sé que la respuesta más habitual es: «Bueno, no sé si voy a estar aquí dentro de uno o dos años…». En lugar de pensar así, haz planes de vivir una vida larga. Haz un esquema de los objetivos de tu vida, anota las cosas que quieres conseguir, coloca esos objetivos ante ti y empieza a trabajar para conseguirlos.

Hacer planes de futuro es importantísimo. Cuando me diagnosticaron la enfermedad, yo no tenía hijos y ansiaba tener una familia. Quería ser padre. La decisión de ponernos a ello tres meses después del diagnóstico suponía un riesgo inmenso, pero hizo que retirara mi atención del cáncer, fortaleció mi voluntad de vivir y aportó un propósito mucho mayor a mi vida. Si Micah y yo hubiéramos tomado la decisión de no tener hijos por miedo a un futuro desconocido, no habríamos tenido a nuestras dos hijas maravillosas, las alegrías más grandes de nuestra vida.

5) Disfruta de tu vida y del proceso

No dejes que el miedo y la preocupación te roben la alegría. Toma la decisión de vivir en el presente y de disfrutar de la vida ahora mismo. La depresión aplasta al sistema inmunitario. Si estás deprimido, asustado, angustiado o preocupado, te vuelves más vulnerable al cáncer. Centra tu atención en cosas que te aporten esperanza, optimismo, estímulo y alegría. Empieza a vivir tu vida, a vivirla de verdad. Existe una organización para adultos jóvenes enfermos de cáncer que se llama Estúpido Cáncer y me encanta su lema: «Ponte las pilas y vive».

Este es el momento de vivir. Existen mil formas distintas por las que podrías morir, aparte del cáncer. Podrías tener un accidente de coche. Podrías tropezar y golpearte la cabeza contra la acera. Podrías ahogarte con un caramelo de menta. No tiene sentido dejar que el cáncer te paralice y te suma en la depresión y la inacción. Empieza a hacer cosas que siempre hayas querido hacer. Sal. Vive tu vida. Haz cosas divertidas. Tírate en paracaídas, escala montañas y monta toros, como dicen en la canción de Tim McGraw «Live Like You Were Dying». Formula el compromiso de disfrutar de la vida y de disfrutar del proceso. ¡Ponte las pilas y vive!

Aun en el caso de que algunos de estos cambios te resulten difíciles (dejar de fumar, dejar tus comidas poco sanas favoritas o comer verduras que nunca te han gustado, por ejemplo), tienes que mantener la perspectiva porque hay cosas peores que las verduras. Y cuando te pongas bueno, podrás echar la vista atrás y comprobar que ha merecido la pena. Este es un capítulo nuevo, una estación nueva en tu vida, una aventura nueva que debe estar dominada por la gratitud. *La gratitud es el secreto de la felicidad.*

Haz todos los días un repaso de las cosas buenas que tienes. No te centres en lo que no tienes. Céntrate en lo que *sí* tienes. No te centres en lo que no puedes hacer. Céntrate en lo que *sí* puedes hacer. El cáncer ha marcado una línea divisoria en tu vida. Si te centras en el pasado, si añoras los días en los que no lo tenías y deseas que las cosas sean como eran antes, no conseguirás más que sentirte más desgraciado. *Aquello en lo que te centras, aumenta.*

Céntrate en la alegría, en la felicidad, en el amor y en la gratitud, y todo esto aumentará en tu vida. Céntrate en el presente y en las cosas que puedes hacer hoy para mejorar tu salud y tu vida. En el año 2004 yo estaba luchando por crear una empresa inmobiliaria, apenas conseguía llegar a fin de mes, vivía en una casa diminuta y tenía cáncer. Tenía todos los motivos para estar negativo, amargado y furioso. Sin embargo, aprendí a ejercitar la gratitud, a ser agradecido, a centrarme en todo lo bueno que tenía en mi vida y no en lo malo, y a ser feliz en la etapa más difícil de mi vida. Y aunque preferiría no tener que volver a pasar por el cáncer, tengo la certeza absoluta de que lo que me enseñó me cambió para bien. Lo peor que me ha sucedido jamás ha hecho que mi vida sea más satisfactoria de lo que jamás podría haber imaginado.

En los próximos capítulos voy a mostrarte cómo puedes transformar tu vida y cómo actuar sin descanso para favorecer la salud y la curación, y eso incluye eliminar los causantes del cáncer, seguir una dieta anticancerosa basada en la evidencia y sustituir los hábitos que destruyen tu salud por otros que la promueven. Y por último, lo más importante de todo: hablaremos de lo que hay que hacer para curarse mental, emocional y espiritualmente.

PLANTAS CONTRA ZOMBIS
CÓMO COMBATE LA NUTRICIÓN AL CÁNCER

CADA AÑO SE PUBLICAN más de cien mil estudios científicos nutricionales que demuestran cómo las sustancias naturales de las plantas pueden ayudar al cuerpo a prevenir y revertir las enfermedades crónicas. Sin embargo, como la industria farmacéutica no sabe cómo extraer la mayoría de esas sustancias beneficiosas de las frutas, las verduras, las hierbas y las especias, ni cómo sintetizarlas y patentarlas para que les produzcan beneficios, estas investigaciones tan valiosas son en su mayoría ignoradas por la industria médica.

Hemos pasado mucho tiempo hablando de lo que no deberíamos meter en nuestro cuerpo y de cómo nuestra dieta occidental favorece el cáncer. Ahora, al empezar a elaborar tu Plan de Acción Incansable, vamos a hablar de lo que debes poner en el tenedor y meter en tu cuerpo. En este capítulo vamos a profundizar sobre los alimentos que combaten el cáncer.

COMER PARA VENCER AL CÁNCER

Existen muchas formas de detener al cáncer. Algunas sustancias provocan daños en el ADN y matan directamente la célula cancerosa. Otras provocan apoptosis, que es una muerte celular programada, es decir, un suicidio de la célula cancerosa. Algunas son antiproliferativas e impiden la propagación de las células cancerosas. Otras alteran el metabolismo celular y hay algunas que son antiangiogénicas (apuesto a que no eres capaz de decir rápido esta última palabra cinco veces seguidas). Todos tenemos células cancerosas microscópicas en nuestro cuerpo, pero no pueden crecer hasta convertirse en tumores de más de dos milímetros sin formar primero vasos sanguíneos nuevos. Este proceso se denomina angiogénesis, e impedir a los tumores la formación de estos vasos nuevos (un proceso conocido como antiangiogénesis) es una medida estupenda. Avastin fue el primer medicamento antiangiogénico aprobado por la FDA para el tratamiento del cáncer, pero no es una cura, tiene efectos secundarios mortales y perdió la aprobación oficial para su uso contra el cáncer de mama. Por suerte existe una alternativa natural y no tóxica: ¡las frutas y las verduras! Muchos de los fitonutrientes de los alimentos vegetales, como la apigenina y la luteolina del perejil y el apio y la fisetina de las cebollas y las fresas, tienen también la capacidad de impedir la formación de vasos sanguíneos nuevos en los tumores mediante la antiangiogénesis.

Según las investigaciones del doctor William Li, presidente, director médico y cofundador de la Fundación Angiogénesis, algunos de los alimentos antiangiogénicos más potentes son el té verde, el ginseng, las fresas, las moras, los arándanos, las frambuesas, las naranjas, el pomelo, los limones, las manzanas, las piñas, las cerezas, las uvas rojas, la col crespa (kale), las setas maitake, la cúrcuma, la nuez moscada, la lavanda, las alcachofas, las calabazas, el perejil, el ajo, los tomates, el aceite de oliva ¡e incluso el vino tinto y el chocolate negro![1]. Sin embargo, si tienes cáncer considero que es muy conveniente evitar el consumo de alcohol hasta que lleves varios años limpio, porque puede incrementar el riesgo de cáncer. El doctor Li dio una conferencia TED excelente sobre sus descubrimientos en el campo de la nutrición y la antiangiogénesis titulada «¿Podemos comer para matar de hambre al cáncer?». Además, muchos de los alimentos que acabo de citar no son solo antiangiogénicos. Al igual que la mayoría de los alimentos vegetales, contienen sustancias capaces de provocar la muerte de las células cancerosas, impedir la propagación del cáncer y alterar su metabolismo.

FRUTA CONTRA CÁNCER

Investigadores de la Universidad Cornell de Estados Unidos realizaron un ensayo en el que dejaron caer zumo recién exprimido de once frutas de uso común en células hepáticas cancerosas humanas para ver qué pasaba. Las piñas, las peras, las naranjas y los melocotones produjeron un efecto muy pequeño sobre las células hepáticas cancerosas, pero los plátanos y los pomelos redujeron su crecimiento alrededor de un 40 por ciento. Las uvas rojas, las fresas y las manzanas fueron el doble de potentes que los plátanos y los pomelos, pero las frutas ácidas —arándanos rojos y limones— fueron las que mostraron una mayor potencia. Los arándanos rojos tuvieron la máxima actividad anticancerosa fenólica y antioxidante y disminuyeron el crecimiento de las células hepáticas cancerosas un 85 por ciento con solo un tercio de la dosis de las manzanas y las fresas[2]. Los limones fueron segundos a muy poca distancia. Los investigadores señalaron también que, cuanto más alta era la dosis empleada, más efectiva resultaba.

Los arándanos rojos han mostrado efectos anticancerosos *in vitro* en diecisiete cánceres diferentes, y en estudios animales, en nueve tipos de cáncer, incluidos los de colon, vejiga, esófago,

estómago y próstata, así como en el linfoma y el glioblastoma[3].
En un estudio se fraccionaron para intentar aislar los componentes activos contra el cáncer, pero estos componentes aislados no funcionaron igual de bien que el extracto de fruta entera[4]. Esto se debe a que los nutrientes de los alimentos enteros están perfectamente diseñados para trabajar de forma sinérgica en favor de la salud del cuerpo. El todo es mayor que la suma de sus partes y por eso numerosas sustancias naturales no pueden convertirse en fármacos patentados. En muchos casos, cuando se aíslan o se alteran en el laboratorio, dejan de funcionar. Los nutrientes anticancerosos son más potentes cuando se toman en el alimento entero, y vender limones y arándanos a los enfermos de cáncer no aporta ningún dinero a las industrias farmacéutica y médica.

Las bayas son las frutas anticancerosas más potentes, en parte gracias a su capacidad para proteger y reparar los daños producidos por el estrés oxidativo y la inflamación. Los arándanos morados contienen sustancias inmunoestimulantes y anticancerosas, como el ácido elágico, las antocianinas y el ácido cafeico. En un estudio se observó que los deportistas que tomaban unas dos tazas de arándanos morados al día durante seis semanas casi duplicaban la cantidad de células asesinas naturales destructoras de cáncer en la sangre, de dos mil millones a cuatro mil millones de células[5]. Cuando se consumen justo antes de hacer deporte, los arándanos reducen también el estrés oxidativo y la inflamación.

También las frambuesas, las fresas y las moras contienen ácido elágico y otras sustancias con efectos antimutagénicos capaces de proteger las células de los radicales libres y los daños en el ADN, y, además, ralentizar o detener el crecimiento de las células cancerosas en muchos tipos de cáncer. En un estudio de laboratorio en el que se compararon las bayas con las células cancerosas se observó que el extracto de frambuesa bloqueaba el crecimiento celular del cáncer cervical un 50 por ciento[6]. Otro estudio comprobó que los extractos de fresa ecológica son más potentes y eficaces contra las células cancerosas de colon y mama que los de fresas convencionales[7]. En un ensayo clínico aleatorio en fase 2 realizado en el año 2011, los investigadores dieron a pacientes con lesiones esofágicas precancerosas sesenta gramos de fresas liofilizadas en polvo cada día durante seis meses. Al cabo de este tiempo, la mitad de los pacientes no mostraba ningún signo de enfermedad. Las lesiones precancerosas habían desaparecido y los marcadores tumorales habían descendido enormemente, y eso solo con fresas[8]. Otro estudio descubrió que las frambuesas negras podían detener el crecimiento de lesiones orales precancerosas e incluso revertir el cáncer por completo cuando los pacientes las aplicaban tópicamente extendiendo una pasta sobre las lesiones cancerosas de la boca durante seis semanas[9].

Los limones están en todas partes y son muy baratos. Tampoco los arándanos morados, las moras, las frambuesas o las fresas resultan difíciles de encontrar, aunque los arándanos rojos pueden presentar algún problema. Los frescos no se encuentran con facilidad y son complicados de comer por su enorme acidez. El zumo industrial no sirve porque está pasteurizado, filtrado y a menudo lleva azúcar añadido. Los secos son sabrosos, pero casi siempre llevan azúcar procesado y aceite, con lo que se anula parte de sus efectos beneficiosos. La mejor opción es comprar arándanos ecológicos congelados para hacer los batidos. También puedes comprarlos liofilizados en polvo y añadirlos a los zumos y a los batidos.

SUPERALIMENTO DESTACADO: LA GROSELLA DE LA INDIA

Durante siglos se ha utilizado en la medicina ayurvédica india para tratar prácticamente toda dolencia conocida por el ser humano, y actualmente es la principal candidata a alzarse con el título de baya más increíble del mundo. Estamos hablando de la grosella de la India, también conocida como mirobálano émblico o sarandí (*Phyllanthus emblicum*). Parece un cruce entre una uva verde y una pelota de pimpón y es el alimento más rico en antioxidantes que se conoce. Tiene doscientas veces más que los arándanos morados. Además, ocupa el segundo lugar en lo que respecta a la vitamina C, después del camu-camu. Como comparación diremos que una comida occidental media contiene entre veinticinco y cien unidades de antioxidantes. Una cucharadita de grosella de la India en polvo aporta casi ochocientas unidades.

En un estudio realizado en el 2010 se analizó un extracto de esta fruta en seis líneas de células cancerosas humanas: pulmonares, hepáticas, de mama, de ovario y de colon. No solo detuvo totalmente el crecimiento del cáncer, sino que, además, mató a las células cancerosas ya existentes, redujo su población un 50 por ciento y bloqueó significativamente su capacidad de propagación[10]. Otro estudio reveló que tres cuartos de cucharadita de grosella de la India en polvo al día bastaban para bajar los niveles elevados de azúcar en sangre hasta un nivel normal y que lo hacían mejor que el fármaco antidiabético gliburida. Este estudio descubrió que, además de regular el nivel de azúcar en sangre, el equivalente

> **CONSEJO:**
>
> Las bayas son uno de los cultivos más contaminados con pesticidas que existen. Por eso debes comprarlas siempre ecológicas.

a una grosella al día disminuía a la mitad el colesterol malo y los triglicéridos y estimulaba el colesterol bueno tras solo tres semanas de suplementación diaria[11]. ¡La fruta supera a los fármacos!

La grosella de la India, sin embargo, presenta un pequeño problemilla: tiene un sabor horrible. Es amarga, agria, absolutamente espantosa. La primera vez que la probé fue en una pasta de frutas india llamada chyawanprash, un mejunje denso y marrón con un sabor dulce y picante. Años más tarde, sin embargo, probé una baya entera... y fue repugnante. La forma más fácil de tomarla es añadiendo grosella ecológica seca en polvo al agua, a los zumos o a los batidos. Se puede conseguir por internet.

Muchas veces me he preguntado que, si el azúcar alimenta el cáncer, ¿qué pasa con el de la fruta? Los azúcares naturales de las frutas y las verduras proporcionan energía a todas las células del cuerpo, y los antioxidantes y fitonutrientes aportan una gama muy amplia de beneficios antiinflamatorios y anticancerosos. La fruta es un alimento maravilloso para fomentar la salud y casi todos los tipos que existen contienen sustancias anticancerosas. No me preocupan sus azúcares naturales. Si hay algo de lo que estoy seguro es de que no contraje el cáncer por tomar demasiada fruta.

LAS DIEZ PRINCIPALES VERDURAS ANTICANCEROSAS

En enero del 2009, unos investigadores publicaron en la revista *Food Chemistry* un estudio en el que se comparaban los efectos anticancerosos de treinta y cuatro extractos de verduras en ocho líneas diferentes de células tumorales. Pasaban las verduras por una licuadora y luego dejaban gotear el zumo sobre diferentes células cancerosas para ver qué sucedía. Muchas de las verduras mostraron unos efectos anticancerosos significativos, pero la más potente fue el ajo. Detuvo completamente el crecimiento del cáncer en las siguientes líneas de células tumorales: cáncer de mama, cáncer cerebral, cáncer de pulmón, cáncer de páncreas, cáncer de próstata, cáncer cerebral infantil y cáncer de estómago. Los puerros quedaron segundos a poca distancia y fueron los más eficaces contra el cáncer de riñón. Sin embargo, el ajo y los puerros no fueron las únicas superestrellas: casi todas las pertenecientes al género *Allium* y a la familia de las crucíferas detuvieron totalmente el crecimiento de los distintos cánceres analizados. Las del género *Allium* que se probaron fueron el ajo, los puerros, las cebollas amarillas y las cebolletas. Las crucíferas analizadas fueron el brécol, las coles de Bruselas, la coliflor, la col crespa, la lombarda y el repollo rizado. También las espinacas y la remolacha estuvieron entre las diez mejores en muchos de los cánceres analizados. Las menciones de honor incluyen a los espárragos, las judías verdes, los rábanos y el colinabo. Aquí tienes un extracto del estudio:

> Los extractos de verduras crucíferas y los de las pertenecientes al género *Allium* inhibieron la proliferación de todas las líneas de células cancerosas analizadas, mientras que los de las verduras más consumidas en los países occidentales resultaron mucho menos eficaces. El efecto antiproliferativo de las verduras fue en gran medida independiente de sus propiedades antioxidantes. Estos resultados indican que las verduras poseen una actividad inhibitoria muy diferente hacia las células cancerosas y que la inclusión de crucíferas y verduras pertenecientes al género *Allium* en la dieta es esencial para una estrategia quimiopreventiva eficaz basada en la alimentación[12].

Las diez verduras más anticancerosas de este estudio, entre las que se encuentran las de hoja oscura, las crucíferas y el ajo, suponen menos del 1 por ciento de nuestra dieta occidental. Otra cosa que merece la pena señalar de este estudio es que los rábanos detuvieron en un 95 por ciento el crecimiento tumoral en tumores de mama y de estómago, pero no produjeron ningún efecto y es posible que quizá incluso incrementaran los cánceres de páncreas, cerebro, pulmón y riñón.

Investigadores de la Universidad Cornell de Estados Unidos realizaron un estudio similar en el 2002 en el que dejaron gotear extractos de once verduras comunes en células cancerosas de hígado humano. Las espinacas fueron las que mostraron un mayor poder para detener el cáncer de hígado, seguidas por el repollo, el pimiento rojo, la cebolla y el brécol[13]. El ajo y los puerros no fueron incluidos en el estudio. La mayoría de las principales verduras anticancerosas identificadas en ambos ensayos son las mismas que yo comía dos veces al día en una ensalada gigante. Las únicas que no tomé fueron los puerros, los rábanos y el colinabo porque no tenía ni idea de que fueran tan estupendos.

Crucifica las células cancerosas con brécol

La ingesta elevada de verduras crucíferas, como el brécol y la coliflor, se ha asociado con una disminución del riesgo de desarrollar varios cánceres como el de mama y el agresivo de próstata[14, 15]. Aquí tienes unas cuantas pistas que explican el porqué. El sistema inmunitario empieza en los intestinos y la primera línea de defensa del cuerpo contra los patógenos, las bacterias, los virus, los parásitos y las toxinas que provocan el cáncer son unas células inmunitarias llamadas linfocitos intraepiteliales. Estas células están cubiertas por receptores de aril hidrocarburo. El brécol y otras verduras crucíferas contienen una sustancia anticancerosa llamada indol-3-carbinol que activa los receptores de aril hidrocarburo de los linfocitos intraepiteliales y recarga las células inmunitarias del intestino. El brécol contiene además otra sustancia llamada sulforafano que se crea por una reacción química cuando picas o masticas brécol crudo y es la enzima más potente conocida para la depuración del hígado en fase 2. Si tienes intención de cocinar verduras crucíferas, pícalas entre treinta y cuarenta minutos antes para permitir que se produzca la reacción del sulforafano.

Los brotes germinados de brécol contienen aproximadamente veinticinco veces más sulforafano y cien veces más indol-3-carbinol que la verdura madura. Puedes comprarlos ya germinados o adquirir semillas y germinarlos en casa (tardan entre tres y cuatro días). De ese modo consigues el alimento medicinal más barato, inmunoestimulante y depurativo que existe. Debes consumirlos crudos y están riquísimos en las ensaladas. Debo indicar que no puedes abusar de ellos, aunque sean algo bueno. El exceso de sulforafano puede ser tóxico y hacer que te sientas mal, así que no se recomienda tomar más de cuatro tazas de brotes de brécol al día. Entre dos y tres tazas diarias resultan perfectamente seguras.

Setas medicinales

Las setas son un alimento muy poderoso. Son inmunoestimulantes y favorecen la salud. La ingesta diaria puede aportar unas propiedades anticancerosas muy significativas para muchos tipos de cáncer, incluido el de mama. Los cánceres de mama positivos a los receptores de estrógeno necesitan esta hormona para crecer, pero eliminarla sencillamente de la dieta puede no ser suficiente porque muchos pueden sintetizarla ellos mismos transformando la testosterona en estrógeno gracias a una enzima llamada aromatasa.

En un estudio se demostró que los champiñones blancos suprimían la aromatasa en un 60 por ciento, una cifra mucho mejor que la de cualquier otra verdura y seta analizada[16]. Además, estimulan el sistema inmunitario y reducen la inflamación en el cuerpo. Una taza de champiñones blancos cocidos al día acelera en un 50 por ciento la secreción en la saliva de un anticuerpo del sistema inmunitario llamado inmunoglobulina A[17] que tiene unas propiedades muy beneficiosas.

Algunas de las sustancias anticancerosas más potentes de los champiñones, la avena, la cebada y la levadura nutricional son unos polisacáridos llamados beta-glucanos. Se los denomina «modificadores de la respuesta biológica» por su capacidad para activar el sistema inmunitario[18]. Por decirlo de una forma sencilla, hacen que el sistema inmunitario funcione mejor. Se ha analizado la suplementación con beta-glucano incluso en deportistas de resistencia, como los ciclistas y los corredores de maratón. No es raro que estos deportistas enfermen después de una carrera larga porque el ejercicio físico extremo provoca inmunosupresión, y en un estudio se comprobó que un grupo de control que tomaba beta-glucanos disminuyó a la mitad su tasa de infecciones después de las carreras[19].

El índice de cáncer de mama en las mujeres occidentales es seis veces superior al de las asiáticas. Dos factores alimentarios protectores identificados son el té verde y las setas. En el año 2009, unos investigadores descubrieron que las mujeres chinas que tomaban una media de solo quince setas al mes y bebían quince tazas de té verde mensuales mostraban una increíble reducción del 90 por ciento en el riesgo de desarrollar cáncer de mama en comparación con aquellas también chinas que no consumían té verde ni setas de forma regular[20]. Tomar té verde y setas a diario puede tener un efecto significativo sobre la salud. Yo comía setas crudas todos los días en mis ensaladas gigantes, pero estudios recientes indican que podría ser mejor tomarlas cocinadas porque la cocción destruye una toxina que está presente en las crudas y que se denomina agaritina. Si no te gusta su sabor o sencillamente quieres maximizar el beneficio inmunitario que aportan, también puedes tomarlas en suplementos elaborados por una empresa de confianza, como Host Defense o Mushroom Wisdom.

Cúrcuma

La planta de la cúrcuma es pariente del jengibre y se ha usado durante miles de años en la medicina ayurvédica india como agente antiséptico y antibacteriano para curar heridas y tratar infecciones, inflamaciones y problemas digestivos, entre otros. Los indios siguen una dieta compuesta fundamentalmente por alimentos vegetales con uno de los consumos de especias más altos del mundo y tienen unas tasas de cáncer significativamente más bajas que las de los países occidentales[21]. Sufren aproximadamente nueve veces menos melanoma, cáncer de endometrio y cáncer de riñón, cinco veces menos cáncer de mama, diez veces menos cáncer colorrectal, siete veces menos cáncer de pulmón y veintitrés veces menos cáncer de próstata[22].

. La cúrcuma es una de las especias más potentes conocidas para combatir el cáncer porque contiene un polifenol antioxidante y antiinflamatorio, la curcumina, que, según se ha comprobado, inhibe el crecimiento de muchos tipos de células cancerosas.

El curri en polvo, una mezcla de especias muy común en las cocinas de India, Oriente Medio, Tailandia y Malasia, suele contener cúrcuma, cilantro, comino, guindilla y alholva, y también puede incluir clavo, canela, cardamomo, hinojo y jengibre. A mí me encantan la cúrcuma y el curri en polvo y los pongo en casi todo lo que tomo. Incluso añado una cucharadita de cúrcuma a las gachas de avena y una cucharada sopera a los batidos de fruta.

La mayoría de los medicamentos contra el cáncer suelen estar diseñados para una sola vía. El 5-FU, por ejemplo, tiene como objetivo el ADN, y el metotexato, la folato reductasa. La curcumina, la sustancia activa anticancerosa de la cúrcuma, tiene como objetivo al menos ochenta vías de señalización celular relacionadas con el cáncer, como el gen p53, el factor de necrosis tumoral, la interleucina-6, el complejo proteico NF-kB y la proteína mTOR [23]. Bloquea todas las etapas del desarrollo del cáncer, desde su formación al crecimiento de los tumores y la metástasis. También es capaz de matar muchos tipos distintos de células cancerosas induciendo la apoptosis (muerte celular programada) sin dañar a las normales.

Numerosos estudios clínicos han descubierto que dosis de ocho gramos de curcumina al día no producen ningún efecto tóxico en los seres humanos [24]. Un estudio realizado sobre Curcumin C3 Complex no mostró ningún efecto tóxico en los seres humanos con dosis de doce gramos al día [25]. Hasta hoy no se ha identificado ninguna dosis diaria máxima. Alcanza su máxima concentración en sangre una o dos horas después de ser consumida. Tomarla tres veces al día permite mantener unos niveles terapéuticos aceptablemente constantes. Diversos estudios han revelado que los suplementos de curcumina en dosis elevadas (ocho gramos diarios) pueden reforzar la efectividad de la quimioterapia[26]. En algunos casos, sin embargo, las dosis elevadas pueden provocar efectos adversos, dependiendo de los medicamentos con los que se combinen. *Ten muchísimo cuidado.* El doctor Bharat Aggarwal, investigador de la curcumina y autor de más de seiscientos documentos científicos, recomienda empezar con un gramo diario durante la primera semana e ir duplicando la dosis diaria cada semana. A la cuarta ya se estarán tomando ocho gramos. En el 2017, el *British Medical Journal* publicó el primer informe de caso de una mujer que consiguió revertir un mieloma en fase avanzada tomando ocho gramos de Curcumin C3 Complex con BioPerine al día[27]. El BioPerine es una fórmula patentada de piperina, un extracto de pimienta negra o pimienta larga que, según se ha comprobado, aumenta la absorción de la curcumina un 2000 por ciento[28].

Orégano

El orégano es una especia antibacteriana, antiinflamatoria y anticancerosa con niveles elevados de sustancias antioxidantes y antimicrobianas. Está entre las diez especias más ricas en antioxidantes del mundo y una cucharadita posee el mismo poder antioxidante (capacidad de absorción de radicales de oxígeno o CARO) que dos tazas de uvas rojas. Contiene quercetina, un flavonoide que ralentiza el crecimiento del cáncer y favorece la apoptosis. Es también una buena fuente de vitamina K y hierro. Algunos estudios de laboratorio han comprobado que los extractos de orégano provocan la muerte de células cancerosas de los cánceres de colon, mama y próstata[29, 30, 31].

Ajo

El ajo es una de las verduras más anticancerosas. Numerosos estudios han demostrado que disminuye el riesgo de desarrollar todo tipo de cánceres, en especial los de colon, estómago, intestino y próstata. Tiene unas propiedades antibacterianas muy potentes y la capacidad de impedir la formación y de detener la activación de sustancias cancerígenas. Además, realza la reparación del ADN, ralentiza la reproducción de las células cancerosas y, al igual que la cúrcuma y el orégano, induce la apoptosis. La Organización Mundial de la Salud recomienda a los adultos consumir un diente crudo al día[32]. Durante mi época curativa del cáncer más intensiva, yo tomaba varios cada día. Muchas veces los picaba en trocitos diminutos y los tragaba con un sorbo de agua o de zumo.

El ajo negro es una forma superpotente de ajo que se elabora envejeciéndolo durante cuarenta días a una temperatura de entre 60 y 75 grados centígrados (140 a 170 grados Fahrenheit) y con un porcentaje de humedad de entre el 85 y el 95, lo que produce unos dientes dulces y blandos menos picantes y más fáciles de tomar. El ajo normal es un anticanceroso muy potente, pero se ha comprobado que el negro tiene una actividad antioxidante, antiinflamatoria y anticancerosa aún más alta[33].

Cayena

La cayena, al igual que la mayoría de las guindillas picantes, contiene capsaicina, el componente activo que hace arder los labios, la lengua y todo lo demás. Se ha comprobado que esta sustancia altera la expresión de varios genes implicados en la supervivencia, el crecimiento, la angiogénesis y la metástasis de las células cancerosas. Al igual que la curcumina de la cúrcuma, la capsaicina se dirige a múltiples vías de señalización, oncogenes y genes supresores tumorales de diversos tipos de modelos de cáncer[34]. Y cuanto más pique, mejor. Muy poca cantidad basta para hacer que una ensalada esté picante, así que, las primeras veces, ve con cuidado. Si te gusta el picante, los chiles habaneros tienen entre cuatro y seis veces más capsaicina que la cayena y en la escala Scoville alcanzan una puntuación de 200 000 unidades.

A LA RICA INFUSIÓN

Otro componente fundamental de una dieta anticancerosa es el consumo de cantidades copiosas de infusiones, sobre todo las que han demostrado tener propiedades inmunoestimulantes, depurativas y anticancerosas. Aquí tienes algunas de las que se llevan peor con el cáncer.

Infusión Essiac

Esta infusión herbal elaborada con raíz de bardana, acederilla, raíz de ruibarbo y corteza de olmo resbaladizo fue descubierta por la enfermera canadiense René Caisse en 1922 (*René* es como Irene pero sin la I. *Essiac* es Caisse escrito al revés). Según cuenta la historia, René obtuvo la fórmula de una mujer a la que se la había entregado un chamán de la tribu india ojibwa y que la había utilizado para curar su propio cáncer de mama veinte años antes. Dos años después, Caisse empleó la infusión para curar a su tía de un cáncer estomacal y hepático terminal, y a su madre de cáncer hepático. Más tarde abrió una clínica y estuvo dieciocho años tratando a enfermos con esta fórmula herbal hasta que la presión y las demandas del Gobierno canadiense la obligaron a cerrarla. A pesar de recibir numerosas ofertas, Caisse protegió siempre la fórmula y se negó a venderla por dinero.

En 1959 formó una sociedad con el doctor Charles Brusch para seguir investigando la fórmula. El doctor Brusch la amplió añadiéndole berro, cardo bendito, trébol rojo y kelp, y la usó para tratar a pacientes de cáncer en su clínica. La empleó incluso para curar su propio cáncer intestinal.

> **CONSEJO:**
>
> Los utensilios de cocina y las teteras de metal pueden lixiviar níquel y cromo a las infusiones. Esto sucede incluso con los de acero inoxidable[35]. Intenta emplear teteras de cerámica o de vidrio.

Los ensayos de laboratorio han comprobado que el té Essiac tiene cinco veces más poder antioxidante que el té verde y que produce unos efectos anticancerosos significativos al inhibir el crecimiento tumoral y estimular la respuesta inmunitaria contra varios cánceres[36]. Dos marcas de confianza son Essiac Tea, fabricado por Essiac Canada International, y Flor-Essence, fabricado por Flora. La dosis necesaria es muy pequeña, entre 30 y 90 gramos (1 a 3 onzas) de dos a cuatro veces al día. También puedes preparar tú mismo la mezcla porque hoy en día la fórmula es muy conocida. Te recomiendo los vídeos de Mali Klein en YouTube, donde te enseñan a prepararlo.

Infusión de Jason Winters

En 1977, a Jason Winter le diagnosticaron un cáncer terminal y le dieron tres meses de vida. Como no tenía nada que perder, decidió viajar por el mundo en busca de un método para curarse. Descubrió hierbas medicinales usadas durante siglos en tres continentes para favorecer la curación del cuerpo: trébol rojo, planta gobernadora o chaparral y un tónico herbal chino conocido como Herbalene que contiene astrágalo y aligustre. Cada una de ellas por separado no le produjo mucho efecto y su estado empeoró. Como último recurso, las mezcló todas en una infusión y empezó a beber cuatro litros y medio (1 galón) al día. El gran tumor que tenía en el cuello empezó a encogerse y, al cabo de tres semanas, había desaparecido. Tras su recuperación empezó a vender esta mezcla que hoy en día se conoce como infusión de Jason Winters. En los últimos treinta años, las investigaciones han demostrado que las plantas que contiene poseen propiedades que purifican la sangre y refuerzan el sistema inmunitario [37, 38]. La planta gobernadora es anticancerosa [39]. El astrágalo es antioxidante, antiinflamatorio, inmunoestimulante, anticanceroso y antivírico [40]. El trébol rojo es antioxidante e inhibidor de la aromatasa [41, 42].

Jason Winters escribió un libro en el que relataba su experiencia y lo tituló *Killing Cancer (Matando al cáncer)*. Dedicó el resto de su vida a educar sobre salud y ganó numerosos premios por todo el mundo, incluido el de ser nombrado caballero de Malta en 1985. Su infusión está deliciosa y no contiene cafeína. Nuestras hijas la llaman «té Jason» y en casa nos encanta tomarla helada.

Infusión de raíz de diente de león

Esta mala hierba tan latosa que asoma en el jardín cada primavera es una planta anticancerosa muy potente. Se ha comprobado en laboratorio y en animales que la infusión de la raíz mata diversos tipos de células cancerosas, incluidas las de cáncer de colon y de mama, leucemia, melanoma e incluso de páncreas sin dañar las células sanas [43, 44, 45, 46, 47].

Su elaboración es muy sencilla. Saca de la tierra un diente de león que no haya sido fumigado con herbicida, corta la raíz y pícala o muélela. Pon entre media y una cucharadita en un filtro de té, introdúcelo en agua hirviendo durante veinte minutos y toma dos o más tazas al día. En herbolarios y en internet puedes encontrar bolsitas para infusión y extracto de diente de león. No tires las hojas de la planta. También son sumamente nutritivas y pueden añadirse a una ensalada o a un batido. No te comas la bola de semillas.

Té verde

La práctica de beber té verde se remonta a hace más de mil años, a la dinastía china Tang. Contiene unos fitonutrientes con propiedades anticancerosas conocidas llamados catequinas (galato de epigalocatequina o EGCG) y aproximadamente trece veces más antioxidantes que los arándanos morados y las granadas. Su consumo regular se asocia con una disminución del riesgo de mortalidad por enfermedades cardiovasculares y todo tipo de causas[48]. También se ha visto que su ingesta reduce el riesgo de sufrir determinados tipos de cáncer, incluyendo el de mama, el de próstata y el de colon. El té verde matcha está considerado el más nutritivo. Se elabora moliendo hojas jóvenes de té verde hasta obtener un polvo fino que se disuelve en agua (no hace falta molerlo; ya viene así). A diferencia de lo que sucede cuando preparas una infusión, en este caso estás consumiendo la hoja entera, por lo que obtienes todos sus nutrientes. El té verde es maravilloso y el té verde matcha puede ser incluso mejor. Puedes tomarlo caliente o frío o añadirlo a zumos y batidos.

Infusión de hibisco

Recientes investigaciones han demostrado que la infusión de hibisco tiene aún más antioxidantes que el té verde. También es rica en ácidos fenólicos, flavonoides y antocianinas. Se ha comprobado que los extractos de hibisco inhiben el crecimiento de las células cancerosas en laboratorio y que producen efectos beneficiosos en la inflamación, la aterosclerosis, las enfermedades hepáticas, la diabetes y otros síndromes metabólicos. Unas razones estupendas para tomarla. Las infusiones ecológicas Zinger de Celestial Seasonings están todas basadas en el hibisco [50]. También puedes comprar hibisco ecológico seco a granel y preparar la infusión o mezclarlo con batidos, agua o zumos.

BASES ALIMENTARIAS

Para curar el cáncer no hace falta ninguna fórmula secreta, ninguna planta exótica del Amazonas ni una terapia que cueste decenas de miles de dólares. Los enfermos no tienen que trepar montañas remotas para acceder a una cura oculta. Tampoco tienen que soltar cada billete que tengan para tener acceso a tratamientos caros disponibles solo para unos cuantos elegidos. Las frutas, las verduras, las setas, las especias, los frutos secos, las semillas y las infusiones son los ingredientes básicos de la dieta anticáncer. La verdad es muy sencilla: los alimentos enteros de la tierra aportan a tu cuerpo nutrientes vitales que le permiten repararse, regenerarse, depurarse y curarse.

Tanto si tienes cáncer como si lo que quieres es prevenirlo, espero que te hayas dado cuenta de lo importantes que son tus elecciones alimentarias. La comida que tienes en la punta del tenedor tiene el poder de favorecer la salud o la enfermedad. Elige bien.

DOSIS HEROICAS

LA DIETA ANTICÁNCER

Si está fabricado por el ser humano, no lo comas.

JACK LALANNE

EN EL ANTIGUO TESTAMENTO DE LA BIBLIA, el libro de Daniel nos habla de una época en la que el pueblo judío vivía en Babilonia cautivo de sus conquistadores. El rey babilonio Nabucodonosor ordenó que los hombres jóvenes pertenecientes a la familia real israelita debían ser formados para servir en su palacio durante tres años. Daniel era uno de ellos.

El rey ordenó también que se los alimentara con la comida de su propia mesa, pero Daniel, para no violar su tradición religiosa, pidió al oficial en jefe permiso para no comer la comida del rey. El oficial se lo negó. Entonces Daniel dijo:

—Te pido que pongas a prueba a tus criados durante diez días. No nos des más que legumbres para comer y agua para beber. Luego compara nuestro aspecto con el del resto de los hombres que toman la comida real y observa lo que sucede.

El término «legumbres» quiere decir alimentos vegetales como cereales integrales, alubias, guisantes, frutas, verduras, frutos secos y semillas, todo lo que estaba disponible por entonces en esa región. Daniel recibió el permiso para hacer la prueba y, al cabo de solo diez días, tanto él como los amigos que habían decidido comer humildes alimentos vegetales de la tierra mostraron un aspecto notablemente más sano y mejor alimentado que los muchachos que comían los finos platos del rey. Esta mejoría de la salud, ¿fue un milagro o se debió a la dieta?

Dos mil setecientos años más tarde y a dos manzanas de mi casa, investigadores de la Universidad de Memphis pusieron a cuarenta y tres participantes relativamente sanos un «ayuno al estilo Daniel» de veintiún días en el que solo podían tomar una estricta dieta a base de alimentos vegetales (vegana) compuesta de fruta, verdura, frutos secos y semillas, sin ningún producto de origen animal ni alimentos procesados, aditivos, conservantes, harina blanca, edulcorantes, cafeína ni alcohol. Al cabo de los veintiún días, los participantes mostraron incrementos significativos en la capacidad antioxidante y en el óxido nítrico de la sangre, dos cosas muy buenas. Además habían reducido el estrés oxidativo, la tensión arterial, el colesterol, los niveles de insulina, la resistencia a la insulina y la proteína C-reactiva, un marcador de inflamación en el cuerpo[1]. En solo veintiún días, seguir una dieta a base de alimentos vegetales enteros había mejorado significativamente sus factores de riesgo de enfermedades metabólicas y cardiovasculares. Al igual que Daniel y sus compañeros, se pusieron más sanos. Una dieta de rey no es una dieta sana; es una dieta de excesos. La dieta del rey de la época de Daniel se parece mucho a la que seguimos la mayoría de nosotros hoy en día: es rica en carnes, quesos, dulces y alcohol.

LA DIETA ANTICANCEROSA ESTÁ BASADA EN LAS PLANTAS

La primera fase de mi tremendo plan de acción para curar el cáncer fue básicamente un «ayuno de Daniel» mejorado de noventa días. Estaba decidido a vivir y a cambiar mi terreno interno para convertir mi cuerpo en un entorno en el que el cáncer no pudiera prosperar. El primer paso de este proceso fue eliminar todos los alimentos procesados fabricados por el ser humano y los productos de origen animal en favor de alimentos vegetales ecológicos enteros.

En el año 2005, el médico e investigador clínico Dean Ornish de la Universidad de California San Francisco realizó, junto con colegas de la UCLA y el Memorial Sloan Kettering Cancer Center, un estudio que demostró que el avance del cáncer de próstata temprano puede revertirse mediante cambios intensivos en la dieta y en el estilo de vida, concretamente con una dieta baja en grasa y a base de alimentos vegetales enteros, ejercicio físico y reducción del estrés. Los cuarenta y cuatro pacientes que participaron en el estudio y adoptaron una dieta a base de plantas e incorporaron el ejercicio físico diario y técnicas de gestión del estrés en lugar de la terapia convencional mostraron de media una disminución del 4 por ciento en sus marcadores tumorales PSA al cabo de un año. Una caída del 4 por ciento puede parecer pequeña, pero indica que el cáncer ha dejado de extenderse y que el cuerpo se está curando. Los pacientes que cumplieron más estrictamente el programa de dieta y estilo de vida fueron los que mostraron más mejoría.

Mientras tanto, los cuarenta y nueve pacientes del grupo de control, que no hicieron ningún cambio en la dieta ni en el estilo de vida, tuvieron de media un aumento del 6 por ciento en el recuento de PSA al cabo de un año, lo que indicaba el avance de la enfermedad. Los investigadores cogieron sangre de los pacientes que habían seguido la dieta vegetariana durante un año, la dejaron caer directamente sobre células cancerosas y descubrieron que tenía ocho veces más poder para detener el cáncer. Esta sangre ralentizó un 70 por ciento el crecimiento de las células prostáticas cancerosas en laboratorio. La del grupo de control que seguía la dieta estadounidense estándar solo ralentizó el crecimiento del cáncer un 9 por ciento [2].

En otro estudio realizado con diez hombres con cáncer de próstata avanzado cuyo PSA estaba subiendo después de haberles sido extirpada la próstata, se dio a los participantes un programa similar con una dieta baja en grasa a base de alimentos vegetales enteros y gestión del estrés. Al cabo de cuatro meses, cinco de los diez pacientes mostraron un crecimiento del PSA significativamente menor y otros tres lo tenían más bajo que cuando empezaron, lo que indicaba la reversión de la enfermedad. Solo dos pacientes no mostraron ninguna mejoría [3]. Al igual que en el estudio Ornish, los que se comprometieron con el programa y lo siguieron tal y como se les había indicado obtuvieron los mejores resultados.

En el año 2006, algunos de los investigadores del estudio Ornish realizaron otro similar con células mamarias cancerosas. Cogieron sangre de mujeres posmenopáusicas con sobrepeso y obesidad que seguían una dieta estadounidense estándar y la dejaron caer en tres tipos distintos de células mamarias cancerosas. Esta sangre tuvo solo un efecto pequeño a la hora de dominar el crecimiento de esas células. Luego pusieron a estas mujeres una dieta baja en grasas a base de alimentos vegetales enteros y les hicieron acudir a clases de ejercicio físico todos los días. Doce días más tarde les volvieron a tomar muestras de sangre y las dejaron caer nuevamente sobre las células mamarias cancerosas. Después de solo doce días siguiendo una dieta a base de alimentos vegetales enteros y haciendo ejercicio diario, la sangre de las mujeres detuvo el crecimiento de las células cancerosas entre un 6 y un 18 por ciento y aumentó la apoptosis (muerte celular programada) entre un 20 y un 30 por ciento [4].

En el 2015, tras revisar ochocientos estudios científicos, el Centro Internacional de Investigaciones sobre el Cáncer dependiente de la Organización Mundial de la Salud clasificó las carnes procesadas, como el beicon, las salchichas, el jamón, la carne enlatada y el tasajo, como carcinógenos del grupo 1. Eso significa que son causantes directos de cáncer. Informó que comer 50 gramos o 1,75 onzas de carne procesada al día (eso son solo dos lonchas de beicon) aumenta en un 18 por ciento el riesgo de sufrir cáncer colorrectal[5]. Además, clasificó la carne roja como carcinógeno del grupo 2A, lo que significa que existen evidencias limitadas que indican que es una causa probable de cáncer. El riesgo más elevado es de cáncer colorrectal, pero también se han establecido vínculos entre el consumo de carne roja y carnes procesadas y el cáncer de páncreas y de próstata. Otro metaanálisis asoció el incremento del consumo de carne roja y procesada con los cánceres colorrectal, esofágico, hepático, pulmonar y pancreático[6].

¿Eliminar la carne procesada y roja de la dieta reduce el riesgo de cáncer? Sin ninguna duda, sí. Pero esto es solo una parte de la cuestión. Consumir productos de origen animal favorece el crecimiento de diversas formas de cánceres.

Un efecto anticanceroso significativo de las dietas a base de alimentos vegetales enteros parece ser su capacidad para reducir el factor de crecimiento 1 (IGF-1) similar a la insulina. El IGF-1, una hormona de crecimiento relacionada directamente con el aumento descontrolado del cáncer, se incrementa en el cuerpo cuando se sigue una dieta rica en proteínas animales o azúcar refinado. Después de seguir una dieta basada en alimentos vegetales enteros durante solo dos semanas, se observó que la sangre de pacientes con cáncer de mama tenía unos niveles de IGF-1 significativamente menores y que había aumentado el poder de detención de la enfermedad[7].

Muchas de las células de cánceres humanos, incluidos el colorrectal, el de mama, el de ovario, el melanoma e incluso la leucemia, dependen de un aminoácido llamado metionina [8, 9]. Sin él, mueren. La metionina es uno de los nueve aminoácidos esenciales que el cuerpo no puede fabricar. Tenemos que obtenerla de la comida. E imagina qué grupo alimentario es el que posee unos niveles más altos: ¡los de origen animal! Una forma de privar a las células cancerosas de ella y controlar su crecimiento es dejar de comer este tipo de alimentos. En líneas generales, las frutas contienen muy poca o nada. Las verduras, los frutos secos y los cereales integrales contienen cantidades pequeñas. La mayor fuente del reino vegetal son las legumbres, pero los alimentos animales contienen más. La leche, los huevos y la carne roja contienen más del doble que las legumbres, y el pollo y el pescado, entre cinco y siete veces más.

Las alubias, los guisantes, los garbanzos y las lentejas contienen también una sustancia anticancerosa muy valiosa llamada hexafosfato de inositol, también conocido como IP6 o ácido fítico. Se ha comprobado que reduce la proliferación celular y favorece la destrucción de las células tumorales. Se ha demostrado que refuerza incluso los efectos anticancerosos de la quimioterapia, controla las metástasis y mejora la calidad de vida [10].

Un estudio realizado en el año 2014 reveló que los occidentales de mediana edad, entre cincuenta y sesenta y cinco años, que siguen una dieta rica en proteínas y en la que más del 20 por ciento de las calorías proviene de proteínas animales tienen cuatro veces más probabilidades de morir de cáncer o diabetes, y el doble de morir por cualquier otra causa en los próximos dieciocho años. Sin embargo, los que seguían una dieta a base de alimentos vegetales no mostraron ningún incremento del riesgo [11]. Una dieta rica en proteínas animales suele ser también rica en grasas saturadas. Se ha comprobado que el exceso de este tipo de grasas aumenta el riesgo de sufrir cáncer de pulmón, colorrectal, de estómago y de esófago [12, 13, 14], y también el de mama en las mujeres y el de próstata en los hombres [15, 16].

Otro elemento presente en los alimentos de origen animal que también promueve el cáncer es el hierro hemo, una forma de hierro de gran absorción que encontramos en la carne (sobre todo en la carne roja, las vísceras y el marisco), pero no en los vegetales. En pequeñas cantidades, el hierro es bueno para el cuerpo y necesario para la formación de glóbulos sanguíneos sanos, pero en exceso provoca estrés oxidativo y daños en el ADN, y puede catalizar la formación endógena de compuesto N-nitroso, un carcinógeno potencial. El exceso de hierro alimentario se ha relacionado con un incremento de cáncer de esófago y de estómago y también del colorrectal [17, 18]. El que no se emplea en la formación de glóbulos sanguíneos se acumula en el hígado, el corazón y el páncreas, y puede favorecer la sobrecarga porque el cuerpo no tiene posibilidad de librarse de él excepto mediante una hemorragia. Además, investigaciones publicadas en el 2018 concluyen que dos formas comunes de hierro utilizadas en los suplementos, el citrato férrico y el EDTA férrico, podrían ser carcinógenas porque aumentan en las células cancerosas del colon la formación de anfirregulina, un biomarcador de cáncer que suele asociarse con los cánceres prolongados con mal pronóstico [19]. Otra forma de hierro, el sulfato ferroso, no produjo este efecto. Un beneficio poco conocido de la menstruación es que, todos los meses, las mujeres liberan el exceso de hierro de forma natural hasta la menopausia. Un estudio realizado en el 2008 en el Hospital VA de Estados Unidos reveló que la reducción intencionada de hierro en la sangre cada seis meses en pacientes con enfermedades cardiovasculares conseguía una disminución del 37 por ciento de la incidencia del cáncer y que aquellos que desarrollaban la enfermedad tenían un riesgo mucho menor de fallecer [20].

El hierro no hemo abunda en los alimentos vegetales, sobre todo en las legumbres, el sésamo, las pipas de calabaza, las espinacas, las acelgas, la quinua y los orejones de albaricoque.

Cuando dejas de consumir productos de origen animal y los sustituyes por alimentos vegetales enteros de la tierra, dejas de tomar proteínas derivadas de los animales y grasas saturadas; reduces en tu cuerpo los niveles de elementos que promueven el cáncer, como la hormona del crecimiento IGF-1, la metionina y el hierro hemo, y aumentas los de miles de fitonutrientes anticancerosos que solo están presentes en los alimentos vegetales.

EL PODER DE LAS PLANTAS

Los Centros para el Control de las Enfermedades y el Instituto Nacional del Cáncer de Estados Unidos llevan muchos años recomendando que tomemos al menos cinco raciones de frutas y verduras al día para protegernos contra el cáncer, pero un estudio realizado en el 2017 llegó a la conclusión de que es todavía mejor tomar diez raciones. Esta cantidad (800 gramos) se ha asociado con una reducción del 24 por ciento del riesgo de desarrollar cardiopatías, de un 33 por ciento del de ictus, de un 28 por ciento del de enfermedad cardiovascular, de un 13 por ciento del de todos los cánceres y de un 31 por ciento del de muerte prematura [21, 22]. Menos de un tercio de los occidentales toman las cinco raciones recomendadas de frutas y verduras al día. Además, las frutas y verduras que más se consumen son las que contienen menos nutrientes anticancerosos. Nuestra dieta moderna, cargada de productos de origen animal y alimentos procesados y deficitaria en frutas y verduras, no solo contamina nuestro cuerpo, sino que nos priva de sustancias anticancerosas esenciales.

Mi estrategia alimentaria contra el cáncer fue «una sobredosis de nutrición». Quería saturar mi cuerpo de los nutrientes vitales de las frutas y verduras para aportarle todo el combustible y la potencia que necesitaba para repararse, regenerarse y depurarse, y superé en mucho las cantidades diarias recomendadas. Pasé de seguir una típica dieta occidental, que podría incluir una o dos raciones de frutas y verduras en un día bueno, a tomar entre quince y veinte *cada día*.

El primer libro que leí acerca de la curación del cáncer a través de la nutrición recomendaba llevar la dieta a base de alimentos vegetales un paso más allá y comer como Adán y Eva en el Jardín del Edén: todo crudo y todo ecológico. Al igual que la mayor parte del mundo en enero del 2004, yo no había oído hablar nunca de la dieta a base de alimentos crudos y me sentí fascinado por ella. Por aquel entonces no había superestrellas de las redes sociales que la siguieran y no tenía a nadie a quien seguir aparte de un puñado de escritores alternativos relacionados con la salud y el bienestar. Pero aquello me resultaba lógico. Me sentí fascinado ante la idea de comer solo frutas y verduras ecológicas que vinieran directamente de la tierra. Me entusiasmaba la sencillez y la pureza de la dieta crudivegana y estaba muy ilusionado por ver el efecto que iba a producir en mi cuerpo.

Mi dieta contra el cáncer tenía dos objetivos principales. En primer lugar, eliminar todos los alimentos que pudieran suponer una carga para mi cuerpo y favorecer el crecimiento del cáncer, como los procesados y los de origen animal. En segundo lugar, «darme una sobredosis» de alimentos ricos en nutrientes de la tierra. Quería saturar mi cuerpo de vitaminas, minerales, enzimas, antioxidantes y los miles de fitonutrientes y sustancias anticancerosas que se encuentran en los alimentos vegetales. Es algo que no se puede conseguir con un puñado de suplementos. Este enfoque me exigía actuar sin descanso y mi plan de acción incansable consistió en tres elementos fundamentales, también conocidos como la «tríada de la supersalud»:

1. Zumos
2. La ensalada gigante contra el cáncer
3. El batido de fruta contra el cáncer

LOS ZUMOS

Para comprender el valor de los zumos, tienes que conocer lo que sucede cuando comes. Cuando masticas la comida, estás licuándola en tu boca. Estás descomponiéndola para que adquiera forma líquida y abriendo las paredes celulares. La saliva contiene enzimas que empiezan el proceso digestivo y permiten a tu cuerpo absorber los nutrientes. Las partículas alimentarias que el aparato digestivo no es capaz de descomponer, como la fibra, pasan por el cuerpo en dirección a la puerta de atrás. La masticación separa los nutrientes de las frutas y las verduras de la fibra insoluble. Cuanto mejor mastiques antes de tragar, más nutrientes de la comida podrás absorber. Los zumos son una forma estupenda de extraer cantidades ingentes de nutrientes de las frutas y las verduras sin tener que estar masticando diez kilos de verduras al día. Liberan aproximadamente el 90 por ciento de los nutrientes de los alimentos, tres veces más de lo que puedes sacar con las muelas.

Otro factor clave es la absorción. Si el tracto digestivo está inflamado e infestado de bacterias malas, es muy fácil que solo puedas absorber una pequeña cantidad de los nutrientes que contiene la comida que consumes. Los zumos frescos están vivos, son ricos en nutrientes y a tu cuerpo le resulta fácil absorberlos y utilizarlos. Descomponer y digerir alimentos enteros es un proceso que requiere mucha energía, por eso después de una comida copiosa lo más normal es sentirse somnoliento. Las personas enfermas suelen tener poca energía. Necesitan obtener nutrientes y energía de los alimentos, pero la energía necesaria para digerir los alimentos les roba la de los procesos curativos del cuerpo. Por eso muchos enfermos con cáncer avanzado tienen dificultades para absorber los nutrientes de los alimentos. Sin embargo, cuando tomas zumos recién exprimidos, las vitaminas, los minerales, las enzimas y los fitonutrientes pasan rápidamente al torrente sanguíneo, que los transporta a todas las células del cuerpo sin que haga falta emplear apenas energía digestiva.

Al principio bebía casi dos litros (64 onzas) de zumo de zanahoria al día repartidos en ocho raciones de un cuarto de litro (8 onzas) a lo largo del día. Luego, cuando investigué más, empecé a añadirle más ingredientes. Existen miles de combinaciones diferentes de zumos de verduras, pero yo preferí mantenerlos sencillos y solía tomar zumo de zanahoria o una de las siguientes combinaciones.

MI FÓRMULA BÁSICA DE ZUMO

(UNA RACIÓN)

5 zanahorias pequeñas

1 o 2 ramas de apio

½ remolacha (y unas cuantas hojas de remolacha)

Un trozo de jengibre del tamaño de la primera falange de un dedo

MI FÓRMULA AVANZADA DE ZUMO

(DOS RACIONES)

5 zanahorias pequeñas

1 o 2 ramas de apio

½ remolacha (y unas cuantas hojas de remolacha)

Un trozo de jengibre del tamaño de la primera falange de un dedo (o todo el que seas capaz de aguantar)

Un trozo de raíz de cúrcuma del tamaño de la primera o las dos primeras falanges de un dedo (o todo lo que seas capaz de aguantar)

Entre ¼ y ½ limón o lima sin pelar

1 manzana verde entera sin pelar

1 diente de ajo (o todo el que seas capaz de aguantar)

NOTA: La primera falange del dedo es la que va desde la punta a la primera articulación.

Licúa todos los ingredientes juntos y determina el volumen de zumo que te aporta tu licuadora. A continuación, multiplica los ingredientes para conseguir la cantidad deseada de zumo que quieres preparar cada día.

Puedes añadir esos ingredientes adicionales para aumentar el valor nutricional:

1 cucharada de verdura en polvo

Entre ¼ y 1 cucharadita de grosella de la India en polvo

Entre ¼ y 1 cucharadita de moringa en polvo

¼ de cucharadita de té verde matcha en polvo

Entre 60 y 180 mililitros (2 a 6 onzas) de gel de aloe vera

ZANAHORIAS

Las zanahorias son muy ricas en nutrientes anticancerosos. Su zumo tiene más vitamina A, alfa-caroteno y beta-caroteno que cualquier otro alimento del mundo. Una taza de un cuarto de litro (8 onzas) de zumo crudo tiene más de 45000 UI de vitamina A, que favorece la depuración del hígado y resulta muy sana, a diferencia de la vitamina A sintetizada y aislada que encontramos en la mayoría de los suplementos. Las zanahorias son ricas en vitamina B-6 y contienen también vitaminas E y K; minerales como el sodio, el potasio, el calcio, el magnesio y el hierro; flavonoides y carotenoides como el licopeno, y luteína. Todos estos nutrientes actúan juntos para alimentar tus células, reforzar la capacidad del cuerpo para inhibir el crecimiento de muchos cánceres diferentes y estimular la actividad del sistema inmunitario. Se ha comprobado que los carotenoides y la vitamina A tienen una gran capacidad de inhibir la inducción del cáncer no solo por parte de los virus, sino también de las sustancias químicas y la radiación. Al menos una parte de este efecto proviene de la actuación directa de estos nutrientes sobre los genes[23]. Otro componente de las zanahorias con potentes propiedades anticancerosas es el falcarinol, un alcohol graso (suena fatal, pero no es malo) que también está presente en el ginseng *Panax*. En ensayos de laboratorio se ha comprobado que posee propiedades antibacterianas, antifúngicas, antiinflamatorias, inmunoestimulantes y anticancerosas, en concreto contra la leucemia y el cáncer de colon[24].

REMOLACHAS

Las remolachas son una de las verduras más antioxidantes y, al igual que las zanahorias, son también ricas en carotenoides, licopeno y vitamina A y tienen una fuerte actividad anticancerosa y antimutágena. Contienen un potente fitonutriente anticanceroso llamado proantocianidina, que es el que les da su color, además de betaína (una sustancia antiinflamatoria natural), vitamina C, folato, manganeso y potasio. Se ha comprobado que ayudan a bajar la tensión arterial y que incrementan la resistencia en el deporte. Asegúrate de licuar tanto la remolacha como las hojas.

APIO

Al igual que las zanahorias, el apio contiene falcarinol, un componente anticanceroso, y vitaminas A, C y K; minerales como potasio, calcio y magnesio, y muchos otros fitonutrientes incluidos polisacáridos, antioxidantes, ácidos fenólicos y flavonoides. Dos flavonoides destacadamente anticancerosos del apio son la apigenina y la luteolina. En mayo del 2013, investigadores de la Universidad Estatal de Ohio demostraron que la apigenina podía impedir que las células de cáncer de mama inhibieran su propia muerte[25]. Dicho de otro modo, conseguía que las células cancerosas volvieran a ser mortales, como las normales. La apigenina bloquea la aromatasa, una enzima que favorece la producción de estrógeno (una de las hormonas de crecimiento del cáncer), e inhibe las células cancerosas de mama y próstata[26]. Se ha observado que consigue que las células cancerosas se vuelvan más sensibles a la quimioterapia al activar un gen supresor tumoral llamado p53[27]. La luteolina protege las células frente a los daños en el ADN, y tanto ella como la apigenina son antiangiogénicas[28, 29]. Otra buena fuente de luteolina son las alcachofas, mientras que el perejil y la manzanilla tienen concentraciones altas de apigenina.

JENGIBRE

El jengibre es una raíz energética que contiene sustancias antioxidantes, antiinflamatorias y anticancerosas [30, 31]. Numerosos estudios han demostrado que inhibe el crecimiento de las células tumorales, ralentiza la metástasis, induce la muerte de las células cancerosas, protege a las células sanas de los daños provocados por la radioterapia y realza la efectividad de la quimioterapia [32, 33, 34]. La raíz fresca es picante, y una rodaja pequeña o un trozo de un par de centímetros dan para mucho. Ten cuidado la primera vez que lo añadas a tu zumo.

CONSEJOS PARA HACER ZUMOS

Lo primero y más importante es prepararlos con productos ecológicos. En muchos países, la mayor parte de las verduras comerciales no ecológicas contienen trazas de pesticidas, fungicidas y herbicidas tóxicos. Dicho esto, si no tienes acceso a productos ecológicos o no puedes permitírtelos, no dejes que eso te detenga. Los beneficios que obtengas del zumo son superiores a los riesgos que supone; licua aquello que tengas.

No te obsesiones con la receta del zumo ni con las proporciones. El tipo de licuadora que emplees determinará la cantidad de verduras que vas a necesitar y en seguida la averiguarás. Existen miles de combinaciones posibles, así que experimenta y diviértete. El zumo de verduras es estupendo. Mételo en tu cuerpo. También puedes diluirlo con agua purificada si el sabor te resulta demasiado fuerte.

Yo no licuaba las verduras de hoja verde porque no producen tanto jugo como las frutas y las verduras de raíz, y siempre tenía la sensación de que las estaba desperdiciando. Además, algunas como las espinacas y la col crespa contienen grandes cantidades de ácido oxálico, que puede resultar problemático para algunas personas. Yo prefiero comer este tipo de verduras enteras en una ensalada o utilizarlas para preparar un batido.

A menudo refuerzo mi zumo con verduras ecológicas en polvo. Hoy en día existen muchas marcas y suelen tener distintos ingredientes, como hierba de cebada, hierba de trigo, chlorella y espirulina, junto con grandes cantidades de brotes germinados y verduras. Estos polvos son ricos en clorofila, oligoelementos, antioxidantes y enzimas. Algunas marcas los venden en envases monodosis, estupendos para los viajes y para preparar un zumo verde sobre la marcha.

Cuando licúes en grandes cantidades, lo mejor es que guardes el jugo en el frigorífico en un tarro de vidrio hermético o en botellas de vidrio recicladas. Llénalos hasta arriba dejando la menor cantidad de aire posible. De este modo ralentizarás la oxidación y tu zumo se mantendrá fresco y potente durante todo el día. Te recomiendo que lo tomes a primera hora de la mañana, a media mañana, a la hora de comer, por la tarde, a la hora de la cena y, los restos, antes de irte a la cama.

Si quieres tomarte en serio lo de licuar grandes cantidades de verduras todos los días, necesitarás una licuadora buena. Las baratas tienden a atascarse o no producen demasiado zumo, y pueden frustrarte hasta tal punto que dejes de usarlas. Yo compré en el 2004 una Champion Juicer de trescientos dólares con motor industrial y me funcionó muy bien durante diez años sin que hubiera que cambiarle ninguna pieza. Otras marcas de calidad son Omega, Green Star y Breville.

Para extraer la mayor cantidad posible de jugo de tus verduras, puedes usar una Champion Juicer para triturarlas y luego exprimir el zumo con una prensa hidráulica Welles o Peoples. De ese modo obtendrás un 50 por ciento más de jugo. Este proceso en

dos fases puede extraer hasta sesenta centilitros (2 onzas) más
de jugo por cada medio kilo (1 libra) de zanahorias que el Rolls
Royce de las licuadoras, la Norwalk de dos mil cuatrocientos
dólares, y con un tercio del coste de esta.

Si tienes problemas de dinero, busca una licuadora usada en
eBay o en una página de venta de artículos de segunda mano o
pregunta a tus amigos en las redes sociales. Lo más probable es
que algún conocido tuyo tenga una acumulando polvo y que te
la regale o te la preste indefinidamente. No dejes que las circunstancias te detengan. Pide ayuda. ¡Lo más importante es que empieces a tomar zumos!

A menudo se ponen en contacto conmigo personas a las que
les preocupa la posibilidad de que el zumo de zanahoria o de
remolacha tenga demasiado azúcar, porque «el azúcar alimenta
el cáncer». Aunque es cierto que las células cancerosas se alimentan fundamentalmente de glucosa, lo mismo sucede con el
resto de células de tu cuerpo. Todas las frutas, verduras, cereales
y proteínas animales se transforman en glucosa para alimentar a
tus células. Las zanahorias y las remolachas contienen nutrientes
anticancerosos capaces de desconectar los genes del cáncer, interfieren con la reproducción de las células cancerosas, bloquean
la metástasis y provocan el suicidio de este tipo de células. En
mi opinión, los beneficios de los fitonutrientes y las sustancias
anticancerosas de las zanahorias, las remolachas y la fruta superan en mucho cualquier posible aspecto negativo relacionado
con su contenido en azúcar. No desarrollamos cáncer por comer
demasiada fruta, zanahoria ni remolacha. Los jugos de zanahoria
y remolacha son elementos básicos de los legendarios protocolos
nutricionales contra el cáncer de los doctores Max Gerson y
Rudolph Breuss, y he conocido a muchas personas que han sobrevivido a la enfermedad y cuyos protocolos incluían grandes
cantidades de este tipo de jugos. Jamás me he preocupado por

el contenido en azúcar de las zanahorias y las remolachas, y creo que tú tampoco deberías hacerlo.

¿Y qué hay del zumo de fruta? Parte de los libros que leí allá por el 2004 afirmaban que hasta la fruta recién licuada tenía demasiado azúcar concentrado para los enfermos de cáncer, así que evitaba tomarla en zumo y solo la consumía entera o en batidos. Desde entonces, mi actitud hacia ella ha cambiado. Los zumos de frutas contienen algunas sustancias anticancerosas muy potentes, sobre todo los de manzana verde y limón. La terapia Gerson contra el cáncer incluye una ración de zumo de naranja fresco cada mañana y varios de manzana verde y zanahoria a partes iguales a lo largo del día. Si te preocupa el contenido de azúcar en el zumo de fruta, puedes tomar manzanas y zanahorias enteras, pero no te saltes el zumo de limón bajo ningún concepto.

MI RUTINA DIARIA DE ZUMOS

No recomiendo el consumo de zumos de frutas y verduras industriales, porque a menudo no son frescos y han sido procesados, pasteurizados y conservados. La mejor estrategia es el zumo fresco y ecológico. Algunos expertos en salud recomiendan beberlo inmediatamente para que no pierda nada de su valor nutricional, pero se ha comprobado que conserva su contenido enzimático y nutricional durante varios días. Allá por el 2004 yo no podía permitirme el lujo de preparar un vaso de zumo ocho veces al día, así que tuve que ingeniar un sistema que me resultara sencillo y que pudiera poner en práctica en cualquier momento. Mi prioridad principal era meter cada día grandes cantidades de zumo en mi cuerpo. Por eso, nada más levantarme por la mañana preparaba una buena cantidad que me durara todo el día. Empezaba con dos kilos y medio (5 libras) de zanahorias ecológicas, que dan algo más de un litro (40 onzas) de zumo, y luego le añadía jengibre, remolacha, apio y otros ingredientes hasta obtener casi dos litros (64 onzas) que iba bebiendo a lo largo del día. Lo ideal sería consumirlo en ocho raciones de un cuarto de litro (8 onzas), una cada hora, más o menos. Muchas clínicas holísticas para el tratamiento del cáncer piden a sus pacientes que beban entre uno y tres litros de zumo al día. En la terapia Gerson, los enfermos de cáncer beben trece zumos al día, uno cada hora. Considéralo como un alimento medicinal. La dosificación cada hora es la mejor forma de mantener un nivel elevado de nutrientes en la sangre durante todo el día.

SOBREDOSIS DE NUTRICIÓN

Yo quería asegurarme de que mi cuerpo recibía toda la alimentación que necesitaba para repararse, regenerarse y depurarse, y tomé tanto zumo de zanahoria que adquirí un tono anaranjado. La sobredosis de carotenoides te pone temporalmente la piel de un color naranja amarillento; es habitual en los bebés cuando comen demasiado puré de zanahoria o de batata. Es un fenómeno llamado carotenemia, pero una enfermera creyó que tenía ictericia, que es un síntoma de enfermedad hepática. La principal diferencia entre la ictericia y la carotenemia es que con la primera se te ponen los ojos amarillos. Si tu piel empieza a adquirir un tono amarillo anaranjado, no te preocupes; cuando empieces a tomar menos zumo de zanahoria, desaparecerá. No es raro que a los enfermos de cáncer que se han puesto naranjas por culpa del zumo de zanahoria su médico les advierta que el exceso de vitamina A puede resultar perjudicial y dañino para el hígado. Esta opinión se basa en estudios en los que se han utilizado suplementos de vitamina A aislada, no zumo de zanahoria.

LA ENSALADA GIGANTE CONTRA EL CÁNCER

El segundo componente de mi dieta anticancerosa fue la ensalada más grande y más mala del planeta. La razón que me llevó a tomarla fue simple: quería meter todos los días en mi cuerpo la mayor cantidad posible de verduras anticancerosas. Cuando empecé con la dieta crudivegana, compré varios libros de recetas, pero muchas de ellas eran complicadas, llevaban mucho tiempo y, además, no contenían la amplia variedad de alimentos que yo quería tomar a diario, así que la ensalada gigante acabó siendo mi plato fundamental para comer y cenar. No me importaba tomar lo mismo todos los días porque resultaba rápida de preparar y deliciosa. Además, no tenía que dedicar nada de tiempo a planificar mis comidas; sabía exactamente lo que debía comprar en la frutería cada semana y comía todo lo que compraba. ¡Nada de desperdicios! En realidad, no existe ninguna fórmula secreta, pero sí seguí unas cuantas directrices: nada de carne, queso ni aliños industriales. Usa verduras ecológicas si puedes conseguirlas y permitírtelas para reducir tu exposición a pesticidas, herbicidas y fungicidas químicos tóxicos.

LA ENSALADA GIGANTE CONTRA EL CÁNCER

Verduras de hoja: por ejemplo, col crespa (kale), espinacas, acelgas, berros, rúcula

Brécol o brotes germinados de brécol

Coliflor

Lombarda

Una rodaja de cebolla roja, amarilla o verde

Puerros

Pimientos rojos, amarillos o verdes (ya sé que técnicamente son frutas)

½ o 1 aguacate (y esto también)

Pipas de girasol

Almendras o nueces (sin sal, crudas o tostadas)

Garbanzos germinados

Lentejas negras germinadas

Alubias mung germinadas

Todas las verduras son estupendas. Tienes plena libertad para añadir cualquier otra que te guste. La disponibilidad y el precio varían según la estación. El remojo y la germinación liberan las enzimas y los elementos nutritivos de los frutos secos y las semillas y hacen que resulten más fáciles de digerir, pero no es obligatorio hacerlos. Los frutos secos y las semillas no germinados son también unos alimentos maravillosamente saludables. Las legumbres deben ser puestas en remojo y germinadas si se van a consumir crudas; también puedes cocerlas.

Diviértete con alimentos fermentados

La salud empieza en el intestino y no es raro que las personas enfermas tengan problemas digestivos e intestinos poco sanos. Las causas: una dieta rica en carne, productos lácteos y alimentos procesados, consumir verdura cultivada de forma convencional y fumigada con glifosato y tomar antibióticos. Todos estos factores pueden dañar directamente el intestino o favorecer la abundancia de bacterias patógenas inflamatorias. Una parte fundamental del proceso de recuperación de la salud es curar el intestino y reconstruir el tracto digestivo. El primer paso consiste en tomar toneladas de alimentos vegetales, ricos en almidón y fibra (que son prebióticos), que sirven de alimento para los probióticos, las bacterias intestinales buenas. El segundo paso es tomar una pequeña cantidad de alimentos fermentados todos los días porque contienen cultivos vivos de bacterias probióticas. Este tipo de alimentos ayudan a repoblar la flora intestinal con bacterias buenas que desplazan a las malas y pueden mejorar la digestión y la función inmunitaria. Las verduras encurtidas, como el chucrut, el kimchi y los pepinillos, así como el vinagre de sidra, son mis alimentos fermentados favoritos.

El chucrut tradicional se elabora solo con tres ingredientes: repollo, agua y sal. El kimchi es una versión coreana picante del chucrut que suele estar compuesta por repollo fermentado, cebollas, ajo y pimiento. Según la revista *Health*, es uno de los cinco «alimentos más sanos del mundo» y tiene una concentración muy elevada de vitamina C y caroteno, además de vitaminas A, B_1, B_2, calcio, hierro y bacterias beneficiosas.

Como reza el viejo dicho, «la dosis hace el veneno». Los alimentos fermentados pueden acabar siendo poco saludables si se consumen en exceso. Las culturas asiáticas con la mayor ingesta de verduras fermentadas son también las que tienen una incidencia más alta de cáncer de estómago. Un metaanálisis de estudios observacionales realizado en Corea y Japón reveló que una ingesta elevada de encurtidos de verduras se asocia con un aumento del 28 por ciento de cáncer gástrico. El kimchi supone aproximadamente el 20 por ciento de la ingesta de sodio en la dieta coreana y las grandes cantidades de este mineral que se emplean para encurtir los alimentos pueden ser los auténticos culpables[35]. Sabiendo lo que sé ahora, no veo ningún problema en añadir una pequeña cantidad (¼ de taza) de chucrut o kimchi a mis ensaladas diarias. Busca chucrut, kimchi y encurtidos ecológicos. Cuando compares marcas, elige aquellas que tengan menos sodio.

MI ALIÑO PARA LA ENSALADA CONTRA EL CÁNCER

Vinagre de sidra

Aceite de oliva virgen extra o aceite de lino virgen extra

Orégano ecológico

Ajo en polvo ecológico

Cúrcuma o curri ecológicos en polvo

Cayena ecológica

Pimienta negra ecológica

Bragg organic sprinkle (una mezcla de 24 hierbas y especias)

Levadura nutricional

Riega ligeramente con aceite de oliva o de lino y vinagre de sidra ecológico al gusto. Si no te agrada el vinagre de sidra, el zumo de limón es un excelente añadido o sustituto. Espolvorea las especias al gusto.

NOTA: Algunas personas que se pasan a una dieta crudivegana pueden experimentar gases e indigestión. Al principio es normal. Si tu cuerpo no está acostumbrado a consumir grandes cantidades de alimentos vegetales, puede necesitar unos días o semanas para adaptarse. Mastica muy bien la comida, consume alimentos fermentados a diario y toma una enzima digestiva de calidad con las comidas para ayudar a tu cuerpo a adaptarse. Si la digestión te resulta difícil o dolorosa, prueba la ensalada gigante contra el cáncer batida o batida y cocinada como sopa.

Se ha comprobado que el oleocantal, un componente del aceite de oliva, mata las células cancerosas en laboratorio en menos de una hora [36].

EL BATIDO VERDE

Otra forma de introducir todas estas verduras anticancerosas en tu cuerpo es poner todos los ingredientes de la ensalada gigante (o la mayoría de ellos) en la batidora junto con una o dos tazas de agua purificada, batirlos y beberlos. Esta medida resulta especialmente útil si no puedes comer alimentos sólidos, si quieres tomarlos sobre la marcha o si deseas dar a tus mandíbulas un descanso después de tanto masticar. Al licuarlos en la batidora aumentas también la cantidad de nutrientes absorbibles. Una ensalada licuada tiene un sabor ligeramente raro, como una especie de sopa de verduras fría y sosa. No suena demasiado apetitoso, lo sé, pero ten en cuenta que es un alimento medicinal. No lo vas a beber por lo rico que esté. Pero, aunque tengas que taparte la nariz, tómatelo. Otra opción para este mejunje de ensalada batida es templarlo en la cocina. Si quieres que siga estando crudo, témplalo solo hasta los 37 °C (100 °F), ponle las especias necesarias y tómalo como sopa. Si te cuesta digerir los alimentos crudos (si notas retortijones dolorosos o hinchazón), también puedes cocinarla totalmente y consumirla templada o fría.

VINAGRE DE SIDRA

El vinagre de sidra es uno de los elementos básicos de mi aliño para ensaladas. Si nunca lo has probado, es exactamente lo que parece: un vinagre elaborado con zumo de manzana. Sabe como el vinagre de vino, pero con un ligero toque a manzana, y en el mundo de la salud natural es muy celebrado por sus muchas aplicaciones. Es un alimento fermentado rico en probióticos, enzimas, potasio y polifenoles, que son sustancias antimicrobianas y antibacterianas[37]. Contiene ácido acético, que ayuda al cuerpo a aumentar la absorción de nutrientes. Por cierto, que también se ha dicho que ayuda a curar alergias, infecciones, candidiasis, reflujo ácido, artritis y gota, y que favorece la depuración y la función inmunitaria. Desconozco si todas estas afirmaciones son reales. Lo único que sé con seguridad es que, cuando menos, es sano y me encanta.

El ecológico es el mejor. Busca uno que sea crudo y sin filtrar para que deje intactos todos los nutrientes y enzimas vitales. La mayoría están pasteurizados, filtrados, procesados y nutricionalmente muertos.

LEVADURA NUTRICIONAL

La levadura nutricional contiene un tipo de fibra llamada beta-glucano. Es una sustancia inmunomoduladora que refuerza las defensas del cuerpo contra las infecciones y el cáncer[38]. Se ha comprobado que incrementa la función inmunitaria, en concreto la actividad de los monocitos y las células asesinas naturales contra el cáncer[39]. En un estudio se administró una pequeña cantidad al día a pacientes de cáncer de mama (el equivalente a $\frac{1}{16}$ de cucharadita de levadura nutricional) y se observó un incremento del 50 por ciento de los monocitos al cabo de solo dos semanas[40]. Y se ha comprobado que los suplementos de beta-glucano aceleran la curación después de la mastectomía[41]. Se han hecho más de veinte estudios en Japón que demuestran que refuerza los efectos de la quimioterapia y la radioterapia y mejora el índice de supervivencia y la calidad de vida[42]. La levadura nutricional tiene un suave sabor a queso y frutos secos, y puede añadirse a las gachas de avena, los batidos, las ensaladas y prácticamente a cualquier cosa que tomes. Yo la tomo, y también suplementos de beta-glucano.

VAS A NECESITAR UN CUENCO MÁS GRANDE

Cuando empecé a preparar la ensalada gigante contra el cáncer, me di cuenta en seguida de que no cabía en nuestros cuenquitos para sopa y para las guarniciones de ensalada, así que compré unos gigantes en los que entran seis tazas. Eso significa seis raciones de verduras en una sola comida. Recuerda que se considera que diez raciones diarias de frutas y verduras son las ideales para prevenir el cáncer. Para curarlo pueden hacer falta más. Yo tomaba dos ensaladas gigantes al día y bebía ocho vasos de jugo de verduras y un batido de fruta. Le aportaba a mi cuerpo una nutrición abundante con entre quince y veinte raciones de frutas y verduras al día y todos los días. Como ya he dicho antes, cuando nos empleamos a fondo conseguimos resultados enormes. Y esto, amigo mío, es lo que significa emplearse a fondo.

Una nota: la ensalada no tiene por qué ser «gigante». Yo las hacía muy grandes porque era lo que necesitaba para sentirme lleno. Evidentemente, no todo el mundo necesita comer tanto como yo. Hazlas lo suficientemente grandes como para que satisfagan tu apetito y te eviten tener hambre una hora más tarde.

MI BATIDO DE FRUTAS CONTRA EL CÁNCER

Las bayas son las frutas con más propiedades anticancerosas que existen, pero puede resultar difícil encontrarlas ecológicas y tienden a ser caras y a ponerse mohosas a los pocos días. La forma más práctica de tomarlas es comprarlas congeladas y usarlas para batidos. Yo compro unas bolsas grandes de bayas ecológicas congeladas que suelen contener arándanos, moras, frambuesas, fresas, cerezas y a veces incluso arándanos rojos.

Dependiendo del tamaño de batido que quiera preparar, uso:

Entre 1 y 4 tazas de bayas ecológicas congeladas

Un puñado de verduras de hoja, como espinacas o col crespa (kale)

Un puñado de almendras o de nueces o de ambas a la vez

1 plátano o entre 3 y 5 dátiles deshuesados

También me gusta añadir el zumo y la pulpa de un coco tailandés pequeño. El coco fresco es un complemento delicioso para los batidos, pero tiende a ser caro y resulta difícil tanto de encontrar como de abrir. Y no es esencial.

Bate todos los ingredientes junto con 1 taza de agua purificada. Si ves que queda demasiado espeso, ve añadiendo más agua
poco a poco. Nota: si está demasiado líquido, pasará por tu cuerpo
en un santiamén.

Si quieres mejorarlo un poco más, puedes añadirle cualquiera
de estos ingredientes: entre 30 y 240 mililitros de gel de aloe vera,
entre 1 cucharadita y 1 cucharada sopera de cúrcuma en polvo, 1
cucharadita de grosella de la India en polvo, 1 cucharadita de moringa en polvo, entre media y 1 cucharadita de té verde matcha en
polvo, piña, papaya, bayas de goji, bayas de acai, mangostán, coliflor... Si es una fruta o una verdura, échala.

Si necesitas aumentar de peso, añade más frutos secos y semillas, como las de cáñamo o de calabaza.

DALE A LOS FRUTOS SECOS

Un estudio de siete años reveló que los supervivientes de
cáncer de colon en fase III que comían al menos 57 gramos
(2 onzas) de frutos secos a la semana —unas cuarenta y ocho
almendras o nueces (eso supone solo alrededor de siete al día)—
tenían un 42 por ciento menos de probabilidades de que el cáncer se reprodujera que los que no comían frutos secos[43]. Este
beneficio solo se observaba en los que comían frutos secos de
árbol (almendras, nueces, nueces de Brasil, pistachos y anacar-
dos), pero no en los que tomaban cacahuetes. El estudio no di-
ferenciaba entre crudos y tostados, por lo que no es descabellado
asumir que los participantes tomaron ambos. Las almendras tostadas duplican su actividad antioxidante y los componentes fenólicos de la piel[44]. De todas formas, los frutos secos no son solo
buenos para combatir el cáncer de colon. Tomar un puñado de
nueces y semillas todos los días disminuye el riesgo de desarro-

llar varios tipos de cáncer (incluidos los de mama y páncreas) y también de sufrir enfermedades cardiovasculares, degenerativas y diabetes[45].

MI RUTINA DIARIA CONTRA EL CÁNCER

Así era un día normal para mí cuando me estaba curando del cáncer, e incluso lo sigue siendo ahora. Una de mis intenciones era vivir lo más cerca posible de la naturaleza, dormir con oscuridad absoluta y dejar que fuera el sol quien me despertara para no verme sacudido por la radio o el despertador.

Cuando me levanto, lo primero que hago es hidratarme. Bebo medio litro (20 onzas) de agua purificada o una infusión que he dejado que se haga en frío durante la noche, y tomo los suplementos que deben tomarse en ayunas. Un beneficio adicional de beber varias tazas de agua nada más levantarse es que ponen en marcha los intestinos. A continuación hago entre diez y veinte minutos de ejercicio aeróbico, como trotar, montar en bicicleta o saltar en una cama elástica, para despertarme, hacer que mi corazón bombee y mi sangre circule y sudar. El ejercicio aeróbico no solo produce beneficios anticancerosos en el cuerpo, sino que también hace que te sientas bien y favorece la depuración a través del sudor. Después me doy una ducha rápida y dedico unos minutos a orientar mi mente por el buen camino leyendo un pasaje devocional, rezando o meditando, escribiendo en mi diario y preparando o repasando mi lista de cosas pendientes. Luego preparo el zumo que voy a tomar a lo largo del día, casi dos litros (64 onzas). Este proceso me lleva prácticamente una hora. Te recomiendo que lo hagas de manera que te resulte divertido. Pon una música que te guste mucho o escucha un pódcast mientras le das a la batidora.

En los primeros noventa días de mi curación me saltaba el desayuno e iba bebiendo zumo durante toda la mañana hasta la hora de la comida; algunos días tomaba un tentempié de fruta a media mañana: un pomelo o una manzana verde. Si necesitas aumentar de peso o mantenerlo, las gachas de avena o el batido de fruta son un desayuno estupendo. La comida y la cena de cada día eran la ensalada gigante contra el cáncer. Algunos días merendaba unos frutos secos o algo de fruta. La mayoría de los días saltaba en la cama elástica antes de la comida y de la cena durante diez minutos para incorporar más ejercicio físico a mi jornada y poner en marcha el sistema linfático. Cuando hacía buen tiempo, salíamos a pasear con el perro después de cenar. Tras la cena y antes de acostarme terminaba el zumo que me quedaba, a veces me tomaba una infusión e intentaba irme a dormir unas pocas horas después de la puesta del sol.

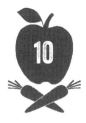

CONSTRUIR UN CUERPO NUEVO

Dime lo que comes y te diré lo que eres.

JEAN ANTHELME BRILLAT-SAVARIN

TU CUERPO ESTÁ FORMADO POR BILLONES DE CÉLULAS, y casi todas ellas mueren y son sustituidas de forma continuada a lo largo de toda tu vida. Los intestinos se regeneran cada dos o tres días; las papilas gustativas tardan diez; la piel y los pulmones, entre dos y cuatro semanas; los glóbulos rojos, cuatro meses; las uñas, entre seis y diez meses, y los huesos, unos diez años. Cada cien días aproximadamente, la mayor parte de los tejidos blandos han sido sustituidos. El cuerpo está en constante construcción, y se construye con los alimentos que tomas. Y no hay más. Tú eres el que construye tu cuerpo. Eres lo que comes.

La capacidad del cuerpo humano para adaptarse y utilizar tantos tipos diferentes de combustible para repararse, regenerarse y mantener la vida es un testamento asombroso del inteligente diseño de nuestro Creador. Le metamos lo que le metamos, él consigue seguir funcionando y por eso nos resulta tan fácil dar nuestro cuerpo y nuestra salud por sentados. Sin embargo, eso es algo que solo podemos hacer durante un tiempo, porque, si no cubrimos de forma constante nuestros requisitos nutricionales y sustituimos los alimentos vitales de la tierra que mantienen la vida por otros artificiales, industriales y fabricados por el ser humano, así como grandes cantidades de productos de origen animal, la salud se resiente. Es solo cuestión de tiempo. Las células y los tejidos sanos son sustituidos por otros más débiles, se agotan las reservas de nutrientes y el cuerpo se vuelve vulnerable a las enfermedades. De manera progresiva y al cabo de muchos años, órganos fundamentales como el sistema cardiovascular, el sistema nervioso central, el sistema endocrino, el aparato digestivo, el aparato reproductor o el sistema inmunitario empiezan a venirse abajo. Todos ellos están interconectados y, cuando uno deja de funcionar bien, afecta a todos los demás. Es entonces cuando empiezas a desarrollar dolor crónico, reflujo ácido, hipertensión arterial, síndrome del colon irritable y niveles elevados de azúcar en sangre, unas señales de advertencia de enfermedades como la diabetes, las cardiopatías o el cáncer.

Hacen falta muchas generaciones de degradación celular para producir un cuerpo enfermo, pero, por suerte, no tantas para sanarlo. Cuando dejas de contaminar tu cuerpo y le ofreces los materiales crudos de mayor calidad (alimentos enteros de la tierra), él te recompensa reconstruyendo un cuerpo más sano. Por eso mucha gente experimenta una mejoría en su salud significativa, incluso drástica, en solo tres meses después de un cambio radical en la dieta y en el estilo de vida.

Por muy estimulante que esto pueda resultar, debo hacer hincapié en que para recuperar la salud no nos sirve un apaño rápido. La experiencia de muchos terapeutas y pacientes que se han curado nos demuestra que pueden hacer falta varios años para curarse totalmente, y que, a partir de entonces, se deben mantener una dieta y un estilo de vida saludables de por vida. Cada vez que te sientes a comer, recuerda que estás construyendo un cuerpo nuevo. Antes de dar el primer bocado, pregúntate a ti mismo: *¿Qué va a favorecer en mi cuerpo esta comida, la salud o la enfermedad?* En este capítulo quiero destacar algunos principios alimentarios de eficacia contrastada y científicamente validados para conservar la salud a lo largo de nuestra vida.

En enero del 2004 empecé a trabajar con un nutricionista clínico que tenía un planteamiento holístico. En lugar de tratar los síntomas, se centraba en fomentar la capacidad del cuerpo para curarse a sí mismo identificando y corrigiendo los déficits funcionales y toxicidades como la de los metales pesados. Además de análisis de sangre, me pidió que mandara muestras de orina, saliva, pelo y heces a diversos laboratorios para que las evaluaran. Estos resultados nos ofrecieron una imagen detallada de lo que estaba sucediendo en mi cuerpo. A partir de ella me recomendó unos suplementos nutracéuticos y herbales personalizados para reforzar diversas funciones de mi cuerpo.

Después de noventa días siguiendo una dieta a base de alimentos crudos, me sugirió que incorporara algo de comida guisada. Para entonces yo había asumido la idea de que tendría que seguir una dieta crudivegana de manera indefinida, quizá para el resto de mi vida, pero al mismo tiempo estaba abierto a hacer lo que hiciera falta para ponerme bien. Mi nutricionista era la única persona, aparte de mis padres, que creía que yo estaba haciendo lo correcto, así que confié en sus consejos.

Cuando estás enfermo, no hay lugar para el dogmatismo alimentario. Resulta fácil convencerse de que una dieta es la mejor para todo el mundo, sobre todo si al principio se obtienen buenos resultados con ella, pero es importante mantenerse abierto a redefinir nuestro enfoque para ofrecer al cuerpo la dieta óptima que necesita para prosperar. La dieta crudivegana puede ser una depuración muy potente y una dieta curativa a corto plazo, pero a la larga quizá no sea sostenible para algunas personas, dependiendo de su tipo corporal y su metabolismo. Yo soy ectomorfo (de constitución delgada) y tengo un metabolismo elevado. En aquella época estaba superdelgado; mido 1,98 metros y pesaba cincuenta y nueve kilos, y, aunque tomaba toneladas de comida y me sentía bien con la dieta crudivegana, me costaba coger peso y parecía el Jack Skellington de *Pesadilla antes de Navidad*.

Clínicamente estaba por debajo de mi peso y era evidente que necesitaba más calorías de las que podían aportarme los zumos y las ensaladas gigantes, así que empecé a tomar algunas verduras cocidas por la noche junto con mi ensalada gigante. Contrariamente a lo que me habían hecho creer los defensores de la dieta crudivegana, la cocción no destruye el valor nutricional de los alimentos; de hecho, descompone las paredes celulares y permite que ciertos nutrientes resulten más fáciles de absorber. Puede reducir alrededor de un 15 por ciento las vitaminas hidrosolubles, pero también hace disminuir el volumen de los alimentos, así que al final comes más, con lo que no existe una pérdida neta. Si alguna vez has cocido espinacas, habrás comprobado hasta qué punto reducen de volumen una vez cocidas; una bolsa gigante queda reducida a un cuenco. Por eso se considera que las verduras cocidas tienen el doble de calorías que las crudas.

Después de los primeros noventa días, modifiqué mi dieta, que pasó de ser 100 por cien crudivegana a aproximadamente 80 por ciento crudívora y no vegana. Siguiendo las recomendaciones de mi nutricionista, añadí algunos almidones, como batatas, lentejas, arroz integral y quinua, y unas pocas porciones de proteína animal limpia a la semana. Me sugirió que tomara salmón de Alaska salvaje o cordero ecológico. Por aquel entonces yo no tenía ningún deseo de tomar cosas guisadas ni carne, pero esta modificación me ayudó a recuperar mi peso normal en unos pocos meses.

Con el transcurso de los años he experimentado aumentando la cantidad de alimentos de origen animal en mi dieta; he ido tomando más raciones de pescado salvaje, pollo, vacuno, huevos ecológicos o incluso lácteos crudos para ver cómo afectaban estos alimentos a mi cuerpo. Sin embargo, no he observado que me aportaran ningún beneficio adicional. Echando la vista atrás, compruebo que unas pocas raciones de proteína animal a la semana no eran suficientes para hacerme daño, pero, si hubiera sabido entonces lo que sé ahora (cómo los niveles elevados de IGF-1, metionina, grasa saturada y hierro hemo de las proteínas animales favorecen el crecimiento del cáncer), no las habría incorporado tan pronto a mi dieta. Creo que el enfoque más seguro es evitar todos los productos de origen animal en la primera fase de la curación, al menos durante noventa días y quizá durante varios años. El cáncer no se desarrolla de la noche a la mañana y tampoco se cura de la noche a la mañana. La curación puede durar varios años con subidas y bajadas en todo ese tiempo. Es importante comprometerse con ella a largo plazo, con el proceso y con un cambio de vida total, que es lo que con frecuencia se necesita para curarse.

EL ENFERMO DE CÁNCER QUE SE OLVIDÓ DE MORIR

Stamatis Moraitis, de sesenta y seis años de edad y diagnosticado con cáncer terminal de pulmón en 1976, dejó Estados Unidos y regresó a Ikaria, una isla griega, para estar cerca de su familia y disfrutar de sus últimos nueve meses sobre la tierra. Plantó un huerto y un viñedo, tomó mucho aire fresco y sol, comió comida local cultivada en casa, no madrugó, se echó la siesta, comió y bebió por las noches con sus amigos y empezó a ir a la iglesia. Fue un cambio radical en comparación con su vida anterior en Estados Unidos, y el resultado fue algo inesperado. O más bien, algo que se esperaba no sucedió. No murió. Treinta años más tarde cumplió noventa y seis libre de cáncer y sin ninguna ayuda de médicos ni de fármacos. Ni siquiera de terapias alternativas ni zumos. Stamatis empezó a vivir más despacio, simplificó su vida, adoptó una dieta a base de alimentos integrales y se reconectó con Dios, con los viejos amigos y con la familia, y su cuerpo se curó.

Pero Stamatis Moraitis no es un caso excepcional. La isla de Ikaria está clasificada como una de las cinco zonas azules documentadas por Dan Buettner, de National Geographic. Las zonas azules son regiones únicas del mundo donde viven las personas más sanas y longevas. Los habitantes de Ikaria viven por término medio entre ocho y diez años más que los estadounidenses, y es probable que lleguen a los noventa con mejor salud, sin depresión ni demencia. Esto es lo que hace única la vida en la isla: el ritmo es lento. La gente se despierta de forma natural. No hay despertadores. Nada de carreras matutinas estresantes. Toman comida local fresca que producen ellos mismos. Hacen ejercicio físico trabajando en los huertos y subiendo y bajando por las colinas. Comen grandes cantidades de ajo, patatas y verduras silvestres y seis veces más legumbres que los americanos, incluidos garbanzos, guisantes carita y lentejas. También toman pan elaborado con trigo integral molido en molinos de piedra.

Sus habitantes no son vegetarianos ni veganos, pero comen mucha menos carne que el resto de los occidentales, solo tres o cuatro veces por semana. Y por lo general se trata de pescado fresco unas dos veces por semana y otras carnes unas cinco veces al mes. Beben leche de vaca fresca y toman miel. Beben grandes cantidades de infusiones de mejorana silvestre, salvia, menta, romero, artemisa y diente de león. Comen muy pocos alimentos procesados y consumen un 75 por ciento menos de azúcar refinado. Pasan mucho tiempo con sus vecinos y comparten la comida. A menudo se quedan hasta muy tarde bebiendo y bailando. ¿A que suena bien?

Y hablando de beber, toman por término medio dos o tres tazas de café y entre dos y cuatro vasos de vino al día. Tomar varias raciones de café y vino al día no es una buena estrategia para cualquier persona que quiera transformar su salud, pero parece ser que la dieta y el estilo de vida de Ikaria, tan abrumadoramente saludables, contrarrestan todos los efectos negativos de estos caprichos. También merece la pena observar que Ikaria no es un lugar rico. De hecho, es más bien todo lo contrario. El índice de desempleo ronda el 40 por ciento, pero casi todo el mundo tiene acceso a un huerto familiar y ganado. Y todos comparten lo que tienen con los demás. El libro *El secreto de las zonas azules: Comer y vivir como la gente más sana del mundo*, de Dan Buettner, es uno de mis favoritos sobre salud y longevidad. También he entrevistado a su autor en mi blog.

LECCIONES DE LOS AFRICANOS RURALES

El doctor Denis Burkitt fue un cirujano irlandés famoso en el mundo entero y un cristiano devoto que pasó muchas décadas trabajando como misionero médico en África. Ha sido inmortalizado en el reino del cáncer por su descubrimiento en 1958 del linfoma de Burkitt, un cáncer infantil provocado por el virus de Epstein-Barr, pero lo que hizo a continuación fue lo que lo convirtió en una leyenda de la epidemiología. Tras pasar muchos años trabajando en hospitales africanos, dejó de ilusionarle el limitarse a tratar los efectos de las enfermedades occidentales crónicas y se interesó por identificar sus causas para así poder prevenirlas. Entrevistó a cientos de médicos de hospitales de toda África y descubrió que muchas enfermedades crónicas comunes en los países industrializados sencillamente no existían en el África rural. Sus habitantes no desarrollaban los cánceres más habituales ni cardiopatías, diabetes, enfermedad de Crohn, hemorroides, hernias, úlceras, cálculos biliares, apendicitis o enfermedades autoinmunes. Y, si conseguían superar las enfermedades infecciosas de la infancia, tenían muchas probabilidades de cumplir los cien años y morir sencillamente de vejez.

Una de las primeras conclusiones a las que llegó Burkitt fue que la falta de enfermedades occidentales crónicas en el África rural no tenía nada que ver con la genética. Los africanos negros que vivían en las grandes ciudades y seguían la misma dieta que los africanos blancos sufrían sus mismas enfermedades crónicas. Cuando investigó la dieta de los africanos rurales observó que era muy rica en fibra, que se basaba en los alimentos vegetales y que consistía fundamentalmente en verduras feculentas como las patatas, el ñame, la mandioca, los guisantes y las alubias; cereales integrales como el maíz, el mijo, el sorgo, el tef y el trigo, y frutas como los plátanos y las bananas cuando estaban disponibles y en temporada. A diferencia de la dieta occidental, contenía muy poca harina y azúcar blanco, así como muy poca carne y productos lácteos. Los africanos rurales seguían una dieta naturalmente rica en hidratos de carbono y fibra y baja en grasa. Las razones principales de esta alimentación eran la pobreza y la disponibilidad. En la sabana africana no hay supermercados. Comían lo que cultivaban. La carne era escasa, un lujo que solo se tomaba en ocasiones raras y especiales. Burkitt descubrió también que en cualquier lugar en el que se adoptara una dieta occidental rica en carne, productos lácteos y alimentos refinados, los índices de enfermedades crónicas se disparaban en unas pocas décadas.

Y vamos a hablar de las cacas. Uno de los aspectos de las investigaciones de Burkitt fue medir el tamaño de las deposiciones y el tiempo de tránsito intestinal de personas de todo el mundo, y sus descubrimientos fueron muy reveladores. En su opinión, los africanos rurales eran un modelo de funcionamiento intestinal saludable comparados con los estadounidenses y británicos, pero para entender a qué se debía esto debemos analizar el hígado.

Este órgano es responsable de quinientas funciones corporales, una de las cuales es la depuración. Junto con los riñones, filtra la sangre y recoge, procesa y elimina toxinas y desechos metabólicos del cuerpo. Lo hace, entre otras cosas, segregando bilis al tracto intestinal para que los desechos tóxicos del cuerpo sean eliminados a través de las heces. Cuanto más tiempo permanezcan los alimentos y la bilis del hígado en el intestino, más posibilidades tienen de pudrirse, liberar subproductos tóxicos y generar mutágenos fecales que provocan en las paredes intestinales irritación, inflamación y úlceras que dan lugar a enfermedades como la diverticulitis, la colitis, la enfermedad de Crohn y el cáncer colorrectal. Algunas de las toxinas pueden ser reabsorbidas, pasar al torrente sanguíneo y provocar un círculo vicioso de autointoxicación envenenando y contaminando el cuerpo y obligando al hígado a trabajar de forma constante. La carne, los productos lácteos y los huevos no tienen fibra, se mueven por el tracto digestivo muy despacio provocando estreñimiento y se pudren en el colon dando lugar a los problemas que acabamos de describir. El almidón y la fibra de los alimentos vegetales se mueven muy rápido por el aparato digestivo, absorben la bilis hepática tóxica y la expulsan del cuerpo antes de que pueda provocar ningún daño.

En sus investigaciones, Burkitt observó que los africanos rurales solían hacer de vientre dos veces al día y que, cuando lo hacían, expulsaban mucho más. Hacían cuatro veces más caca al día en comparación con su peso corporal que los americanos, los europeos y los australianos. Comparadas con las deposiciones pequeñas, duras y oscuras de los que siguen una dieta occidental, las de los africanos eran mucho mayores, más blandas y más claras y no les requerían ningún esfuerzo. Y el tiempo medio de tránsito intestinal (lo que tarda una comida de ir desde la boca hasta el ano) era de un día y medio, mientras que el de las personas que llevan una dieta occidental suele ser de entre tres y cinco días. Quizá lo más alarmante fue su descubrimiento de que las personas mayores con una dieta occidental podían tardar dos semanas o más en procesar una comida.

> **Para medir tu tiempo de tránsito intestinal, toma remolacha en una comida y luego comprueba el número de horas que pasan hasta que haces caca roja.**

Burkitt defendió a capa y espada la idea de que el número de doctores, la tecnología médica y la atención sanitaria tenían muy poca influencia en la salud general de un país. Y tenía razón. Estados Unidos tiene el mayor gasto en salud per cápita de todos los países industrializados del mundo y uno de los promedios de vida más cortos. Gasta el doble que los japoneses en atención sanitaria, pero estos viven un promedio de tres años y medio más. Burkitt afirmó también que la salud general de una nación podía medirse fácilmente evaluando las deposiciones de sus habitantes. Para 1973 había escrito veintiocho artículos en publicaciones médicas acerca de la conexión entre la nutrición y las enfermedades y estaba convencido de que una dieta rica en fibra era la clave de la salud y la prevención de enfermedades occidentales.

La obra de Burkitt es monumental, pero cometió un error: el reduccionismo; intentó achacar las enfermedades occidentales a un único factor, la fibra. Su trabajo fue en gran medida el responsable de la locura por la fibra alimentaria que se produjo en los años setenta y ochenta del siglo pasado y que impulsó a los fabricantes de alimentos a producir y promocionar cereales para desayuno «ricos en fibra», como All-Bran, y suplementos como el Metamucil para convencer al público de que el simple hecho de añadir más fibra a nuestra dieta nos haría más sanos. En la época en la que Burkitt hizo sus investigaciones, los africanos rurales consumían entre cuatro y seis veces más fibra al día que las personas que siguen una dieta occidental, pero hoy en día sabemos que esta gran cantidad de fibra no era la razón por la que conseguían evitar las enfermedades occidentales crónicas. Varias décadas después de la publicación de la obra de Burkitt, los investigadores reexaminaron la dieta africana nativa y descubrieron que hoy en día está compuesta sobre todo de gachas de maíz sumamente procesadas y que aporta solo la mitad de la cantidad diaria recomendada de fibra, pero que, sorprendentemente, los índices de cáncer colorrectal en África siguen siendo cincuenta veces más bajos que en Estados Unidos. Llegaron a la conclusión de que esta tasa tan baja entre los africanos no podía deberse a factores alimentarios «protectores» como las vitaminas, los minerales y la fibra, porque su dieta moderna era deficitaria en muchos de estos nutrientes. Esto les ha llevado a achacarla a la ausencia de factores alimentarios «agresivos», en concreto el exceso de proteínas animales y grasa, y a los subproductos beneficiosos producidos por las bacterias intestinales de los africanos, que también se ven influidas por la dieta[1]. Menos carne equivale a más salud.

CARNE LIMPIA

Cuando mi nutricionista me recomendó que volviera a introducir en mi dieta algo de proteína animal limpia (ecológica y criada en pastos o silvestre), eso me motivó a revisar las leyes alimentarias ordenadas por Dios a los israelitas, que se detallan en el Levítico de la Biblia. Eran unas leyes en las que se especificaban los animales que podían comer y cuáles eran «impuros» y, por tanto, estaba prohibido comerlos. Había leído estas leyes alimentarias muchas veces a lo largo de mi vida y nunca las había entendido realmente. Sin embargo, tras examinarlas e investigarlas con más atención, descubrí por qué las había promulgado Dios.

Les dijo a los israelitas que solo podían comer animales terrestres con pezuña hendida que rumien su comida, lo que incluye a las vacas, las cabras, las ovejas y los ciervos, pero excluye a los perros, los gatos, los roedores, los conejos, los cerdos, los caballos y las serpientes. También podían comer cualquier animal acuático con aletas y escamas, lo que incluye a la mayoría de los peces, pero excluye a los reptiles, el marisco, los delfines, las focas y las ballenas. Se permitía el consumo de aves como el pollo, el pavo, el pato y el faisán, pero las de presa y las carroñeras, como águilas, cuervos, halcones y buitres estaban prohibidos. Si nos fijamos, existe un hilo conductor. Los animales terrestres y las aves que se podían comer eran fundamentalmente herbívoros que comían plantas e insectos, pero que no mataban ni comían otros animales.

Dios, en su infinita sabiduría, prohibió a los israelitas que comieran la mayoría de los animales depredadores y los carroñeros carnívoros. Tampoco les permitió beber la sangre de *ningún* animal. Lo que sabemos hoy en día, gracias a la ciencia, es que estas normas tienen en realidad mucha lógica. La carne de los animales carnívoros y toda la sangre animal pueden contener grandes cantidades de virus, bacterias, parásitos, patógenos y hierro hemo. Prohibir taxativamente todos estos alimentos resultaba mucho más sencillo que intentar enseñar las complejidades de la biología y la anatomía.

CARROÑEROS

Los carroñeros son animales que comen los restos de otros animales muertos. Entre estos están algunas aves, como los buitres, y también los cerdos y el marisco. Aunque los cerdos son muy listos y pueden ser unas mascotas estupendas, son los basureros de la naturaleza y pueden comer cualquier cosa, lo que incluye animales muertos putrefactos y sus propias heces. No sudan y almacenan en la grasa la mayor parte de las toxinas que ingieren. Las barbacoas son especialmente malas por las sustancias carcinógenas que se crean durante el ahumado.

También los mariscos limpian su entorno. Absorben las toxinas y la contaminación de ríos, lagos y océanos. El polonio, un subproducto del uranio, ha contaminado los mares del mundo como consecuencia de las pruebas de armas nucleares, los submarinos nucleares hundidos, los satélites, las baterías de isótopos y los desechos de las plantas nucleares [2]. La mayor parte de nuestra exposición al polonio radiactivo procede de la ingesta de pescado y marisco, porque estos productos radiactivos se acumulan en el tejido de los peces. Cuanto más alto esté un pez en la cadena alimentaria, más tóxico resulta. Los investigadores han descubierto que un solo plato de mejillones provoca un pico del 300 por ciento en los niveles de polonio del semen humano [3].

Una cantidad catastrófica de residuos radiactivos procedentes del accidente de Fukushima, en Japón, acabó en el océano

Pacífico. Varios días después de la catástrofe se detectaron niveles bajos de yodo y cesio radiactivos en la lluvia y en el agua potable de Estados Unidos, y también en muestras de hierba y leche. El yodo radiactivo encontrado en las muestras de leche de San Francisco era diez veces más alto que el límite legal y los niveles más elevados de yodo radiactivo en el agua de lluvia se observaron en Boise (Idaho). La Tokyo Electric Power Company admitió en agosto del 2013 que se habían filtrado de los tanques de almacenamiento unas trescientas toneladas de agua sumamente radiactiva, pero algunos científicos creen que fue mucha más. Investigadores de la Universidad de Stanford, en Estados Unidos, comprobaron que el atún rojo del Pacífico estaba transportando desde Fukushima desechos radiactivos a través del océano Pacífico Norte en su migración de Japón a California[4]. Los análisis revelaron que la carne de atún del Pacífico contenía diez veces más núclidos radiactivos después del desastre de Fukushima, además de grandes cantidades de mercurio. Otros carroñeros que debemos evitar son el bagre, el cangrejo de río, la gamba, el cangrejo de mar, la langosta, el mejillón, el calamar y el pulpo.

Los israelitas tenían unas leyes alimentarias que especificaban qué animales podían comer y cómo debían preparar la carne. Es lo que se conoce como carne kosher. El animal debe estar libre de enfermedades y lesiones y debe ser sacrificado de un modo que, si se realiza correctamente, es instantáneo y no provoca dolor. Después de escurrir toda la sangre y eliminar la grasa interna, la carne se pone a remojo en agua limpia durante treinta minutos y se deja secar al aire. A continuación, se sala durante una hora para extraer los restos de sangre. Luego se lava tres veces en agua fría y limpia para eliminar la sal, se seca, se corta y se envasa.

La carne más limpia, sana y humanitaria que puedes comer es la de animales silvestres capturados o cazados y preparados según el método kosher, o la de animales criados con pastos de forma ecológica también kosher. Si incluyes una pequeña cantidad de proteína animal en tu dieta, esta es la mejor manera de limitar tu exposición a las toxinas potencialmente dañinas y al hierro hemo de la carne.

PATÓGENOS, VIRUS Y BACTERIAS... ¡AY, DIOS!

Una de datos asquerosos. En el año 2013, la revista *Consumer Reports* descubrió bacterias fecales en más de la mitad de la carne picada cruda de pavo y las hamburguesas analizadas. Algunas muestras albergaban otros gérmenes como salmonela y *Staphylococcus aureus*. El 99 por ciento de las muestras tenían una o más de las cinco bacterias perjudiciales que se buscaban. El 60 por ciento tenían *E. coli*. Sorprendentemente, el pavo ecológico picado estaba igual de contaminado por bacterias que las variedades convencionales. Y casi todos los organismos patógenos que descubrieron eran resistentes a los antibióticos, a excepción de los encontrados en carne de pavo ecológico o criado sin antibióticos[5].

Pero esto no sucede solo con el pavo. El Informe sobre la Carne al Por Menor publicado por la FDA en febrero del 2013 reveló que el 81 por ciento de la carne de pavo, el 69 por ciento de las chuletas de cerdo, el 55 por ciento de la carne de vacuno picada y el 39 por ciento del pollo troceado de los supermercados estaban infectados con una superbacteria resistente a los antibióticos llamada *Enterococcus*, que es también la tercera causa de infecciones en los hospitales. Este informe descubrió asimismo que el 74 por ciento de la carne de ave contenía salmonela resistente a los antibióticos[6].

En los últimos años ha aumentado la preocupación por el incremento de las infecciones bacterianas resistentes a los antibióticos en los seres humanos. Este problema está provocado en parte por el abuso descontrolado de antibióticos en la industria cárnica. Se están administrando grandes dosis de antibióticos al ganado para evitar que enfermen en las condiciones insanas de las instalaciones ganaderas industriales en las que viven. Casi el 80 por ciento de los antibióticos que se venden se emplean en el ganado de carne. Unos quince millones de kilos de antibióticos se usan cada año para animales, cuatro veces más de los que se usan para los seres humanos[7]. La forma más simple y evidente de protegerte frente a una exposición innecesaria a los antibióticos es dejar de comprar y comer carne procedente de explotaciones ganaderas industriales.

En lo que respecta al contenido bacteriano, la carne picada es la peor. La carne de hamburguesas puede contener hasta cien millones de bacterias por cada pieza de cien gramos. Por eso se recomienda tanto que se consuman muy cocidas. Pero incluso cuando la carne está completamente cocida, las bacterias muertas siguen segregando endotoxinas a la sangre y provocan una respuesta inflamatoria inmediata en todo el cuerpo que genera rigidez en las paredes arteriales e inflamación en los pulmones[8, 9]. Esta reacción suele durar entre cinco y seis horas, por lo que comer productos de origen animal tres veces al día mantiene al cuerpo en un estado de endotoxemia o inflamación leve crónica que puede acabar provocando un montón de enfermedades, entre las que se incluyen la enfermedad de Crohn, las cardiopatías, la diabetes y el cáncer.

LA CARNE COCIDA ES MÁS SEGURA... Y MÁS PELIGROSA

Y por si todas estas endotoxinas bacterianas no fuesen suficientemente peligrosas, la cocción de la carne libera unas sustancias mutagénicas denominadas aminas heterocíclicas (HA) e hidrocarburos aromáticos policíclicos (HAP). Son sustancias químicas cancerígenas que se forman cuando la carne muscular de vacuno, cerdo, pescado o pollo se cocina a temperaturas elevadas, como sucede en la barbacoa, el asado, la fritura o la parrilla a la llama. Tanto las HA como los HAP están relacionados con diversos cánceres, entre los que se encuentran los de riñón, colorrectal, de pulmón, de próstata y pancreático[10, 11, 12, 13, 14]. En un estudio amplio se descubrió que las personas con un consumo más elevado de carne cocinada a temperatura elevada tenían un 70 por ciento más de riesgo de desarrollar cáncer de páncreas que las que consumían menos carne bien hecha[15]. El beicon frito y el pescado frito son los que tienen mayor concentración de estos mutágenos, unas cinco veces más que el vacuno y el pollo. Este último, si se cocina sin piel, tiene el doble de mutágenos que cuando se cuece con ella.

La carne medio hecha contiene dos tercios menos de componentes cancerígenos que la muy hecha[16], pero comer carne que no está bien cocida supone un riesgo de exposición a bacterias vivas como la salmonela y la *E. coli*. Hervir la carne (en estofados y sopas, por ejemplo) es el método de cocción más seguro, porque mata las bacterias sin generar sustancias carcinógenas. Últimamente se han hecho unos descubrimientos fascinantes en el mundo de la ciencia de la nutrición acerca de las formas más seguras de cocinar la carne.

HIERBAS Y ESPECIAS AL RESCATE

En numerosos estudios, los investigadores han descubierto que adobar la carne con diversas hierbas y especias antes de cocinarla bloquea la formación de aminas heterocíclicas e hidrocarburos aromáticos policíclicos. En uno de ellos se observó que un adobo compuesto por ajo, jengibre, tomillo, romero y guindilla reducía la producción de HA un 90 por ciento en el vacuno frito[17]. Otro estudio que comparaba distintos adobos sobre filetes de vacuno a la parrilla reveló que el de pimentón, pimiento rojo, orégano, tomillo, pimienta negra, ajo y cebolla reducía las HA un 57 por ciento. Un adobo de hierbas a base de orégano, albahaca, ajo, cebolla, jalapeño, perejil y pimiento rojo redujo las HA un 72 por ciento. Otro que contenía tomillo, pimiento rojo, pimienta negra, pimienta de Jamaica, romero y cebollino las redujo un 88 por ciento[18]. Un tercer estudio publicado en *Food Control* reveló que el simple zumo de limón podía reducir el contenido de HAP hasta en un 70 por ciento[19]. Por eso, adoba siempre la carne antes de cocinarla.

COMBATE LOS RADICALES LIBRES CON HIERBAS Y ESPECIAS

Los radicales libres están producidos por el estrés oxidativo de elementos externos como la radiación o los factores contaminantes y son también subproductos tóxicos del metabolismo celular normal; son, como si dijéramos, los gases de escape del coche. Dañan las células, las proteínas y el ADN, y son los causantes de enfermedades como el cáncer, el alzhéimer y el párkinson. Nuestro cuerpo está constantemente neutralizándolos con los antioxidantes que produce, como el glutatión y la superóxido dismutasa, y los que ingerimos. Cuantos más obtengamos de la comida cada día, mejor. Los alimentos vegetales contienen una gran abundancia, pero las hierbas y especias son las que poseen las concentraciones más altas y constituyen una forma fácil de reforzar los beneficios para la salud de cualquier comida. Las «siete magníficas» del mundo de las especias, las que tienen un contenido más elevado de antioxidantes, son el clavo, la menta, la melisa, la pimienta de Jamaica, la mejorana, la canela y el orégano.

Consejos y trucos para las batatas

> Espolvorea un poco de canela y pimienta de Jamaica sobre una batata para que su poder antioxidante sea mayor que el que se obtiene a lo largo de una semana a base de comidas occidentales.
> Las batatas crudas están deliciosas; no tienes más que cortarlas en rodajas y mojarlas en hummus.
> Las batatas crudas contienen más antioxidantes que las cocidas, y las hervidas, más que las asadas.
> Cómete siempre la piel. Tiene unas diez veces más antioxidantes que la carne.

¿LA CARNE PROVOCA CÁNCER?

Uno de los mayores estudios prospectivos que se han realizado sobre la relación entre la dieta y el cáncer reveló que la incidencia de todos los cánceres combinados es menor entre los vegetarianos que entre los carnívoros[20]. Las carnes procesadas, como el beicon, las salchichas, el jamón y las salchichas de Frankfurt, están clasificadas como carcinógenos del grupo 1, lo que significa que existen evidencias muy importantes de que provocan cáncer, sobre todo colorrectal. Las carnes rojas, como el vacuno, el cordero y el cerdo, se clasifican como causas «probables» de cáncer y se han relacionado con los de próstata y páncreas. Existen muchos estudios que relacionan el consumo de proteínas y grasas animales con el aumento del riesgo de determinados cánceres.

Sin embargo, los seres humanos llevamos miles de años comiendo carne. Así es, pero nuestros hábitos de nutrición y nuestros sistemas alimentarios son muy distintos de los de nuestros antepasados. Los habitantes del mundo occidental consumimos el doble de carne que nuestros bisabuelos e incluso más que muchas de las poblaciones con menores tasas de cáncer de hoy en día. Además, la carne procesada y procedente de ganaderías industriales que comemos contiene unos niveles más altos de grasa, hormonas del crecimiento y contaminantes. Si consideramos el hecho de que la mitad de los hombres y un tercio de las mujeres de los países occidentales van a desarrollar un cáncer a lo largo de su vida, resulta lógico imitar la dieta de los pueblos con unas tasas más bajas y reducir nuestra exposición a la mayor cantidad posible de agentes que favorezcan la enfermedad.

Nuestros cuerpos son bombardeados a diario con toxinas procedentes de tres fuentes: el medioambiente, los alimentos y los productos que utilizamos. Tenemos un control muy limitado sobre nuestra exposición a las toxinas medioambientales, muchas de las cuales son indetectables, pero sí que podemos controlar totalmente lo que metemos en nuestro cuerpo y lo que ponemos sobre él. El objetivo es reducir la carga tóxica. Estoy convencido de que evitar todo tipo de productos de origen animal es esencial para todo aquel que esté intentando revertir una enfermedad crónica como el cáncer.

Pero, aunque no tengas cáncer, reducir el consumo de alimentos procesados y comer menos carne y más alimentos vegetales puede producir un efecto significativo en tu salud a corto y largo plazo. El gurú económico Dave Ramsey es famoso por haber dicho: «Vive ahora como no vive nadie más para así poder más tarde *vivir* como nadie». Y lo mismo podemos decir con respecto a la salud. Si vives y comes como lo hace todo el mundo, lo más probable es que contraigas sus mismas enfermedades crónicas.

Buscar una solución rápida es un rasgo propio de la naturaleza humana; queremos saber qué podemos consumir para estar sanos, pero la salud y la enfermedad crónica no se deben a una única causa. Los científicos han estudiado poblaciones de todo el mundo y han observado una y otra vez que las personas con una menor incidencia de enfermedades crónicas y una vida más larga siguen dietas tradicionales a base de vegetales y alimentos integrales naturalmente ricas en verduras feculentas y que contienen una gran abundancia de vitaminas, minerales, enzimas, antioxidantes y fitonutrientes. La mayoría de las dietas tradicionales o ancestrales contienen pocos productos de origen animal y ningún alimento procesado. Tal y como desvela el proyecto de las zonas azules de la National Geographic Society, las poblaciones que viven más años en todo el mundo siguen una dieta con un 95 por ciento de alimentos vegetales por término medio. Eso equivale a consumir productos animales entre unas pocas veces a la semana y unas pocas veces al mes. Si vives y comes tal y como lo hacen las personas sanas con un promedio de vida más alto, puedes esperar disfrutar de salud y una vida larga libre de la mayoría de las enfermedades crónicas que sufre casi todo el resto del mundo.

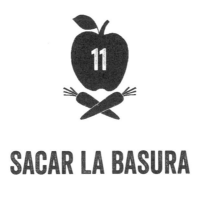

SACAR LA BASURA

La basura entra y la basura sale.

Anónimo

EL HÍGADO ES LA MÁQUINA DEPURADORA DEL CUERPO y un componente fundamental del sistema inmunitario. Procesa prácticamente todas las toxinas que entran en nuestro cuerpo. Un hígado sobrecargado y enfermo puede dar lugar a un cuerpo enfermo, a un sistema inmunitario debilitado y a un entorno que permite prosperar a las células cancerosas. Por eso resulta lógico reducir su carga de trabajo y la del resto del cuerpo reduciendo o eliminando la exposición a toxinas innecesarias. La conciencia abrumadora de la cantidad de cosas potencialmente tóxicas que tenemos a nuestro alrededor puede inducir al principio algo de ansiedad y paranoia, pero no dejes que el miedo te invada y te paralice. Sencillamente, prepara una lista de cosas que debes hacer y empieza a limpiar tu vida. El objetivo es reducir la carga tóxica, y todo lo que se haga aporta, por pequeño que sea.

En primer lugar, debes saber que tu cuerpo está constantemente depurándose: cuando haces pis, cuando haces caca, cuando sudas y cada vez que exhalas. Además, se depura mucho más rápido cuando dejas de contaminarlo. El tabaco es el principal causante del cáncer. Si fumas, deja de hacerlo. Aunque el uso de cigarrillos electrónicos, lo que se conoce como vapear, resulta menos tóxico que el tabaco, también incrementa el riesgo de desarrollar cáncer [1]. Ejercita el músculo de la determinación y rompe tu adicción a la nicotina. Te irá mucho mejor sin ella. Si sigues una dieta occidental, estarás comiendo un montón de cosas tóxicas. Los aditivos, conservantes, aromas, colorantes, edulcorantes y grasas trans son sustancias químicas creadas por el ser humano que tu cuerpo no está preparado para digerir. Eliminar los alimentos procesados y pasarse a una dieta ecológica a base de alimentos vegetales enteros son pasos fundamentales para reducir la carga tóxica y recuperar la salud. Si tomas verduras cultivadas de forma convencional, estás ingiriendo trazas de los pesticidas, herbicidas y fungicidas tóxicos con los que se fumigan. Pasarse a una dieta totalmente ecológica (en la medida de lo posible) es la primera forma para reducir la carga tóxica del organismo. Cuanto menos tenga que trabajar el hígado para depurar toxinas evitables, más capacidad tendrá para depurar las que no se pueden evitar.

En el año 2013, investigadores del MIT (Instituto Tecnológico de Massachusetts) publicaron un estudio demostrando que el Roundup de Monsanto, el herbicida más popular del mundo que se fumiga en cultivos genéticamente modificados y convencionales (no ecológicos), deja residuos de glifosato, sobre todo en el azúcar, el maíz, la soja y el trigo. Según sus descubrimientos, esta sustancia interfiere con las enzimas del citocromo P450, que facilitan la depuración del cuerpo. La inhibición de la depuración realza los efectos dañinos de otras sustancias químicas que transportan los alimentos y de las toxinas medioambientales, y da lugar a diabetes, cardiopatías, autismo, cáncer, infertilidad y otros trastornos [2]. El glifosato es también un xenoestrógeno, es decir, un disruptor endocrino que favorece el crecimiento del cáncer de mama hormonodependiente[3]. Correos electrónicos internos de la FDA obtenidos por el periódico *The Guardian* a través de la Ley de Libertad de Información estadounidense revelaron que un investigador encontró trazas de esta sustancia en todos los alimentos que llevó de su casa para analizarlos excepto en el brécol, y entre otros en las galletas de trigo, el muesli y la harina de maíz[4]. También se ha hallado en diversos cereales, patatas fritas, galletas saladas y dulces, e incluso en el vino y el zumo de naranja. Se utiliza tanto que ha contaminado el agua de lluvia, el agua terrestre y el agua potable.

Todos los años, el Environmental Working Group* publica un informe de los productos más contaminados con pesticidas. La escala se basa en los niveles encontrados en vegetales lavados que publica la FDA y el Programa de Análisis de Pesticidas del Departamento de Agricultura de Estados Unidos. Según sus resultados, podemos disminuir en casi un 80 por ciento nuestra exposición a los pesticidas evitando sencillamente las doce frutas y verduras más contaminadas, lo que se conoce como la «docena sucia».

Un estudio publicado en el *Journal of Environmental Research* reveló que, después de solo siete días de hacer una dieta ecológica, los niveles del pesticida dialquil fosfato (DAP) en la orina de adultos disminuyeron un 89 por ciento. El DAP conforma entre el 70 y el 80 por ciento de los pesticidas organofosforados[5]. En un estudio similar, los investigadores observaron también una disminución drástica en los niveles de insecticidas y herbicidas en la orina infantil tras solo cinco días de dieta ecológica[6].

---

* Grupo de Trabajo Medioambiental, organización estadounidense sin ánimo de lucro especializada en la investigación y defensa de temas relacionados con la agricultura y el medioambiente. *(N. de la T.)*

Productos que deben ser ecológicos:

Manzanas, apio, tomates cherry, pepinos, uvas, pimientos picantes, nectarinas, melocotones, patatas, espinacas, fresas, pimientos morrones, col crespa (kale), berza, calabaza, maíz y bayas.

Productos que no importa tanto que no sean ecológicos:

Espárragos, aguacates, repollo, melón, berenjenas, pomelos, kiwis, mangos, champiñones, cebollas, papayas (evita las hawaianas porque son transgénicas), piñas, guisantes, batatas y sandía.

La forma más eficaz de lavar las frutas y las verduras para eliminar los pesticidas parece ser una solución de agua y sal al 10 por ciento: una parte de sal por nueve de agua[7].

COMPRUEBA LA ETIQUETA

Si no puedes permitirte comprar frutas y verduras ecológicas o no tienes acceso a ellas, no por eso debes dejar de tomar toneladas de ellas. Los beneficios de la abundancia de vitaminas, minerales, antioxidantes, enzimas y fitonutrientes que aporta una dieta rica en frutas y verduras superan cualquier riesgo.

LA SOLUCIÓN A LA CONTAMINACIÓN ES LA DILUCIÓN

Aproximadamente el 60 por ciento de nuestro cuerpo es agua. Es el elemento más importante de nuestro organismo. Dependiendo de tu metabolismo y de la cantidad de grasa corporal que tengas, puedes pasar entre muchas semanas y muchos meses sin comida, pero solo podrías vivir una o dos semanas sin agua. Esta mezcla de hidrógeno y oxígeno es esencial para la vida y para todos los órganos del cuerpo, en especial para eliminar toxinas.

Por eso es de una importancia vital introducir agua limpia en nuestro cuerpo. Y en grandes cantidades. Lo ideal es tomar dos litros (medio galón) de agua purificada al día (el zumo también suma). Aunque el agua del grifo está relativamente limpia, y sin duda es mejor que las bebidas azucaradas, puede contener cientos de sustancias contaminantes, como plomo, cobre, bacterias, desechos químicos y aguas residuales. Y aun en el caso de que esté completamente libre de contaminantes, lo más probable es que contenga cloro y, en algunos casos, flúor. El cloro se añade para matar las bacterias, y eso es bueno. Sin embargo, al final nos lo acabamos bebiendo, y eso es malo. El flúor se añade al agua potable en pro de la salud dental, pero el que se emplea no se obtiene de fuentes naturales ni es de grado farmacéutico.

CONSEJO:

Las frutas y verduras de piel fina tienen más capacidad para absorber los pesticidas que las de piel gruesa. Una buena norma general, si andas mal de dinero, es la siguiente: si puedes comer la piel de un producto, cómpralo ecológico. Si no puedes comerte la piel, el convencional puede servir.

Las ciudades en las que se añade flúor al agua tienen tasas de caries y de muertes por cáncer más altas que las de aquellas en las que no se hace. El 98 por ciento de las ciudades de Europa Occidental han rechazado la fluoración del agua y los dientes de sus niños están tan sanos como los de los estadounidenses. Desde 1997, la FDA exige que todos los dentífricos con flúor que se vendan en Estados Unidos lleven este aviso:

Mantener fuera del alcance de niños menores de seis años. Si de forma accidental tragas más de la cantidad empleada para cepillar los dientes, busca ayuda profesional o llama inmediatamente a un centro de control de venenos.

Esto se debe a que un tubo de dentífrico contiene flúor suficiente para matar a un niño pequeño, y no es raro que estos traguen algo de pasta mientras se cepillan los dientes. Pero incluso en el caso de que no traguemos la pasta, el flúor sigue pasando directamente al torrente sanguíneo a través de los capilares que tenemos debajo de la lengua.

El suministro de agua de algunas ciudades está fluorado y en muchos casos con ácido hidrofluorosilícico [8], un producto de desecho de la fabricación de fertilizantes fosfatados que a menudo está contaminado con arsénico, metales pesados y radioisótopos. En Estados Unidos, desde 1999 son más de sesenta las comunidades que han rechazado la fluoración.

El flúor es un ingrediente de algunos medicamentos como el Paxil, el Prozac, el Flonase y el Flovent. La mayoría de los cultivos comerciales se riegan con agua fluorada y lo absorben. Los zumos de fruta elaborados a partir de concentrados se reconstituyen con agua fluorada. Y el agua embotellada, aunque esté filtrada, suele contener flúor, a menos que sea agua de manantial auténtica. Las empresas embotelladoras no tienen la obligación de desvelar el tipo de filtración que utilizan, si es que emplean alguno. Y no te creas eso de «manantial natural de montaña»; muchas compañías están sencillamente vendiendo agua del grifo que puede verse luego todavía más contaminada por los disruptores hormonales químicos que lixivia el plástico de la botella. Un estudio realizado en el 2018 reveló que el 93 por ciento de las marcas de agua embotellada analizadas estaban contaminadas con hasta diez mil micropartículas de plástico por litro. Y la que tenía los niveles más altos era el agua embotellada Pure Life de Nestlé[9].

Cocinar con agua del grifo también resulta problemático porque concentra el flúor y demás sustancias contaminantes, algunas de las cuales se fijan a las verduras que vas a comer. La mejor forma de conservar los nutrientes de los alimentos es hacerlos al vapor, pero, si quieres hervirlos, asegúrate de usar agua purificada y de guardar el agua para hacer sopa.

CONOCE A LOS HALOGENUROS: UNOS HUÉSPEDES DE TU CUERPO A LOS QUE NADIE HA INVITADO

Muchas personas sufren en la actualidad problemas de tiroides por culpa del flúor, el cloro y el bromo. Estos tres halogenuros tóxicos desplazan el yodo del tiroides, contaminan esta glándula y acaban alterando su capacidad para funcionar correctamente. El tiroides regula el sistema endocrino e influye directamente sobre la salud de las mamas, los ovarios, el útero y la próstata. El flúor y el cloro están presentes en el agua que bebemos y con la que nos bañamos, así como en la mayoría de las bebidas que se venden hoy en día. El bromo es un retardante de llama con el que se tratan los muebles, colchones y alfombras para impedir que ardan. También se emplea en los alimentos procesados como aceite vegetal bromado y bromato de potasio, y en medicamentos.

> **CONSEJO:**
> Tu cuerpo absorbe cloro cuando te duchas. Instala un filtro para eliminarlo.

El aceite vegetal bromado está prohibido en más de cien países (pero no en Estados Unidos) y se encuentra sobre todo en refrescos y bebidas deportivas, como Gatorade, Powerade, Mountain Dew, Squirt y Fresca. Se ha relacionado con graves daños orgánicos, trastornos hormonales, disfunción tiroidea, defectos congénitos, problemas en el desarrollo cerebral y el crecimiento de los niños, esquizofrenia, pérdida de audición y cánceres de mama, tiroides, estómago, ovario, útero y próstata. A principios del 2013, y como consecuencia de la presión popular, Pepsi accedió a eliminarlo del Gatorade.

El bromato de potasio (harina bromada) se emplea en muchos productos de repostería para acelerar el proceso de horneado. Decolora la masa y la hace artificialmente blanca y esponjosa. A principios de los años ochenta, investigadores japoneses empezaron a publicar estudios que demostraban que el bromato de potasio puede provocar en roedores cáncer de tiroides, de riñón y de otros tipos. Muchos países, entre los que se incluyen la Unión Europea, China y Brasil, tomaron en serio estos estudios y prohibieron el bromato de potasio en la alimentación. Por lo que respecta a Estados Unidos, el estado de California exige que en las etiquetas de los productos que lo contengan se indique lo siguiente: «El bromato de potasio es un aditivo alimentario innecesario y potencialmente dañino que debe evitarse».

CARNE Y PRODUCTOS LÁCTEOS TÓXICOS

La carne y los productos lácteos pueden albergar virus, bacterias y parásitos, y a los animales criados en explotaciones industriales a menudo se les inyectan antibióticos y hormonas y se los alimenta con pienso transgénico artificial para engordarlos. Muchos de los pescados salvajes están contaminados con mercurio, sobre todo los que ocupan la parte alta de la cadena alimentaria, como el atún, el blanquillo, el pez espada o el tiburón.

Por otra parte, los de piscifactoría contienen niveles muy elevados de PCB, un subproducto tóxico industrial. Los productos lácteos, los huevos y la carne también concentran en sus tejidos grasos toxinas medioambientales y residuos de pesticidas[10]. El aluminio es una potente neurotoxina relacionada con el alzhéimer[11]. Quizá te sorprenda saber que la mayor fuente alimentaria de aluminio es el queso. Muchos fabricantes utilizan un aditivo llamado fosfato sódico de aluminio, una forma de sal que realza el sabor y la textura. Sin embargo, no lo verás como ingrediente en ninguna etiqueta porque los fabricantes están autorizados a llamarlo simplemente «sal». Otras formas de aluminio, como el sulfato de aluminio, se emplean a menudo en levaduras en polvo, pepinillos, salsas de pepinillos, harinas y carnes enlatadas. La vida media del mercurio en el cuerpo es de unos dos meses, y lo mismo sucede con el aluminio. Tu cuerpo tiene capacidad para eliminar estos metales pesados, pero tienes que dejar de metérselos.

Los pasos más importantes para una depuración son dejar de meterte toxinas en la boca a través de las bebidas, el tabaco, los alimentos procesados y los productos de origen animal, así como de los medicamentos (consulta con tu médico antes de dejar de tomarlos).

BELLEZA TÓXICA

La piel absorbe lo que le ponemos encima. Las sustancias químicas de las cremas, las lociones, los potingues, los aceites, el maquillaje, el esmalte de uñas, los desodorantes y demás productos de aseo personal son absorbidos por el torrente sanguíneo a través de la piel y circulan por todo el cuerpo. A diferencia de la industria alimentaria, la del cuidado de la piel está muy poco regulada. El rímel tiene trazas de mercurio. El lápiz de labios tiene trazas de plomo. Los polvos de talco se han relacionado con el cáncer de ovario. En un estudio realizado por la Asociación de Consumidores de Productos Ecológicos de Estados Unidos se encontraron trazas del posible carcinógeno 1,4-dioxano en casi la mitad de los productos de aseo personal analizados, aunque no suele aparecer en las etiquetas [12]. Se analizaron productos para el baño, geles de ducha, lociones y jabones para las manos. Las sales de aluminio de los antitranspirantes, que interfieren con los receptores de estrógenos, pueden favorecer el cáncer de mama porque una cantidad desproporcionadamente grande de este tipo de cánceres se producen en el cuadrante externo del tejido mamario más cercano a la axila [13].

La página web del Grupo de Trabajo Medioambiental de Estados Unidos (ewg.org) tiene una base de datos muy amplia de productos de aseo personal clasificados según su toxicidad. Es un sitio estupendo para comprobar si las marcas que estás utilizando son potencialmente tóxicas y para encontrar otras limpias.

Sustancias químicas tóxicas de los productos de aseo personal que debemos evitar

Aquí tienes, por cortesía del Grupo de Trabajo Medioambiental, una lista seleccionada de sustancias químicas tóxicas empleadas habitualmente en productos de aseo personal que debes evitar.

1. **BHA** (butilhidroxiniasol) es un posible carcinógeno para los seres humanos que está presente en los alimentos, en los envases alimentarios y en productos para el aseo personal. En estudios con animales produce daños hepáticos y provoca cánceres de estómago (como papilo-

mas y carcinomas) e interfiere en el desarrollo del aparato reproductor y la función tiroidea (niveles hormonales). La Unión Europea lo considera inseguro en fragancias.

2. **Alquitrán de hulla** y otros ingredientes derivados de él (aminofenol, diaminobenceno, fenilenediamina). Se emplean en tintes para el cabello y en productos capilares especializados para la caspa y la psoriasis. Se ha comprobado que es carcinógeno para los seres humanos. Los estilistas del cabello y otros profesionales expuestos casi a diario a estas sustancias de los tintes tienen mayor riesgo de desarrollar cáncer que muchas otras personas. Europa ha prohibido el uso de muchos de estos ingredientes en los tintes.

3. **Formaldehído y sustancias que liberan formaldehído** (bronopol, DMDM hidantoína, diazolinidil urea y quartenium-15). El formaldehído es un conservante y carcinógeno conocido para los seres humanos que, además, puede provocar asma, es neurotóxico y tóxico del desarrollo. En determinados países, como Estados Unidos, las sustancias que lo liberan se emplean con mucha frecuencia en los productos de aseo personal. Ese es uno de los motivos de que los estadounidenses desarrollen más alergias de contacto a estos ingredientes que los europeos. El edulcorante artificial aspartamo se descompone en el organismo produciendo formaldehído.

4. **Fragancias** es el término genérico que los fabricantes emplean para no revelar ingredientes secretos a sus competidores, pero también es una forma de esconder ingredientes potencialmente tóxicos. Investigaciones recientes del Grupo de Trabajo Medioambiental y de la Campaña en Favor de los Cosméticos Seguros descu-

brieron un promedio de catorce sustancias químicas en diecisiete marcas de fragancia, y ninguna de ellas aparecía en la etiqueta. Las fragancias pueden contener disruptores hormonales y están entre los cinco alérgenos más importantes del mundo. Te recomiendo que compres productos que no las contengan o que hayan sido elaborados por empresas que indiquen todos sus ingredientes en las etiquetas.

5. **Parabenos** (en concreto propyl-, isopropyl-, butyl- e isobutylparabenos). Son conservantes que imitan a los estrógenos y que se emplean con muchísima frecuencia en cosméticos y productos de aseo personal, como champús y acondicionadores. Pueden alterar el sistema endocrino y provocar trastornos reproductivos y del desarrollo.

6. **Polietileno glicol (PEG) y otras sustancias con polietilenos.** Son una familia de agentes acondicionadores y limpiadores con muchos nombres. Estos productos químicos sintéticos están a menudo contaminados con 1,4-dioxano, una sustancia considerada oficialmente como probable carcinógeno para los seres humanos que penetra muy rápido por la piel.

7. **Destilados del petróleo.** Ingredientes cosméticos que se extraen del petróleo y que se encuentran habitualmente en el rímel. Pueden provocar dermatitis de contacto y a menudo están contaminados con impurezas cancerígenas. Se fabrican en las refinerías de petróleo al mismo tiempo que los combustibles para los automóviles, el gasóleo de calefacción y los piensos químicos para el ganado.

8. **Ftalatos.** Están presentes en los cosméticos que aportan color, en las lociones perfumadas, en los jabones corporales, en los productos para el cuidado del cabe-

llo, en el esmalte de uñas y en muchos otros productos. Pueden provocar trastornos endocrinos, toxicidad del desarrollo y reproductiva, toxicidad orgánica y bioacumulación de sustancias tóxicas. Las mujeres embarazadas y lactantes resultan especialmente vulnerables a ellos. Están prohibidos en los cosméticos que se venden en la Unión Europea, pero no en Estados Unidos. Busca marcas libres de ellos y evita productos con «fragancia», porque pueden contenerlos.

9. **Resorcinol.** Es un ingrediente habitual en los productos para teñir y decolorar el cabello. Irrita la piel, es tóxico para el sistema inmunitario y un causante habitual de alergias a los tintes capilares. En estudios con animales se ha comprobado que altera el normal funcionamiento del tiroides.

10. **Triclosán y triclocarbán.** Son pesticidas antimicrobianos presentes en los jabones antibacterianos. El triclosán altera la función tiroidea y las hormonas reproductoras. El uso excesivo puede favorecer el desarrollo de resistencia bacteriana. Ambos son sumamente tóxicos para el medioambiente acuático. La empresa Colgate fue protagonista de muchos titulares de prensa en el 2014 cuando se descubrió que el dentífrico Colgate Total contenía triclosán.

11. **Compuestos de vitamina A** (retinol, palmitato de retinilo, acetato de retinilo). Se emplean muy habitualmente en cremas de protección solar, lociones para la piel, productos para los labios y maquillajes. La luz del sol descompone la vitamina A y genera radicales libres tóxicos capaces de dañar el ADN y de acelerar lesiones cutáneas y tumores en animales de laboratorio.

UNA CAUSA DE CÁNCER JUSTO DEBAJO DE TU NARIZ

Si tienes cáncer, la causa podría estar literalmente debajo de tu nariz, en la boca, concretamente en los empastes de plata que contienen un 50 por ciento de mercurio, el metal no radiactivo más tóxico de la tierra. Cada vez que mueves las muelas al masticar, al cepillártelas, al comer alimentos ácidos y al beber líquidos calientes, se liberan vapores de mercurio. El cuerpo absorbe el 80 por ciento del que inhalas. Cada empaste puede liberar hasta un microgramo de mercurio al día y estos vapores no desaparecen nunca, por muy viejos que sean los empastes. Algunos estudios han revelado que las personas que tienen este tipo de empastes tienen mercurio circulando por la sangre, el cerebro, el hígado, los riñones e incluso en el líquido amniótico y la leche materna. Como consecuencia del uso excesivo se estima que más de ciento veinte millones de estadounidenses tienen una exposición a este mineral que supera los límites de seguridad establecidos por la Agencia de Protección Medioambiental de California [14]. Si tienes dos o más empastes, lo más probable es que te pase lo mismo (para más información, visita la página de la Agencia Internacional de Medicina Oral y Toxicología, iaomt.org).

La postura oficial de la Asociación Dental de Estados Unidos es que los empastes de mercurio son seguros. Se utilizaron por primera vez a principios del siglo XIX, mucho antes de que se publicaran las normas de seguridad. Hoy en día, la Agencia de Protección Medioambiental y la Administración de Seguridad y Salud Ocupacional de Estados Unidos los califican como un desecho peligroso y exigen unos procedimientos de eliminación muy estrictos para prevenir más liberación de mercurio al medioambiente cuando son retirados de la boca de los pacientes.

Si decides sustituir tus empastes de mercurio, evita las amalgamas de resina epoxi con bisfenol-A. El Ensayo de Amalgamas Infantiles de Nueva Inglaterra relacionó este tipo de resinas con un incremento del riesgo de trastornos en la función fisiológica infantil, que incluye problemas de aprendizaje y trastornos de la conducta. Asegúrate de que tu dentista utiliza una resina que no contenga bisfenol-A cuando vaya a ponerte un empaste.

Se estima que la vida media del mercurio en el cuerpo es de unos dos meses[15]. Si se consigue acabar con la exposición a este metal procedente de fuentes como el pescado y los empastes de plata, se calcula que el cuerpo es capaz de depurarse completamente en un año. La terapia oral con DMSA (ácido dimercaptosuccínico) es un protocolo de depuración de mercurio y plomo que puede acelerar el proceso. No debe realizarse sin la supervisión de un terapeuta cualificado.

MERCURIO EN NUESTRA COMIDA

El mercurio se ha abierto camino en nuestros suministros de comida. Casi todos los pescados y mariscos contienen trazas en su cuerpo atrapadas en el tejido graso. Al igual que el polonio, el mercurio va ascendiendo por la cadena alimentaria en un proceso denominado biomagnificación. Cuanto más grande sea el pescado y más tiempo viva, más mercurio tóxico absorbe y, cuando lo comemos, lo asimilamos todo nosotros y se va acumulando en nuestros tejidos. El cuerpo humano tiene capacidad para depurarlo, pero necesita muchos meses para hacerlo y la exposición constante puede, con el tiempo, acabar dando lugar a una acumulación tóxica y llegar a un punto en el que su capacidad para repararse, regenerarse y depurarse correctamente se vea perjudicada, sus funciones dejen de realizarse de la forma correcta y aparezcan los problemas de salud.

El consumo de mercurio a partir del pescado se ha relacionado con daños cerebrales y del sistema nervioso en bebés nonatos y en niños pequeños. Por eso la FDA y la Agencia de Protección Medioambiental aconsejan seriamente a las mujeres embarazadas, a las que vayan a estarlo, a las madres lactantes y a los niños pequeños que no consuman pescado con niveles altos de mercurio, como el atún, el blanquillo, la macarela gigante, el marlín, el reloj anaranjado, el tiburón y el pez espada. Pero el mercurio también envenena a los adultos. En 1969, la FDA determinó que el límite máximo permisible en el pescado era de 0,5 ppm, pero los niveles de mercurio en los peces siguieron aumentando. Por eso, en 1979 elevaron el límite a 1 ppm. En 1984 dejaron de medir el mercurio total y decidieron comprobar solo el metilmercurio. En 1998, la FDA dejó de analizarlo. Por decirlo de una forma comprensible, comer pescado con mercurio como el atún una sola vez por semana puede exceder el límite de seguridad de la FDA y exponerte a más cantidad de este metal que seis vacunas con timerosal.

MI EXPOSICIÓN AL MERCURIO

En cierta ocasión, estando en cuarto de primaria, tuve fiebre y me quedé en casa. Mientras jugaba con mi perro en el cuarto de estar con el termómetro en la boca, me di un golpe en la barbilla contra la mesa y partí el termómetro por la mitad de un mordisco. Era una situación bastante común con los niños y los termómetros de cristal, y por eso ya no los venden. Años más tarde, empezando el instituto, pensé que estaría bien romper «accidentalmente» un termómetro inmenso que había en la mesa del laboratorio de química. Me puse un poco de mercurio en la palma de la mano y dejé que rodara durante unos segundos. Recuerdo que uno de mis compañeros me dijo:

—Creo que no deberías tocar eso.

Entonces lo dejé caer de nuevo sobre la mesa. Cuando lo tenía en la mano me produjo una sensación curiosa porque era sorprendentemente pesado, como una canica líquida. Cuando me diagnosticaron el cáncer de colon, el médico calculó que había estado creciendo en mi cuerpo unos diez años.

EL AIRE FRESCO ESTÁ INFRAVALORADO

Un paso importante para reducir la carga tóxica es eliminar la mayor cantidad posible de toxinas de los dos sitios donde pasamos más tiempo: nuestra casa y el trabajo. Un estudio publicado en el 2018 por la revista *Science* reveló que los compuestos orgánicos volátiles de las pinturas, los barnices, los productos de limpieza y los productos de aseo personal, como el champú, la laca del pelo, el desodorante, la colonia, los ambientadores y los desinfectantes de manos, producen más contaminación del aire que los gases de escape de los automóviles [16]. ¡Y pasamos más del 90 por ciento del tiempo dentro de algún edificio! Según la Agencia de Protección Medioambiental de Estados Unidos, el aire del interior de los edificios puede estar hasta cinco veces más contaminado que el exterior. Entre los contaminantes más habituales están el gas radón, el humo, las esporas de moho y las sustancias orgánicas volátiles procedentes de los productos químicos empleados en la espuma de los muebles y en las telas. El gas radón es la segunda causa de cáncer de pulmón después del tabaco [17]. Existen medidores domésticos que cuestan alrededor de doscientos euros. Y busca también un medidor de mohos.

Los mohos tóxicos pueden provocar infecciones crónicas e inmunosupresión, que causan enfermedades constantes y vulnerabilidad al cáncer. Las velas perfumadas, los inciensos y los ambientadores pueden generar vapores químicos tóxicos y humo. Busca velas elaboradas exclusivamente a base de soja o cera de abeja con mechas de papel o algodón y perfumadas con aceites esenciales. Una opción más segura es perfumar con aceites esenciales, pero algunos pueden ser tóxicos para las mascotas.

Los purificadores de aire ayudan a limpiar el aire de la casa y lo mismo sucede con las plantas. Numerosos estudios han revelado que estas últimas eliminan elementos contaminantes habituales, como el benceno, el tricloroetileno, el formaldehído y el amoniaco. Algunas de las mejores son el espatifilo, el helecho común, el bambú, la rapis excelsa, la gerbera y diversos tipos de drácenas. Para que la filtración del aire sea óptima, la NASA recomienda poner una planta por cada nueve metros cuadrados (cien pies cuadrados) de superficie interior [18, 19]. Eso sí, antes de llevar plantas nuevas a tu casa, asegúrate de que no son tóxicas para las mascotas.

LIMPIA TUS PRODUCTOS DE LIMPIEZA

Muchos productos de limpieza doméstica contienen ingredientes nocivos y tóxicos que se absorben por la piel y se asimilan al inhalar los vapores que desprenden. Un estudio de ocho años realizado con más de cincuenta y cinco mil enfermeras estadounidenses reveló que aquellas que utilizaban desinfectantes para limpiar superficies al menos una vez a la semana mostraban un incremento de entre el 24 y el 32 por ciento de desarrollar enfermedad pulmonar obstructiva crónica, enfisema, bronquitis y asma comparadas con las que los utilizaban con menos frecuencia [20]. Las principales sustancias químicas limpiadoras vinculadas con daños pulmonares en el estudio fueron el glutaraldehído, un desinfectante empleado para el instrumental médico, y la lejía, el agua oxigenada, el alcohol y las sustancias a base de amoniaco que están presentes de forma habitual en los limpiadores domésticos.

Un estudio realizado en Noruega en el 2018 reveló que las mujeres que utilizaban productos de limpieza en su casa al menos una vez por semana o que trabajaron en la limpieza durante veinte años mostraban daños pulmonares importantes, equivalentes a fumar veinte cigarrillos al día, en comparación con aquellas que no limpiaban su casa [21]. Las que trabajaban limpiando eran las que presentaban mayores daños y una disminución más acusada en la función pulmonar. Para prevenir los daños que provocan las sustancias químicas limpiadoras fuertes en los pulmones, los científicos que dirigieron la investigación aconsejaron utilizar paños de microfibra y agua en lugar de productos químicos fuertes.

Hasta los detergentes para la ropa y los suavizantes para la secadora pueden contaminar el hogar. Un análisis de los gases producidos por lavadoras domésticas encontró más de veinticinco sustancias orgánicas volátiles, entre las que se encontraban siete contaminantes aéreos peligrosos como el acetaldehído y el benceno, dos carcinógenos conocidos [22].

Te recomiendo que sustituyas los limpiadores químicos domésticos, los detergentes para la ropa y sobre todo los lavavajillas por productos naturales, no tóxicos, biodegradables y ecológicos. El jabón natural o de Castilla es uno de nuestros favoritos. Puedes usarlo en la ducha. Puedes fregar los platos con él. Puedes usarlo para limpiar la casa. Puedes incluso cepillarte los dientes con él.

¿TIENES UN TRABAJO TÓXICO?

En el año 2009, un estudio ocupacional del riesgo de cáncer de quince millones de personas de Dinamarca, Finlandia, Islandia, Noruega y Suecia reveló un aumento del riesgo de cáncer en aquellas que trabajan con bebidas y tabacos y en los fontaneros, marinos, mecánicos, operadores de motores, mineros, deshollinadores y empleados de algunas fábricas. Estas profesiones implican trabajar entre humos, hollín, polvo o vapores químicos. Los estilistas y trabajadores de peluquerías también tienen un riesgo elevado por su exposición a los agentes químicos de productos de cuidado del cabello, como alisadores, decolorantes, tintes, perfumes y esmaltes de uñas. Los camareros sufren un riesgo elevado de cáncer de pulmón por el consumo y exposición al tabaco, y de hígado por el consumo de alcohol[23]. Según este estudio, las ocupaciones con menos riesgo de cáncer son los granjeros, jardineros y profesores. Sin embargo, los ganaderos no tienen tanta suerte. Muchos estudios han relacionado a los criadores de aves, vacas y cerdos con un riesgo elevado de cáncer de la sangre[24, 25].

Depurar el lugar de trabajo puede resultar complicado. A menos que seas el jefe, quizá no tengas posibilidad de mejorar la calidad del aire. Puede resultar útil poner varias plantitas o incluso un purificador de aire de mesa en tu oficina o cubículo. Si estás rodeado de humos tóxicos, quizá haya llegado el momento de empezar a buscar otro empleo.

ELECTROCONTAMINACIÓN

El cuerpo humano es una máquina orgánica impulsada por la electricidad, y las células se comunican entre sí mediante impulsos eléctricos. El cerebro le dice al corazón que lata. El estómago le dice al cerebro que tienes hambre. La piel envía al cerebro información acerca de la textura, la temperatura y el peso de los objetos que tocas, y así sucesivamente. El sistema nervioso central es una especie de internet. Es el conductor de trillones de mensajes que se transmiten entre las células, los órganos y el cerebro para mantener el funcionamiento correcto del cuerpo. Cuando nos cortamos, la zona herida envía señales de dolor y el cuerpo responde con refuerzos para coagular la sangre, combatir la infección, sellar la zona y reconstruir los tejidos dañados.

Cuando una corriente eléctrica fluye a través de un objeto, genera un campo electromagnético y, exactamente igual que sucede con un cableado eléctrico o un equipo electrónico, nuestros cuerpos están rodeados por uno. Conducimos electricidad y radiofrecuencias y por eso, cuando nos acercamos a una antena de televisión o la tocamos, la imagen puede verse afectada. Nuestro cuerpo funciona con electricidad, pero no toda la electricidad es buena para nosotros.

Electrocontaminación es un término acuñado para describir nuestra creciente exposición a frecuencias electrónicas invisibles y dañinas utilizadas por el hombre en el mundo moderno. Existen cinco tipos básicos de frecuencias electrónicas:

➤ **Frecuencia extremadamente baja**: tendidos eléctricos.
➤ **Radiofrecuencia**: señales de radio y televisión, microondas y dispositivos inalámbricos.
➤ **Frecuencias intermedias**: las que emiten los electrodomésticos y los circuitos eléctricos.
➤ **Alta frecuencia**: radiación ionizante, rayos X, TAC y PET.
➤ **Electricidad sucia**: la combinación dañina de frecuencias distorsionadas de diversas fuentes electrónicas del hogar, las oficinas, los colegios y muchos otros lugares.

Según las investigaciones y las hipótesis del doctor Samuel Milham, la adopción generalizada de la electricidad en nuestros hogares se correlaciona con el aumento del cáncer, las cardiopatías, la diabetes e incluso el suicidio. La incidencia de todas estas enfermedades era mucho más baja en zonas rurales antes de que fueran electrificadas, y en los años siguientes a la electrificación se produjo un aumento claro[26]. En 1979 se publicó un estudio realizado por Leeper y Wertheimer que mostraba la correlación entre vivir cerca de campos magnéticos fuertes emitidos por tendidos eléctricos residenciales y el riesgo de cáncer infantil[27]. Desde entonces, unos estudios han mostrado también un incremento del riesgo de cáncer, mientras que otros no han encontrado ningún aumento. Dos estudios agrupados y un metaanálisis revelaron un incremento de entre 1,4 y 2 del riesgo de leucemia en niños expuestos en su casa a campos electromagnéticos de 0,3 µT o más. Sin embargo, según el Instituto Nacional del Cáncer de Estados Unidos, la cantidad de niños expuestos a campos electromagnéticos de este nivel en los estudios combinados se considera demasiado pequeña para ser estadísticamente significativa. Dada la falta de evidencia concluyente en ambos sentidos, yo creo que resulta lógico seguir el principio de precaución e intentar reducir la exposición a frecuencias electromagnéticas potencialmente dañinas, y no vivir cerca de tendidos eléctricos es un buen primer paso.

Las frecuencias de microondas producidas por dispositivos inalámbricos de 2,4 GHz han sido identificadas como una amenaza importante para la salud humana. Numerosos estudios repetidos han relacionado la radiación inalámbrica con el estrés oxidativo, los daños en el ADN, la desregulación hormonal, la disminución de melatonina y las alteraciones del sueño, el desarrollo cerebral infantil, la sobrecarga de calcio y la infertilidad masculina[28].

Si vives cerca de una zona industrial, puedes estar expuesto a niveles más altos de contaminación del aire y del agua. Y es posible que exista una contaminación significativa cerca de tu casa de la que no eres consciente. Te sugiero que investigues si existe riesgo de desechos tóxicos. Comprueba también si vives en un área con una tasa de cáncer más alta de lo normal. En algunas regiones, esta tasa está por encima de la media y en otras, por debajo[29]. Si vives en una con una tasa muy alta, si muchos vecinos desarrollan la enfermedad o si se la diagnostican a más de una persona de tu casa, quizá te vendría bien alejarte cuanto antes.

Cómo reducir la exposición perjudicial a la frecuencia extremadamente baja en tu casa

➤ Al igual que la luz, la frecuencia extremadamente baja puede interferir con la producción de melatonina en el cuerpo. No pongas a cargar el teléfono móvil en la mesilla al lado de la cama.

➤ Apaga el wifi por la noche o cuando no lo estés usando. Los *routers* inalámbricos más modernos suelen tener interruptores para la señal de wifi y algunos pueden incluso controlarse con el móvil. Si el tuyo no tiene interruptor, un truco barato es enchufarlo a un programador horario para que se apague automáticamente a una hora concreta.

➤ Las bombillas fluorescentes generan más frecuencia extremadamente baja que las normales, producen luz azul dañina y están llenas de vapor de mercurio tóxico. Las led generan menos frecuencia extremadamente baja, pero también producen luz azul que debes evitar por la noche. Las mejores son las de incandescencia.

> ➤ Si quieres medir los campos de frecuencia extremadamente baja en tu casa y en el trabajo, puedes utilizar un medidor de Gauss para identificar los «puntos calientes». Eso te permitirá tomar medidas para reducir tu exposición.

Tus células están constantemente enviando y recibiendo mensajes a través de los canales electroquímicos del sistema nervioso, pero las frecuencias electromagnéticas exteriores pueden alterar la comunicación normal entre ellas. Pueden sobrecargarlas y confundirlas con mensajes falsos o incomprensibles, como cuando demasiadas personas intentan hablar al mismo tiempo. Esta interferencia puede alterar la función celular de todo el cuerpo. Cuando estás expuesto a frecuencias extremadamente bajas dañinas, estas pueden perturbar el sistema nervioso y elevar el nivel de hormonas de estrés, lo que da lugar a trastornos del sueño, disminución de la función inmunitaria, enfermedades cardiovasculares, envejecimiento prematuro, trastornos autoinmunes e incluso problemas neurológicos como la depresión. Estas frecuencias dañinas rompen las membranas celulares y generan radicales libres, con lo que provocan daños en el ADN. Pueden alterar la división celular normal, obstaculizar el sistema inmunitario y crear células precancerosas. Si tienes problemas de salud, la electrocontaminación no es probablemente algo que tu médico vaya a tener en cuenta, pero podría estar agravando o incluso provocando tu enfermedad.

¿Y QUÉ PASA CON LA RADIACIÓN DE LOS TELÉFONOS MÓVILES?

Si la radiación de los teléfonos móviles provoca cáncer, entonces resultaría lógico pensar que el uso extendido de estos dispositivos, que empezó a principios de los años noventa del siglo pasado, habría provocado un incremento medible del número de nuevos cánceres cerebrales diagnosticados cada año. Sin embargo, los datos del Programa SEER del Instituto Nacional del Cáncer de Estados Unidos no muestran ningún aumento en la incidencia de cánceres de cerebro o del sistema nervioso central entre los años 1992 y 2015, a pesar del incremento radical que se produjo en el uso de teléfonos móviles en ese tiempo[30].

Pero estas estadísticas no revelan todos los datos. Según un estudio realizado en el Reino Unido en el 2018, los índices de varios tipos de cáncer cerebral han bajado, pero la incidencia anual global de glioblastoma multiforme, el tipo más agresivo de este tipo de cáncer, se ha duplicado desde 1995[31]. Sus autores plantean la posibilidad de que podría deberse a un incremento de la exposición a factores como los rayos X médicos y los TAC, la contaminación o la radiación emitida por los teléfonos móviles.

El Centro Internacional de Investigaciones sobre el Cáncer de la Organización Mundial de la Salud ha clasificado el uso de estos dispositivos como «posiblemente carcinógeno para el ser humano», pero, junto con la Sociedad Estadounidense contra el Cáncer, el Instituto Nacional de Ciencias Medioambientales de la Salud de EE. UU., la FDA, los Centros para el Control y Prevención de Enfermedades y la Comisión Federal de Comunicaciones de Estados Unidos, afirma que no existe suficiente evidencia para relacionar de forma concluyente el uso de teléfonos móviles con los tumores cerebrales.

Dada la falta de evidencia concluyente acerca de la relación entre los móviles y el riesgo de cáncer, sigo creyendo que lo mejor es tomar precauciones. Rara vez me acerco el móvil a la cabeza. Siempre trato de usar el altavoz o unos auriculares y lo tengo lejos del cuerpo siempre que puedo. Lo pongo sobre la mesa cuando estoy trabajando o en el restaurante y en el salpicadero cuando voy conduciendo. También lo pongo en modo avión durante horas, sobre todo si voy a llevarlo mucho rato en el bolsillo. Cuando lo uses, sé consciente de que, cuanto más débil sea la señal, más radiación emite.

AYUNAR

El ayuno fue una parte normal de la vida de muchos de nuestros antepasados por razones religiosas y durante épocas de escasez de comida. Y es un método de depuración muy potente y una buena terapia regenerativa para el cuerpo. Yo lo practicaba con mucha frecuencia mientras me estaba curando del cáncer e hice varios a base de zumo en los que pasaba hasta diez días bebiendo solo zumo de verduras, e incluso otros más cortos a base de agua.

Ayunar ofrece a tu cuerpo un descanso en la digestión, lo que le permite prestar atención a otras cosas que habían sido pasadas por alto. Al cabo de dos o tres días de ayuno a base de agua, el cuerpo pasa de obtener energía quemando glucosa a hacerlo quemando grasa corporal. Es un proceso denominado cetosis. Cuando entras en un estado natural de cetosis a través del ayuno, lo que técnicamente supone una inanición controlada, el organismo deja de realizar las operaciones cotidianas normales y pasa al modo de supervivencia y protección en el que las células dan inicio a un proceso de limpieza interna. Al darse cuenta de que hay escasez de glucosa, las células sanas dejan de intentar crecer y empiezan a romperse y a usar partes viejas y dañadas como combustible. El término científico con el que se conoce este proceso es *autofagia*, que deriva del griego y significa «comerse a uno mismo». Durante este proceso, las células sanas se «recogen» y refuerzan sus defensas para protegerse y sobrevivir, pero las cancerosas son células mutadas atascadas en el modo de crecimiento y les cuesta adaptarse. Durante un periodo de ayuno o inanición, muchos tipos de células cancerosas siguen intentando crecer sin combustible y se debilitan y mueren.

En ocasiones, las células viven demasiado tiempo y se vuelven viejas e ineficaces. No te sirven para nada, sobre todo cuando son células inmunitarias. En un ayuno de tres a cinco días a base de agua, las células inmunitarias viejas y dañadas mueren y se activan las células madre regeneradoras. Luego, cuando empiezas a comer otra vez, estas células madre activadas redoblan la producción de otras células inmunitarias nuevecitas para sustituir a las viejas que murieron[32]. En líneas generales, el ayuno reinicia y recarga el sistema inmunitario y reduce los niveles de IGF-1, insulina y glucosa en el cuerpo.

Los investigadores han descubierto en ratones que los ayunos cortos protegen las células sanas y hacen a las cancerosas más sensibles a la quimio y radioterapia, lo que aumenta la supervivencia de estos animales[33]. Se ha comprobado que ayunar setenta y dos horas cuando se aplica el tratamiento anticanceroso (cuarenta y ocho horas antes y veinticuatro después) es seguro para los enfermos de cáncer y reduce los efectos secundarios de la quimioterapia combinada con platino, además de que protege las células sanas[34].

Las reglas del ayuno son simples. Bebe agua a lo largo del día; entre dos y cuatro litros (de medio a un galón) es suficiente. Puedes exprimirle limón y beber infusiones sin cafeína, como el rooibos o el hibisco. También puedes tomar suplementos. El zumo de limón, las infusiones y los suplementos no tienen calorías suficientes para interferir en el proceso. La mayor parte de la gente puede hacer sin problemas un ayuno de entre tres y cinco días a base de agua, pero, en determinadas condiciones (si tomas fármacos que disminuyen la tensión arterial o el nivel de azúcar en sangre), los ayunos pueden resultar peligrosos. Si estás tomando medicamentos o tienes cualquier enfermedad o problema de salud grave, consulta con tu médico antes de intentar hacer un ayuno a base de agua.

Una alternativa a este tipo de ayunos es la ProLon Fasting Mimicking Diet (Dieta ProLon que Imita el Ayuno) del doctor Valter Longo, director del Instituto de la Longevidad de la Universidad de California del Sur. Es un plan de comidas de cinco días a base de plantas en el que las calorías están restringidas y que, en ensayos clínicos con seres humanos, ha demostrado los mismos beneficios para el cuerpo que los ayunos de agua, incluida la autofagia y la activación y regeneración de células madre[35]. Mi mujer y yo lo hemos hecho. Resulta más fácil de hacer que el ayuno de agua porque no se deja de comer totalmente y puede resultar más seguro para las personas que sufren algún problema grave de salud. Para obtener el máximo beneficio fisiológico, el doctor Longo recomienda hacerla una vez al mes durante tres meses seguidos y luego una vez cada trimestre o cada seis meses. Su equipo y él están en la actualidad realizando ensayos clínicos para examinar hasta qué punto esta dieta de imitación del ayuno protege las células sanas y refuerza los tratamientos convencionales contra el cáncer.

Durante los primeros días de un ayuno, lo normal es sentirse muy mal. Es lo que se conoce como reacción Herxheimer o «crisis curativa». Puede que incluso la experimentes por el simple hecho de pasar de una dieta occidental a otra crudívora o a base de alimentos vegetales. Se debe a tres motivos: adaptación, adicción a la comida y depuración. Durante el ayuno, el cuerpo activa interruptores genéticos de supervivencia que no ha conectado nunca y que van a hacer que te sientas distinto. La mayor parte de la gente está adaptada a una dieta rica en proteínas y grasas animales, azúcar, sal y cafeína. Cuando retiras estas cosas de la dieta, experimentas un síndrome de abstinencia físico. Si tienes la costumbre de beber refrescos sin azúcar o de estar todo el día mascando chicle, quizá sufras también síndrome de abstinencia de aditivos alimentarios como el aspartamo.

El segundo motivo por el que te puedes sentir mal cuando ayunas o pasas a una dieta crudivegana o a base de alimentos vegetales es la reacción depurativa. Tu cuerpo almacena las toxinas en la grasa. Durante el ayuno, el organismo descompone la grasa tóxica para obtener energía. Algunas de estas toxinas son liberadas a la sangre y circulan por todo el cuerpo antes de ser neutralizadas y eliminadas. Y este proceso hace que te sientas fatal. Algunas de las reacciones típicas provocadas por el proceso de adaptación, la retirada de alimentos o la depuración son falta de energía, dificultades de concentración, dolor de cabeza, mareo, náuseas, molestias en distintas partes del cuerpo, aparición de granos o erupciones y estómago revuelto. Cada persona experimenta cosas distintas. En algunos casos puede incluso provocar fiebre, y esto puede ser beneficioso. Cuando tienes fiebre, el sistema inmunitario se pone a funcionar a toda máquina y puede eliminar un montón de virus, bacterias y parásitos que ni siquiera sabías que tenías en el cuerpo. Eso sí, si la fiebre sube por encima de 40 °C (104 °F), llama al médico y deja el ayuno.

Si se produce cualquiera de estas reacciones durante un ayuno, podría ser una coincidencia, pero es probable que se deba a que tu cuerpo está haciendo una buena limpieza. Asegúrate de estar superhidratado. Bebe grandes cantidades de agua para ayudar a expulsar la basura y sigue adelante con energía. Un enema de agua o una sudoración rápida en una sauna (de veinte minutos o menos) también ayudan a acelerar la depuración. Ten siempre en cuenta que, si estás tomando medicamentos, los ayunos y las saunas pueden resultar peligrosos. Asegúrate de actuar con cautela y de hacerlo bajo supervisión del médico si fuese necesario.

Durante un ayuno, lo normal es tener poca energía y quizá un leve dolor de cabeza durante unos días. Si empiezas a sentirte mal, recuerda que eso forma parte del proceso. La mayor parte de la gente se siente estupendamente el primer día, fatal y con hambre el segundo y, a partir del tercero, cambia la situación, pierden el apetito y empiezan a sentirse bien. Cuando superes ese momento complicado de la depuración, algo que por lo general sucede al cabo de unos pocos días, te sentirás estupendamente. Cuando yo hago un ayuno, siempre hay un punto hacia el tercer día en el que me sorprendo de la cantidad de energía que tengo y de lo bien que me siento sin estar hambriento.

Un ayuno de agua de veinticuatro horas es una forma fácil de iniciarse. Sin embargo, se considera que el tiempo mínimo para obtener los beneficios de la autofagia y la regeneración de células madre son tres días. Si vas a hacer un ayuno de tres días, te recomiendo que lo hagas en un fin de semana. Empieza el viernes por la mañana (tu última comida será el jueves por la noche) y no vuelvas a comer hasta la mañana del lunes.

Durante los ayunos, la mayor parte de la gente pierde medio kilo o uno (una o dos libras) al día, pero parte de ese peso se recupera cuando se vuelve a comer. El ayuno puede impulsar la pérdida de peso, pero la mejor manera de adelgazar y de no volver a engordar es seguir de forma continuada una dieta a base de alimentos vegetales enteros. Cuanta más grasa corporal tengas, más puede durar el ayuno. La obesidad es la segunda causa de cáncer, así que eliminar el exceso de grasa corporal es algo muy conveniente. Los potentes efectos regeneradores del ayuno se producen una vez terminado este, cuando vuelves a comer después de estar entre tres y cinco días sin hacerlo.

PASOS IMPORTANTES PARA LA DEPURACIÓN

➤ Deja de meterte en la boca comidas artificiales cargadas de sustancias químicas fabricadas por el ser humano.

➤ Deja de comer alimentos de origen animal.

➤ Compra frutas y verduras ecológicas.

➤ Invierte en un purificador de agua y un filtro para la ducha.

➤ Sustituye el maquillaje y los productos de aseo personal tóxicos por otros que no lo sean.

➤ Haz que te quiten los empastes con mercurio.

➤ Mantén el teléfono móvil lejos de la cabeza.

➤ Apaga el wifi por la noche y siempre que puedas.

➤ Invierte en un purificador de aire.

➤ Sustituye los productos de limpieza tóxicos por otros que no lo sean.

➤ Plantéate la posibilidad de hacer un ayuno de agua de entre tres y cinco días o la dieta ProLon de cinco días.

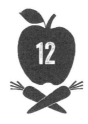

VAMOS A HACER EJERCICIO

Aquellas personas que consideran que no tienen tiempo para hacer ejercicio encontrarán tiempo, antes o después, para estar enfermos.

EDWARD STANLEY, conde de Derby

Si no puedes volar, corre. Si no puedes correr, camina. Si no puedes caminar, gatea. Pero, por encima de todo, no dejes de moverte.

MARTIN LUTHER KING

MUCHA GENTE DA POR SUPUESTO que la salud y la forma física son dos conceptos sinónimos porque, por lo general, cuando una persona decide ponerse en forma, empieza a hacer ejercicio, come mejor y pierde peso, y, en consecuencia, su salud mejora. Pero se puede estar en forma y poco sano. También es perfectamente posible estar sano pero no muy fuerte ni en forma. El objetivo es conseguir un equilibrio entre ambas cosas. No es raro que los deportistas y los entusiastas del gimnasio se obsesionen tanto con su rendimiento y su aspecto físico que lleguen a meterse cualquier cosa en el cuerpo con tal de conseguir sus objetivos. Muchos comen grandes cantidades de proteínas de origen animal y suplementos deportivos y hormonas de crecimiento para ponerse grandes y musculosos, o para ser más fuertes y rápidos. El propio Lance Armstrong, superviviente del cáncer, admitió haber usado drogas ilegales para ganar el Tour de Francia.

EL SEDENTARISMO ES EL NUEVO TABAQUISMO

Los occidentales se han convertido en seres sedentarios que pasan, por término medio, unas quince horas y media sentados de las dieciséis o diecisiete que están despiertos, y un tercio de los niños y dos tercios de los adultos tienen sobrepeso u obesidad. Según estimaciones recientes, la mitad no hace suficiente actividad física y más de un tercio se clasifica como «físicamente inactivo». La falta de ejercicio es uno de los factores que más contribuyen a la aparición de enfermedades crónicas, como las cardiovasculares, la diabetes y el cáncer de mama, de colon y de endometrio, y aumenta el riesgo de sufrir diez cánceres más [1, 2]. Este riesgo se puede reducir añadiendo sencillamente un poco más de movimiento a la vida.

DEMASIADA CANTIDAD DE ALGO BUENO

Los estadounidenses tienen la esperanza de vida más corta de todos los países del mundo industrializado, pero los deportistas profesionales, que se encuentran en el extremo opuesto del espectro del ejercicio físico, tienen una vida aún más corta. Por término medio, los deportistas de élite fallecen a los sesenta y siete años, nueve antes que el estadounidense apoltronado medio, que tiene una esperanza de vida de unos setenta y ocho (setenta y seis para los hombres y ochenta para las mujeres).

Está claro que el ejercicio físico es bueno, pero, cuando se lleva al extremo (lo que incluye un entrenamiento de pesas excesivo y el entrenamiento de resistencia para maratones y triatlones), puede hacer más mal que bien. Este nivel de actividad puede producir también unas cantidades excesivas de radicales libres y niveles elevados de adrenalina y cortisol, las hormonas del estrés, lo que puede dificultar la función inmunitaria y aumentar el riesgo de infecciones o enfermedades como resfriados y gripes.

Investigaciones realizadas por David Nieman y sus colegas en la Universidad de Loma Linda revelaron que los corredores de maratón tienen seis veces más probabilidades de enfermar después de una carrera porque tienen la función inmunitaria alterada. El ejercicio físico extremo genera un estrés catabólico excesivo y aumenta el metabolismo durante periodos prolongados, lo que incrementa los radicales libres y las células perjudiciales. Las maratones y el ejercicio aeróbico intenso agotan los antioxidantes existentes, reducen la inmunidad y rompen los tejidos musculares[3]. El estrés físico crónico que se produce al realizar un entrenamiento excesivo semana tras semana, mes tras mes, año tras año sin tiempo para recuperarse correctamente, hace que el cuerpo esté siempre exhausto, agotado y vulnerable.

El ejercicio físico por sí solo no es capaz de conseguir la salud óptima. Jim Fixx, el «padre del *jogging*» y autor del libro *The Complete Book of Running*, un éxito de ventas en todo el mundo, murió de un ataque al corazón después de su carrera matutina a la venerable edad de cincuenta y dos años. Su autopsia reveló un bloqueo total de una de las arterias coronarias, un bloqueo del 80 por ciento en la otra y señales de haber sufrido ataques previos[4]. A pesar de lo que nos indica su ejemplo y el de muchos otros, la suposición de que una buena forma física es equivalente a salud sigue vigente hoy en día.

Las investigaciones actuales indican que noventa minutos de ejercicio intenso al día, o correr cien kilómetros (sesenta millas) a la semana, es demasiado para la mayoría de la gente. Un entrenamiento constante a este nivel puede tenerte en un estado crónico de agotamiento, inflamación y agotamiento adrenal, lo que eleva el riesgo de desarrollar enfermedades. Esto resulta especialmente importante para los enfermos de cáncer. Algunos de los que tienen una fuerte voluntad de vivir creen que, si castigan su cuerpo con un ejercicio físico extremo, como las carreras de fondo o el triatlón, están venciendo al cáncer, pero este tipo de conductas pueden producir el efecto contrario. El ejercicio extremo genera un estrés físico excesivo en el cuerpo que puede reducir la inmunidad hasta setenta y dos horas después de practicarlo, lo que incrementa el riesgo de sufrir infecciones. Una carrera de dos horas y media puede disminuir en un 50 por ciento el recuento de células asesinas naturales[5]. Además, el ejercicio físico extremo puede provocar lesiones y un debilitamiento prolongado durante el cual se pierden los beneficios del ejercicio diario.

La reparación interna que se necesita tras el ejercicio físico extremo puede monopolizar recursos valiosos que el cuerpo necesita para curar el cáncer. Además de reducir la función inmunitaria, este nivel de deporte genera grandes cantidades de ácido láctico que impiden que los nutrientes fundamentales lleguen a las células sanas, con lo que se alimenta el crecimiento del cáncer.

LA CANTIDAD CORRECTA DE EJERCICIO FÍSICO

Todo tipo de movimiento, ya sea ejercicio ligero, moderado o fuerte, puede resultar beneficioso siempre y cuando esté bien equilibrado. Para la mayor parte de la gente, eso significa más ejercicio del que hacemos cuando estamos todo el día sentados delante de una mesa y menos que el que haríamos si estuviéramos entrenándonos para unos Juegos Olímpicos. Aunque mucha gente considera el ejercicio como un medio para ponerse más fuerte o para estar más guapo en la playa, el objetivo principal debería ser aumentar los años de vida y los años de salud, es decir, el número de años que estamos sanos. Estar más guapo en la playa es un beneficio añadido.

Un ejercicio aeróbico moderado diario, como caminar a paso vivo, hacer carreras cortas, montar en bicicleta, hacer yoga, entrenar con pesas y bailar, mejora la función inmunitaria estimulando la producción de células T, aumenta la oxigenación de los tejidos y desencadena la liberación de endorfinas que hacen que nos sintamos bien. Se ha comprobado que el ejercicio físico es un antidepresivo muy eficaz que reduce la ansiedad[6].

CONSEJO:

Si vas al gimnasio, no te toques los ojos, la nariz ni la boca, y asegúrate de lavarte las manos en cuanto termines. Los gimnasios son un campo de cultivo de patógenos y bacterias. Por eso, mi mujer y yo, al referirnos a ellos, los llamamos en broma «los gérmenes».

También se ha demostrado que el ejercicio revierte la pérdida de tejido muscular y de masa ósea en pacientes de cáncer y personas mayores. Cuando levantas grandes pesas de forma habitual, envías a tu cuerpo señales para que fortalezca los músculos y los huesos. Este tipo de deporte es la mejor manera de prevenir y revertir la osteoporosis, mucho mejor que tomar suplementos de calcio.

La dieta y el ejercicio influyen también sobre la expresión génica; conectan literalmente los genes buenos y desconectan los malos[7]. Un estudio finlandés realizado con gemelos reveló que el ejercicio reduce en un 66 por ciento la mortalidad en personas de entre veinticinco y sesenta y cuatro años, y numerosos estudios han demostrado el efecto tan poderoso que puede tener sobre el cuidado del cáncer y la recuperación[8]. Las enfermas de cáncer de mama que hacían ejercicio regular (el equivalente a caminar media hora al día) y tomaban cinco o más raciones de frutas y verduras al día tenían la mitad de casos de recurrencia después de nueve años en comparación con aquellas que no lo hacían ni comían grandes cantidades de frutas y verduras[9]. ¡Es muchísimo!

Otro estudio reveló que, cuando se depositaba sobre células cancerosas sangre de pacientes de cáncer de mama que acababan de practicar ejercicio de intensidad moderada o alta, esta tenía más poder para detener la enfermedad que antes del ejercicio[10].

Un estudio publicado en la revista *British Medical Journal* demostró que ir en bicicleta al trabajo se asociaba con una reducción del 45 por ciento en el riesgo de morir de cáncer y del 46 por ciento en el de sufrir cardiopatías[11]. Montar en bicicleta no tiene nada de mágico; es sencillamente que las personas que iban en ella al trabajo de forma habitual hacían la cantidad ideal de ejercicio saludable, que es de media hora de ejercicio aeróbico entre moderado y fuerte al día.

Un estudio realizado en el año 2014 con más de cuatro mil seiscientos hombres suecos con cáncer de próstata en estadios iniciales reveló que los que caminaban o montaban en bicicleta a diario durante veinte minutos o más tenían un 39 por ciento menos de probabilidades de morir de cáncer de próstata, y un 30 por ciento menos de morir de cualquier otra causa en comparación con otros hombres menos activos[12].

Un estudio publicado en el 2014 en la revista *Journal of Clinical Oncology* demostró que los pacientes de cáncer de colon que hacían ejercicio siete horas a la semana o más tenían un 31 por ciento menos de probabilidades de morir de cualquier causa en comparación con los que no hacían nada de ejercicio. El estudio reveló también que aquellos que veían la televisión durante cinco horas al día por término medio tenían un 22 por ciento más de probabilidades de morir que los que la veían menos de dos horas al día[13].

El ejercicio es capaz de revertir décadas de daños provocados por el sedentarismo. En un estudio con adultos de mediana edad bajos de forma se comprobó que dos años de ejercicio aeróbico regular cuatro o cinco días por semana revertían años de daños y mejoraban significativamente la salud del corazón[14].

El ejercicio mantiene fuerte el sistema inmunitario incluso en la ancianidad. Nuestro sistema inmunitario declina cuando envejecemos y nos volvemos menos activos, y eso nos hace susceptibles de sufrir problemas de salud como infecciones y cáncer, pero unas investigaciones sorprendentes publicadas en el 2018 revelaron que los ciclistas de fondo de sesenta, setenta y ochenta años tenían el mismo nivel de células T en la sangre que las personas de veinte[15].

EL EJERCICIO FAVORECE LA DEPURACIÓN

Todos los días somos bombardeados por toxinas del medioambiente y de la comida, y por eso la depuración es un proceso crítico del cuerpo. Si se entorpece, las toxinas pueden acumularse y acabar provocando acidez y toxemia. Un componente fundamental del sistema inmunitario es la capacidad del cuerpo de depurarse de un modo eficaz a través del sistema linfático, que incluye las amígdalas, el timo, la médula ósea, el bazo, la linfa, los vasos linfáticos y los nódulos. El timo y la médula ósea producen unos glóbulos blancos llamados linfocitos. Los vasos sanguíneos llevan oxígeno y nutrientes a las células. Los vasos linfáticos son como los vasos sanguíneos y contienen la linfa, un líquido transparente que transporta los glóbulos blancos (linfocitos B y T) por todo el cuerpo para atacar a los invasores y a las células infectadas. También recoge las células muertas, los desechos metabólicos y las toxinas de los tejidos sanos para que sean eliminados a través del sudor, la mucosidad, la orina y la bilis, que sale con las heces.

Los nódulos o ganglios linfáticos son como guarniciones que filtran la linfa y capturan microbios para que lidien con ellos las células B y T. Están situados en las axilas, las ingles y el cuello, así como alrededor de los vasos sanguíneos del pecho y el abdomen. Tenemos unas tres veces más linfa que sangre, pero el sistema linfático no tiene ninguna bomba. Son las contracciones musculares, tanto voluntarias como involuntarias, las que la hacen circular a través de una serie de válvulas unidireccionales.

Uno de los beneficios menos conocidos del ejercicio físico es que mueve la linfa y favorece con ello la depuración del cuerpo. Cuanto más te mueves, más mueves tu linfa. Cuando empecé a investigar, leí todos los testimonios de supervivencia natural al cáncer que encontré y pude observar muchos hilos comunes, uno de los cuales era hacer ejercicio saltando en una cama elástica. Me imaginé que, como tantos supervivientes por medios naturales y terapeutas lo recomendaban, tenía que ser importante, así que me compré una.

Saltar en la cama elástica genera una mayor resistencia a la fuerza G (carga gravitatoria) y se cree que impone un esfuerzo positivo a todas las células del cuerpo y que fortalece todo el aparato musculoesquelético: los huesos, los músculos, el tejido conjuntivo e incluso los órganos. Botar favorece la circulación linfática estimulando sus millones de válvulas antirretorno. Además, es un ejercicio de bajo impacto, suave para las articulaciones, y mejora la fuerza y el equilibrio. Te permite hacer ejercicios de salto y aeróbicos durante intervalos mucho más largos que si los hicieras sobre el suelo duro.

Los tres ejercicios de rebote básicos

Para hacer rebotes de salud se bota suavemente hacia arriba y hacia abajo sobre la cama elástica teniendo en todo momento los pies apoyados en ella. Aunque quizá no dé la sensación de que se está haciendo mucho ejercicio, proporciona un movimiento suficiente para poner en marcha de un modo eficaz el sistema linfático. Mucha gente puede hacer fácilmente este tipo de rebote durante media o una hora, incluso mientras ve la televisión.

El rebote de fuerza se hace saltando lo más alto que se pueda. Este movimiento fortalece los músculos primarios y estabilizadores de todo el cuerpo, mejora el equilibrio y pone en movimiento el sistema linfático. Hazlo con cuidado, aumentando los saltos poco a poco. Si saltas demasiado alto, puedes acabar con la cabeza incrustada en el techo o caer mal y hacerte daño.

El rebote aeróbico es el más divertido de los tres. Consiste en hacer saltos con tijera, girar, trotar o esprintar en el sitio, saltar a la pata coja, bailar y realizar cualquier maniobra alocada que se te ocurra. Pon una música que te guste, mueve el cuerpo y diviértete mientras bombeas la sangre y sudas.

Mi rutina de rebote habitual consiste en un calentamiento de un par de minutos con suaves rebotes de salud, entre cinco y diez minutos de rebotes de fuerza y aeróbicos alternados y luego un par de minutos de rebotes de salud para terminar suavemente. Muchas veces me pongo los cascos y, mientras boto, escucho música de gimnasia o de baile, música religiosa o textos sanadores. Es muy difícil pasarse con el rebote, pero, si notas dolor o molestias, tómatelo con calma. Mientras me estaba curando del cáncer, hacía esta rutina dos o tres veces al día.

Si estás demasiado débil para saltar, algunas camas elásticas cuentan con una barra estabilizadora a la que puedes agarrarte. Otra posibilidad es sentarte y botar suavemente sentado. Yo me compré la mía pocos meses después de la operación y al principio me dolía bastante cuando saltaba, así que empecé con suaves rebotes de salud. A medida que mi cuerpo se iba curando, el dolor fue desapareciendo y con el tiempo pude llegar a hacer rebotes de fuerza y aeróbicos.

Optimiza tu rutina de rebotes

➤ Hazla al aire libre, al sol, y conéctate con Dios y con la naturaleza (si esta lo permite).
➤ Haz al menos diez respiraciones profundas mientras botas. Inspira por la nariz, contén la respiración durante unos segundos y luego exhala por la boca vaciando totalmente los pulmones.
➤ Al menos una vez al día rebota con una intensidad suficiente para romper a sudar.

Sudar es muy beneficioso porque ayuda al cuerpo a depurar toxinas como el arsénico, el cadmio, el plomo y el mercurio [16]. Las saunas son un método eficaz para eliminar toxinas, pero el ejercicio aeróbico es todavía mejor porque pone en marcha genes protectores contra el cáncer. En ambos casos tendrás que ducharte después de sudar. Lo agradable de rebotar es que te beneficia aunque no llegues a sudar, pero intenta conseguirlo al menos una vez al día. A mí me gusta practicarlo por la mañana, antes de ducharme.

AMOR AL SOL

Algunos estudios epidemiológicos sugieren que se podrían prevenir unas treinta mil muertes anuales por cáncer en Estados Unidos tomando sencillamente más sol. Tomar el sol de forma regular, y la aportación de vitamina D que esto supone, inhibe el crecimiento de las células cancerosas de mama y colon y se asocia con disminuciones sustanciales de las tasas de defunción provocadas por estos dos tipos de cáncer. Además, los metabolitos de la vitamina D producen respuestas clínicas completas y parciales en pacientes de linfoma con niveles elevados de metabolitos receptores de vitamina D en los tejidos tumorales.

Las quemaduras solares graves pueden provocar melanomas, pero una exposición regular y prolongada los inhibe. Nos han condicionado para tener miedo al sol porque la exposición puede incrementar el riesgo de cánceres de piel con una tasa de fallecimientos del 0,3 por ciento que provocan unas dos mil muertes al año. Sin embargo, la exposición regular previene cánceres con tasas de mortalidad de entre el 20 y el 60 por ciento que provocan ciento treinta y ocho muertes al año solo en Estados Unidos[17]. Tomar el sol durante un cuarto de hora al día es lo ideal, pero puede ser complicado en invierno. La vitamina D es una de las más anticancerosas y yo tomo al menos 1000 UI de D3 en suplementos cada día.

REGRESO AL PLANETA TIERRA

La forma más infravalorada de ejercicio físico, que no requiere ningún equipamiento ni apuntarse a un gimnasio, es caminar. Andar entre diez y veinte minutos dos o tres veces al día obra maravillas, y si te pones en contacto con la tierra caminando descalzo sobre la hierba, la tierra o la arena, los beneficios son aún mayores. Andar descalzo permite a tu cuerpo absorber iones negativos de la superficie de la tierra, y eso resulta enormemente beneficioso para el cuerpo. Estos iones negativos actúan como antioxidantes y se ha comprobado que mejoran el flujo sanguíneo, calman el sistema nervioso, normalizan el cortisol, reducen la inflamación y el dolor, mejoran la función inmunitaria y aceleran la curación[18].

Para aprovechar todavía más los beneficios de andar, diversos estudios han demostrado que los baños de bosque —un término moderno que significa pasar unas horas en el bosque— aumentan la actividad de las células asesinas naturales y reducen la presión arterial y las hormonas del estrés[19, 20]. Se cree que algunos de estos beneficios proceden de la inhalación de fitoncidas, unas sustancias aromáticas que los árboles y las plantas liberan al aire. Son, por ejemplo, las que hacen que un cedro huela a cedro[21].

HAZTE CON UN MEDIDOR DE ACTIVIDAD FÍSICA

Un dispositivo que puede resultar muy útil para la salud es un medidor de actividad física que te indique la cantidad de ejercicio que haces (o no haces) cada día. También te ofrece datos clave sobre la calidad del sueño. Es una herramienta muy útil que aporta una información que puedes usar para mejorar tu rutina e incorporar más cantidad de movimiento a tu jornada diaria. Y lo más importante de todo es que te hace asumir la responsabilidad y, cuando alcanzas tus objetivos diarios, te aporta una gran sensación de logro. Algunas personas se muestran reticentes a llevarlos porque no les gusta la idea de llevar un dispositivo electrónico en el cuerpo durante todo el día. Sin embargo, si consigue que hagas ejercicio físico a diario, yo creo que sus beneficios superan cualquier posible riesgo. Si quieres evitar las frecuencias extremadamente bajas que producen, muchos de los modelos más nuevos pueden ponerse en «modo avión» y solo se sincronizan con el teléfono móvil cuando les dices que lo hagan. El último año me regalaron uno. Tenía curiosidad por ver qué tipo de información me iba a proporcionar y lo llevé puesto durante tres meses. Resultaba divertido ver los pasos que daba cada día, lo que dormía cada noche (una media de ocho horas y veinticinco minutos) y lo que mi rutina de ejercicios contribuía a mi puntuación de actividad diaria. El monitor me mostró exactamente el movimiento y el ejercicio que necesito en mi vida diaria para permanecer en un intervalo óptimo.

EL MOVIMIENTO ES VIDA

Dependiendo de la situación en la que te encuentres, si te estás recuperando de una operación o un tratamiento o si estás extremadamente bajo de forma, quizá no puedas hacer demasiado ejercicio de repente. No pasa nada. No te desanimes. Empieza con un ejercicio ligero, como caminar o botar con suavidad. Luego, cuando puedas, intenta incorporar algunos ejercicios aeróbicos moderados, como montar en bicicleta, hacer carreras cortas, hacer marchas, practicar artes marciales o acudir a clases de yoga, zumba, *jazzercise* o pilates. Cualquier tipo de ejercicio que te haga mover el cuerpo, que aumente tu ritmo cardíaco y que te haga romper a sudar es estupendo. Encuentra alguno que te guste y hazlo.

Las últimas investigaciones han revelado que moverse a lo largo de todo el día puede ser incluso más beneficioso que hacer entre treinta y sesenta minutos de deporte una vez al día. Existen muchas formas fáciles de incorporar más movimiento natural a tu vida, como dejar siempre el coche en el extremo del aparcamiento y usar las escaleras en lugar del ascensor. Si pasas todo el día sentado ante una mesa, ponte una nota para recordarte que debes levantarte cada hora, estirar las piernas y dar una vuelta rápida de unos minutos alrededor de la oficina. Yo me compré una mesa ajustable para estar de pie con una cinta de correr debajo y nunca me he sentido más contento con mi despacho. El objetivo de una mesa con cinta de correr no es que hagas una rutina mientras trabajas, sino sobre todo que te asegures de que estás en movimiento. Caminar es mejor que estar de pie quieto. Incluso cuando pongo la cinta a la velocidad más baja, consigo caminar varios kilómetros al día en ella. ¡El movimiento es vida!

SIN TIEMPO PARA DESCANSAR

La cara opuesta del ejercicio es el descanso. Si tenemos mucho de uno y demasiado poco del otro, podemos generar un desequilibrio poco saludable. Es necesario acostarse pronto y dormir mucho, porque cuando dormimos es cuando nuestro cuerpo se cura. Se considera que entre seis y ocho horas de sueño cada noche es lo ideal para la mayor parte de la gente, pero las necesidades de cada persona son diferentes. Según los Centros para el Control y la Prevención de Enfermedades de Estados Unidos, más de un tercio de los estadounidenses adultos no duermen lo suficiente[22]. Si duermes menos de siete horas al día, es posible que sea poco. No dormir lo suficiente una noche tras otra puede dar lugar a una «deuda de sueño» que va creciendo y puede acabar provocando una degradación gradual de la salud.

La falta de sueño afecta al estado de ánimo y a la función cerebral, es decir, a la memoria, el aprendizaje, la creatividad y las emociones. Y, sobre todo, puede afectar a tu aspecto físico. Influye directamente en la cara haciendo que los párpados estén hinchados y caídos, provoca ojeras y arrugas y hace que las comisuras de la boca caigan. Cuanto más tiempo estés privado de sueño, más permanentes se harán estos cambios. La falta de sueño puede ocasionar también depresión, aumento de peso, debilidad en el sistema inmunitario, diabetes, cardiopatías, cáncer y la muerte.

Durante el sueño, el cuerpo segrega unas hormonas llamadas citocinas que ayudan a combatir las infecciones. Cuando están bajas, las personas privadas de sueño se vuelven más susceptibles a infecciones cotidianas como el resfriado y la gripe. Investigadores de la Universidad Carnegie Mellon descubrieron que hombres y mujeres sanos que dormían menos de siete horas al día tenían tres veces más probabilidades de desarrollar síntomas de resfriado tras exponerse a un virus que las que dormían ocho horas o más[23].

Antes de la llegada de la electricidad, nuestros antepasados tendían a acostarse antes, por lo general pocas horas después de la puesta del sol. Sus hábitos de sueño estaban en armonía con la naturaleza y el ciclo solar. Dormían menos en verano y más en invierno. En los meses invernales a menudo dormían hasta doce horas en dos veces, con vigilias de entre una y tres horas en mitad de la noche que aprovechaban para leer, escribir, trabajar, rezar, hacer vida social y, por supuesto, ocuparse de cosas. Existen documentos históricos que hacen referencia a estas dos tandas de sueño como primer y segundo sueño.

La luz eléctrica y nuestro entorno moderno de vida y trabajo dentro de los edificios han reducido nuestra exposición a la luz solar durante el día, han aumentado nuestra exposición a la luz artificial por la noche y han hecho que nuestro reloj circadiano se desincronice con el ciclo de luz y oscuridad producido por el sol. Vivimos faltos de armonía con la naturaleza.

Un estudio realizado en el 2013 reveló que después de una sola semana de falta de exposición a la luz artificial, unos campistas con distintos relojes biológicos internos se sincronizaron todos ellos con el ciclo de luz y oscuridad del sol. Antes del campamento, sus cuerpos empezaban a producir melatonina alrededor de las diez y media de la noche, el sueño comenzaba a las doce y media y dejaban de producir melatonina hacia las ocho de la mañana. Tras una semana de campamento, el reloj interno de todos ellos se adelantó dos horas. Sus cuerpos empezaban a producir melatonina a la puesta de sol, el pico se producía en mitad de la noche solar y empezaban a dejar de producirla justo después del amanecer[24]. Sus ritmos circadianos se adaptaron perfectamente al ciclo solar.

La melatonina, también conocida como la «hormona de la oscuridad», es segregada por la glándula pineal al anochecer, cuando el cuerpo detecta la falta de luz. Es un antioxidante cinco veces más potente que la vitamina C y aumenta la efectividad de los linfocitos, unas células asesinas que combaten a los invasores extraños y a las células mutadas. Además, incrementa la actividad de la superóxido dismutasa y del glutatión, unas sustancias antioxidantes y depurativas que ayudan a reparar las células dañadas. Se ha comprobado que inhibe la angiogénesis y la metástasis y que favorece la apoptosis (muerte celular) en muchos tipos de células cancerosas diferentes[25,26]. La oleada de melatonina que se produce en el cuerpo por la noche se considera una «limitación natural» al inicio, difusión y avance de los tumores[27].

La exposición a la luz artificial, sobre todo a la luz azul, entre la puesta de sol y la hora de acostarse puede interferir con el sueño y con la producción de melatonina del cuerpo. En un trabajo de investigación se observó que la exposición a la luz ambiental (menos de 200 lux) a última hora de la tarde reduce los niveles de melatonina antes del sueño un 71,4 por ciento, acorta la duración de la melatonina por la noche unos noventa minutos en comparación con la luz tenue (menos de 3 lux) y reduce los niveles diarios totales un 12,5 por ciento en las personas[28]. Otro estudio reveló que solo quince segundos de exposición a una luz brillante por la noche bastaron para provocar una alteración circadiana en los participantes y retrasar la aparición de la melatonina un promedio de treinta y cuatro minutos[29].

En el Estudio sobre la Salud del Personal de Enfermería realizado en el año 2011, investigadores de Harvard informaron de la existencia de una correlación entre unos niveles bajos de melatonina en las mujeres que trabajaban en turno de noche y un aumento del riesgo de cáncer de mama[30]. La luz azul de onda más corta que emiten las luces led y fluorescentes, los dispositivos electrónicos, como las televisiones, los teléfonos móviles, los ordenadores y algunos despertadores, así como las luces led de la calle, reduce los niveles de melatonina más que cualquier otro tipo de luz[31]. Un estudio realizado en el 2018 reveló que las mujeres que viven en zonas urbanas y están expuestas a niveles elevados de luz azul exterior por la noche tienen un riesgo 1,5 veces mayor de cáncer de mama, y que los hombres tienen el doble de riesgo de cáncer de próstata que los que están menos expuestos a ella[32]. Un estudio realizado en la Universidad de Toronto descubrió que los trabajadores en turno de noche que llevaban gafas que bloqueaban la longitud de onda de la luz azul producían más melatonina que los que no las llevaban[33]. Las mujeres ciegas tienen entre un 35 y un 50 por ciento menos de riesgo de desarrollar cáncer de mama que las que ven[34]. Tienden a dormir más y presentan unos niveles más elevados de melatonina y más bajos de estrógeno, porque la melatonina los reduce.

Las sustancias que interfieren con la producción de melatonina en el cuerpo son, entre otras, la cafeína, el tabaco, el alcohol, la aspirina, el ibuprofeno, los betabloqueantes, las benzodiacepinas, los corticosteroides y los medicamentos que regulan la producción de serotonina, como el Prozac. Existen más de ochocientas marcas y medicamentos genéricos que, según se ha comprobado, interactúan con la melatonina[35]. Si estás tomando algún fármaco, podría estar inhibiendo la producción de melatonina en tu cuerpo, reduciendo con ello la calidad del sueño y afectando a tu salud. Se ha observado que los suplementos de veinte miligramos de melatonina al día (antes de acostarse) unidos a los tratamientos convencionales provocan mejoras sustanciales en la remisión de los tumores, la supervivencia a un año y el alivio de los efectos secundarios de la radio y la quimioterapia[36].

LA FALTA DE SUEÑO PUEDE AUMENTAR EL RIESGO DE CÁNCER

Un estudio japonés realizado con casi veinticuatro mil mujeres de edades comprendidas entre los cuarenta y los setenta y nueve años reveló que aquellas que dormían menos de seis horas al día tenían más probabilidades de desarrollar cáncer de mama que las que lo hacían más tiempo[37]. Otro estudio realizado en el 2010 en la Universidad Case Western Reserve observó un incremento del riesgo de cáncer de colon en las personas que dormían menos de seis horas al día[38].

Sin embargo, como sucede con el exceso de ejercicio físico, dormir demasiado también puede ser poco saludable. Un estudio realizado en el 2017 reveló que las pacientes de cáncer de mama que dormían más de nueve horas al día tenían mayor riesgo de muerte que aquellas que dormían entre seis y ocho horas. Y lo mismo sucedía con las pacientes que tenían dificultades para dormirse o que permanecían despiertas[39, 40].

El sueño interrumpido puede volver agresivo al cáncer y acelerar su crecimiento. En el año 2014, unos investigadores de la apnea del sueño de la Universidad de Chicago observaron que los tumores cancerosos de ratones a los que se interrumpía suavemente el sueño cada dos minutos se hacían el doble de grandes que los de los ratones que dormían normalmente sin interrupciones[41]. Y esto se observó al cabo de solo cuatro semanas de sueño interrumpido. Antes de que te entre el pánico, recuerda que cuatro semanas de dormir mal para un ratón es aproximadamente el equivalente a dos años y medio para un ser humano. Los profesionales de la medicina oriental afirman que cada hora de sueño antes de medianoche es dos veces más beneficiosa que las de después. Ya sea cierto o no, se ha identificado que entre las once de la noche y la una de la madrugada es el periodo fundamental de recarga para muchos sistemas internos, como las suprarrenales.

Las pastillas para dormir no son la respuesta. Tomar solo dieciocho al año triplica el riesgo de muerte, y dos o tres a la semana lo multiplican por cinco. El riesgo de muerte provocado por somníferos, como los barbitúricos, benzodiacepinas como Xanax y Valium y fármacos Z como Ambien, es casi el mismo que el de fumar[42].

El primer paso para dormir más es acostarse antes, unas pocas horas después de la puesta del sol. Dependiendo de tu situación, esto puede implicar reorganizar tus horarios. Sin lugar a dudas, necesitarás el apoyo de la gente que vive bajo el mismo techo que tú. Lo bueno es que, si te acuestas pronto, por lo general te resultará más fácil levantarte pronto, lo que significa menos tensión a la hora de salir de casa por la mañana. Esto puede darte tiempo para leer un devocionario, rezar, meditar, hacer un zumo, hacer ejercicio o planificar tu lista de cosas pendientes y las comidas del día.

La exposición a la luz brillante de la mañana te ayuda a reiniciar tu reloj interno y a normalizar tu ritmo circadiano. Un estudio realizado en el 2017 reveló que las pacientes de cáncer de mama que se exponían durante un mes a la luz brillante de una caja de luz durante media hora todas las mañanas mostraban una mejoría significativa en la calidad y la duración del sueño y una menor fatiga crónica[43]. Según uno de los autores del estudio, las personas que sobreviven al cáncer y aquellas que pasan la mayor parte del día bajo techo pueden no recibir suficiente luz brillante para mantener sincronizado su ritmo biológico. Los investigadores recomiendan que pasen bastante tiempo junto a ventanas con grandes cantidades de luz natural y que mantengan la iluminación interior lo más brillante posible durante la mañana[44].

EL SUEÑO LIMPIA EL CEREBRO

Mientras estudiaban los cerebros de ratones dormidos, científicos de la Universidad de Rochester descubrieron un incremento tremendo de la circulación del líquido cefalorraquídeo que entraba y salía del cerebro. La doctora Maiken Nedergaard, catedrática de neurocirugía y autora del estudio publicado en la revista *Science*, comparó el proceso con un lavavajillas que lava todos los desechos metabólicos tóxicos que se han acumulado en el cerebro durante el día. Cuanto más tiempo estés despierto, más toxinas (como la beta-amiloide) se acumularán[45]. Estas toxinas influyen sobre la composición química del cerebro y afectan a la capacidad de pensar con claridad y razonando.

Rituales nocturnos saludables

Esta es mi lista de rituales nocturnos. Espero que te ayuden a dormir lo mejor posible y a optimizar la capacidad de reparación, regeneración y curación de tu cuerpo.

Cena pronto y acuéstate con el estómago vacío

Haz todas tus comidas en un intervalo de once horas o menos; por ejemplo, entre las ocho de la mañana y las siete de la tarde. Unos investigadores han descubierto que las pacientes de cáncer de mama que pasaban menos de trece horas sin comer por la noche tenían un 36 por ciento más de riesgo de recaída que las que pasaban trece horas o más[46]. No comas antes de acostarte y, definitivamente, no lo hagas en mitad de la noche. Cuando cenas tarde, obligas a tu cuerpo a utilizar energía para digerir los alimentos mientras duermes, lo que le impide usarla para repararse.

Atenúa las luces de la casa después de la puesta del sol

Así preparas el cuerpo para el sueño. Date un baño templado. Usa aceites esenciales, como incienso, mirra y lavanda, para calmarte y relajarte. Leer antes de dormir puede ayudarte también a relajarte y a poner tu cerebro y tu cuerpo en disposición de dormir. No enciendas las luces para cepillarte los dientes ni para ir al baño antes de acostarte.

Evita todo lo que sea estimulante

La cafeína, el azúcar, las redes sociales y las actividades relacionadas con el trabajo te conectan el cerebro y hacen que te resulte más difícil dormirte rápido cuando te acuestas. Deja de ver programas estresantes de televisión antes de dormir, sobre todo las noticias. Evita también los dramas intensos, los programas de misterio, de terror, de acción o aventura y de deportes. Todos estos tipos de entretenimiento te excitan y elevan el nivel de hormonas del estrés, lo que puede mantenerte despierto y favorecer el estrés crónico.

No te preocupes por el mañana

La preocupación te mantendrá despierto. No te preocupes por el futuro ni por el mañana. Un método comprobado de reducir las preocupaciones y la ansiedad nocturna es escribir antes de acostarte la lista de cosas que vas a hacer al día siguiente. De este modo te sentirás más organizado y al mando de tu vida, y tu mente se tranquilizará y te entrará el sueño.

Convierte tu dormitorio en una cueva

Tu dormitorio debe estar fresco, silencioso y oscuro. La temperatura ideal para dormir profundamente es entre quince y veinte grados centígrados (entre sesenta y setenta grados Fahrenheit). Si la habitación está mucho más caliente o mucho más fría, o si tienes unas mantas demasiado pesadas o demasiado ligeras, te pasarás la noche dando vueltas y no obtendrás un sueño suficiente, profundo y reparador. Quizá te resulte útil tapar las ventanas o ponerte un antifaz. La luz por la noche interfiere con la producción de melatonina, una de las hormonas anticancerosas más potentes.

Dispositivos que pueden mejorar el sueño

Filtros de luz azul — Este es el más friki de todos los accesorios para frikis de la salud. Son unas gafas con cristales naranjas que impiden el paso de la luz azul producida por las bombillas fluorescentes y led y las pantallas de televisión y de los dispositivos electrónicos. Yo me las pongo a menudo por la noche.

Máquina de sonidos — El ruido blanco producido por una máquina de sonidos puede ayudarte a seguir durmiendo, porque enmascara los ruidos exteriores y los golpes nocturnos que podrían perturbar el sueño. También existen aplicaciones para móviles que emiten este tipo de sonido.

Música para dormir — Una alternativa a la máquina de sonidos es la música instrumental tranquilizadora con frecuencias concretas que, según se cree, se sintonizan con el organismo y favorecen la curación.

Purificador de aire — Teniendo en cuenta que pasas entre siete y diez horas al día en el dormitorio, resulta muy lógico que te asegures de que estás respirando un aire lo más limpio posible reduciendo o eliminando agentes contaminantes y alérgenos como el polen, la caspa de las mascotas, ácaros del polvo, humos, gases químicos, bacterias y mohos. Algunos purificadores tienen un ventilador audible que puede servir como máquina de sonidos.

Sábana de conexión a tierra — El uso de una sábana que conecta tu cuerpo con los iones que fluyen libremente sobre la superficie de una tierra produce un efecto similar al de caminar descalzo por la tierra. Yo tengo una alfombrilla de conexión a tierra debajo del teclado del ordenador y duermo sobre una sábana de estas.

Despertador de luz solar — A diferencia de los zumbadores discordantes o de las radios a todo volumen que te sacan de golpe del sueño profundo, los despertadores de luz solar te van despertando poco a poco porque van llenando de luz la habitación en el transcurso de varios minutos.

Colchón ecológico — La mayoría de los colchones comerciales están fabricados con fibras sintéticas y tratados con retardantes de llama tóxicos que pueden emitir vapores químicos que respiras toda la noche. Un colchón ecológico supone una inversión grande para la que quizá tengas que ahorrar, pero merece la pena. Nosotros dormimos en un colchón de látex ecológico.

Antifaz y tapones para los oídos — Si no puedes oscurecer tu habitación lo suficiente, o si viajas mucho, puede que te venga bien ponerte tapones para los oídos y un antifaz sobre los ojos.

En www.chrisbeatcancer.com/sleep encontrarás una lista actualizada de todo lo que uso en mi dormitorio para optimizar mi sueño.

UN DÍA DE DESCANSO

El último componente del descanso es dedicarle un día entero a la semana. Un día de descanso puede parecer algo extraño en nuestra cultura, obsesionada con la productividad y los logros, pero es un principio bíblico que se remonta al Génesis y es incluso uno de los diez mandamientos.

> Recuerda el día del sábado para santificarlo. Seis días trabajarás y harás todos tus trabajos, pero el séptimo es día de descanso para Yavé, tu Dios. No harás ningún trabajo, ni tú, ni tu hijo, ni tu hija, ni tu siervo, ni tu sierva, ni tu ganado, ni el forastero que habita en tu ciudad. Pues en seis días hizo Yavé

el cielo y la tierra, el mar y todo cuanto contienen, y el séptimo descansó; por eso bendijo Yavé el sábado y lo hizo sagrado.

(Éxodo 20, 8-11).

En la competitiva cultura empresarial japonesa, los empleados trabajan entre sesenta y cien horas a la semana, y en algunos casos pasan meses sin coger días libres. Se ha convertido en un problema tal que incluso han acuñado un término para una de sus consecuencias trágicas: *karoshi*, que significa «muerte por exceso de trabajo». Se ha comprobado que el estrés que provoca trabajar tanto causa infartos e ictus, así como suicidios relacionados con la depresión.

¿Y cómo es un día de descanso? Es un día a la semana en el que no haces ningún tipo de trabajo físico ni mental y en el que no exiges a nadie que trabaje para ti. Nosotros lo aprovechamos para ir a la iglesia, a veces comemos con amigos o familiares y luego solemos echarnos la siesta y relajarnos el resto del día. Podemos leer, ver una película, jugar con las niñas o cenar con la familia política, pero nada más.

Es posible que te cueste no hacer nada si disfrutas con tu trabajo o sientes la presión de ser productivo, pero tu cuerpo y tu cerebro necesitan un descanso. No pienses en el trabajo. No hables de trabajo. No mires el correo electrónico. Mantente alejado de internet si lo vas a mirar por asuntos relacionados con el trabajo. Intenta estar en paz. Cuanta menos energía física emplees el día de descanso, más te beneficiará. Obligarte a coger un día de descanso es importante no solo para conservar la salud, sino también para recuperarla.

Pasos importantes para el ejercicio y el descanso

➤ Establece el compromiso de hacer entre treinta y sesenta minutos de ejercicio aeróbico al día seis días a la semana (caminar cuenta).

➤ Haz ejercicio al aire libre y al sol siempre que puedas.

➤ Rompe a sudar al menos una vez al día seis días por semana.

➤ Ponte al sol unos minutos al día.

➤ Camina descalzo por la hierba unos minutos al día.

➤ Pasa unas horas en la naturaleza dándote un «baño de bosque» al menos una vez por semana.

➤ Aparca el coche más lejos de lo que normalmente harías y usa las escaleras en lugar del ascensor.

➤ Ponte de pie cada hora más o menos, da una vuelta por la oficina y mueve el cuerpo.

➤ Plantéate la posibilidad de invertir en una cinta de caminar con escritorio.

➤ Haz todas tus comidas en un intervalo de once horas.

➤ Acuéstate pocas horas después de la puesta del sol.

➤ Convierte tu dormitorio en un lugar fresco, silencioso y oscuro.

➤ Plantéate la posibilidad de invertir en herramientas y dispositivos que mejoren tus hábitos de ejercicio y tu sueño.

➤ Coge un día de descanso a la semana.

BAJO PRESIÓN

EL ESTRÉS Y LAS EMOCIONES NEGATIVAS

La preocupación es un mal uso de la imaginación.

DAN ZADRA

La preocupación nunca elimina el dolor del mañana. Solo sangra al hoy de su alegría.

LEO BUSCAGLIA

CUANDO ME GRADUÉ EN LA UNIVERSIDAD, empezó la cuenta atrás para mi boda. La fecha estaba fijada para solo seis meses después y yo tenía que montar mi espectáculo. Por eso, como ya dije anteriormente, acepté un trabajo en una empresa financiera. No era lo que había planeado hacer, pero tenía experiencia en ventas y un grado en Empresariales, y el hombre que me reclutó me lo puso como algo de lo más lucrativo. Empecé con planificación financiera vendiendo seguros de vida y renta vitalicia, y mis planes eran convertirme a largo plazo en un agente de inversiones plenamente cualificado. No tenía sueldo. Estaba a comisión con una pequeña retribución semanal, sufría un estrés constante por hacer clientes nuevos y la preocupación de ganar lo suficiente para mantener el empleo.

Al año siguiente empecé a comprar casas para alquilar y tuve que aprender a renovarlas, a alquilarlas y a manejar a los inquilinos. Me divertía muchísimo más lo de invertir en propiedades inmobiliarias que el mundo de los seguros, pero seguía estando estresado. Trabajaba más horas y más duro de lo que lo había hecho jamás, sin descansar, y sobrevivía a base de adrenalina, azúcar, cafeína y comida rápida. No me cuidaba en absoluto. Al año siguiente, empezaron los dolores abdominales. Luego, en diciembre, vino el diagnóstico de cáncer.

El estrés puede enfermarte. Y matarte.

En estos años he asesorado a montones de personas con cáncer y lo que todas tienen en común es el estrés. El cuerpo humano está inteligentemente diseñado con un mecanismo de supervivencia que se desencadena con cualquier cosa que la mente percibe como amenazadora. Es lo que se conoce como respuesta de lucha o huida. Siempre que estás en una situación emocionante, peligrosa o que pone tu vida en peligro, como montar en la montaña rusa, ver una película de miedo o mirar por el cañón de un arma de fuego, tu cuerpo entra automáticamente en modo supervivencia.

Si te encuentras ante un tigre, lo primero que se produce es una sensación: peligro. A continuación viene un pensamiento: «Estoy a punto de convertirme en comida para tigres». Ese pensamiento desencadena una emoción: miedo. Esa emoción dispara la secreción de hormonas del estrés (adrenalina y cortisol) que activan una respuesta física en el cuerpo. Por decirlo de una forma sencilla, estas hormonas desvían toda la energía disponible a los músculos y las partes del cerebro que pueden ayudarte a sobrevivir. La adrenalina te aporta fuerza y poder. El cortisol le dice a tu cuerpo que debe verter glucosa al torrente sanguíneo, lo que te hace estar más alerta y te aporta una explosión de energía que te permite correr más rápido y más lejos o luchar con más fuerza.

Si te persiguiera un tigre y consiguieras escapar, tu cuerpo acabaría dejando el modo de lucha o huida y volvería a funcionar normalmente. Una vez pasado el suceso estresante, dejas de segregar hormonas del estrés, cede el miedo, tu mente y tu cuerpo se relajan y todas las demás funciones corporales que se habían «pausado», como la digestión y la función inmunitaria, vuelven a ponerse en marcha.

¿Alguna vez te has sentido tan alterado que eras incapaz de pensar con claridad? ¿Te has presentado a un examen y la mente se te ha quedado en blanco? ¿Has oído a alguien decir que era incapaz de recordar lo que había sucedido después de un acontecimiento traumático? Las causantes de todo ello fueron las hormonas del estrés, que desconectan el sistema inmunitario, el aparato digestivo, el aparato reproductor y algunas partes del cerebro por una razón muy sencilla: para conservar la energía. El cerebro utiliza aproximadamente el 20 por ciento de tu energía. El aparato digestivo, el 15 por ciento, y a veces más; por eso después de una comida pesada te entra el sueño. Tu cuerpo está diseñado de una forma brillante para dirigir la energía allí donde más se necesita. En una auténtica situación de lucha o huida, ese lugar son los músculos.

Las hormonas que produce el estrés son estupendas en el contexto apropiado y pueden salvarte la vida. En una situación auténtica de lucha o huida, pueden ayudarte a escapar de una banda de gente mala, te permiten salir pitando o incluso levantar un coche si hay alguien atrapado debajo, al estilo Superman. Este tipo de estrés es lo que se conoce como estrés agudo, una situación estresante corta con un principio y un final. Sin embargo, los acontecimientos estresantes agudos son pocos y espaciados y muy raros para los que vivimos en los países del primer mundo. Nuestro problema es diferente. Nuestro problema es el estrés crónico.

EL TIGRE DEL QUE NO PUEDES ESCAPAR

El estrés crónico es ese que te machaca un día sí y otro también, el de las preocupaciones, los miedos, las responsabilidades y los conflictos de la vida. Es como el tigre del que no puedes escapar. Siempre está detrás de ti, acechando. Tienes que seguir moviéndote. No puedes descansar mucho tiempo. Estás escapando de él a diario, desde que te despiertas hasta que te duermes, incluso, en ocasiones, te despierta en mitad de la noche.

Nuestro mundo moderno nos mantiene estresados al máximo y las causas de este estrés nos atacan por todos lados: noticias negativas y dramáticas, dificultades económicas, exigencias y problemas familiares, relaciones tóxicas, presión social, exigencias del trabajo, malos hábitos en nuestro estilo de vida, como maltratarnos a nosotros mismos, no dormir lo suficiente, utilizar estimulantes e incluso hacer demasiado deporte.

El estrés comienza en la mente y se manifiesta en el cuerpo. Cuando es crónico genera niveles elevados de adrenalina y cortisol que nos mantienen en un estado constante de «lucha o huida» y que, con el tiempo, pueden acabar dando lugar a todo tipo de problemas, como fatiga crónica por el agotamiento exhaustivo (insuficiencia adrenal), depresión, nerviosismo, hipertensión, reducción de la capacidad del cuerpo para digerir y absorber los nutrientes de la comida, trastornos digestivos como úlceras, enfermedad de Crohn y colitis, problemas hormonales, disminución de la testosterona masculina y del recuento espermático, ciclos menstruales irregulares y problemas de fertilidad en las mujeres y, sobre todo, inmunodepresión, que incrementa la probabilidad de desarrollar una enfermedad crónica como el cáncer. Es decir, cuando las hormonas del estrés están altas, tu sistema inmunitario está bajo.

El cortisol genera un vertido de azúcar en el torrente sanguíneo para obtener energía, pero más tarde provoca un ansia intensa de tomar azúcar para reabastecer las reservas de glucosa. Esto conduce a la conducta impulsiva e irracional de comer por estrés que casi siempre se calma con alimentos extremadamente poco saludables y ricos en azúcar, como pizza, pasta, helados, caramelos, aperitivos y bebidas azucaradas. Un nivel elevado y prolongado de glucosa en sangre favorece la inflamación y alimenta el crecimiento del cáncer si no se emplea para una actividad muscular.

El estrés interfiere también con el funcionamiento del cerebro. Cuando estás sometido a él, algunas partes del cerebro se desconectan (lo que afecta a tu capacidad para pensar de forma racional) y el bulbo raquídeo (es decir, el cerebro reptiliano) se vuelve dominante. Este cerebro reptiliano controla las respuestas instintivas de supervivencia, como la ira, la conducta dominante agresiva, el miedo, la venganza, el tribalismo, la conducta territorial y los impulsos reproductores. Es primitivo, impulsivo e irracional, y por eso las personas que están en un estado de miedo, preocupación, ansiedad, ira o estímulo sexual suelen tomar decisiones impulsivas, irracionales y realmente malas. La rabia extrema puede volverte temporalmente loco.

En el año 2013, unos investigadores demostraron que los fármacos anticancerosos no funcionaban bien en ratones sometidos a estrés porque la adrenalina desconecta el mecanismo que ordena morir a las células cancerosas. A continuación se administró a estos ratones un beta-bloqueante para impedir la producción de adrenalina, lo que ralentizó su ritmo cardíaco, dismi-

nuyó su presión arterial y recuperó la función inmunitaria.
Cuando se inhibió la producción de adrenalina, los ratones no
mostraron un crecimiento tumoral acelerado ni siquiera cuando
eran sometidos a estrés[1]. Otro estudio demostró que los ratones
sometidos a estrés multiplicaban por seis la propagación del cáncer[2]. Según la doctora Erica Sloan, autora del estudio y bióloga
especializada en cáncer, «el estrés envía una señal al cáncer que
permite a las células tumorales escapar de él y extenderse por
todo el cuerpo»[3].
El estrés produce el mismo efecto sobre el cáncer en los
seres humanos. Activa un gen de las células del sistema inmunitario llamado ATF3 que las obliga a funcionar mal y ayuda a las
cancerosas a extenderse por todo el cuerpo. Se ha observado que
tanto pacientes de cáncer de mama como ratones con el ATF3
activado en sus células inmunitarias tenían una tasa de supervivencia más baja que los que no lo tenían activado. Este gen del
estrés que favorece el cáncer también puede conectarse por la
quimioterapia, la radiación y una mala dieta[4].
Todos los enfermos de cáncer que he conocido, sin excepción, sufrían un estrés crónico grande además de cáncer. Y, en
muchos casos, no se debía a un único factor. Era una combinación de distintos estresores significativos que permanecían en su
vida durante muchos años. Muchos de nosotros estamos balan-
ceándonos al borde de la enfermedad. De repente sucede un
acontecimiento estresante y desencadena el cáncer; es la gota
que colma el vaso. Puede tratarse de la muerte o la incapacidad
de un ser querido, una traición, un divorcio o una ruptura mala,
la pérdida del trabajo, los insultos, las heridas y el acoso. Hasta
una mudanza, una boda o un embarazo entran en esta categoría.
Muchos pacientes con los que he hablado pueden señalar uno o
más acontecimientos traumáticos que desencadenaron el cáncer
y que les sucedieron en los cinco años previos al diagnóstico. Y,

por supuesto, un diagnóstico de cáncer no hace más que empeorar la situación. Un diagnóstico o una recaída son como una bomba de estrés. El miedo y la preocupación que los acompañan pueden tener profundos efectos inmunosupresores y son un catalizador para el crecimiento acelerado del cáncer y la metástasis. Por eso es fundamental identificar y eliminar todo el estrés de nuestra vida.

FUERA EL ESTRÉS

El primer paso para reducir el estrés es dejar de preocuparse. La preocupación es un mal hábito que puedes romper. Deja de preocuparte por tu salud, por otras personas, por la economía, por el gobierno, por el futuro e incluso por cosas que no puedes controlar. Preocuparse es vivir sumido en el miedo.

Como cristiano, he recurrido a la Biblia en busca de respuestas. Las palabras de Jesús, Pablo y Pedro me han dado claridad y paz y me han mostrado la forma de superar el miedo, la angustia y la preocupación.

Jesús dijo: «No andéis preocupados por vuestra comida, qué comeréis, ni por vuestro cuerpo, con qué os vestiréis [...]. Buscad primero su reino y su justicia y todas esas cosas se os darán por añadidura. Así que no os preocupéis del mañana: el mañana se preocupará de sí mismo. Cada día tiene bastante con su propio mal». (Mateo 6, 25-34)

Pablo dijo: «No os inquietéis por cosa alguna; antes bien, en toda ocasión, presentad a Dios vuestras peticiones, mediante la oración y la súplica, acompañadas de la acción de gracias. Y la paz de Dios, que supera todo conocimiento, custodiará vuestros corazones y vuestros pensamientos en Cristo Jesús». (Filipenses 4, 6-7)

Pedro dijo: «... Humillaos, pues, bajo la poderosa mano de Dios, para que, llegada la ocasión, os ensalce; confiadle todas vuestras preocupaciones, pues él cuida de vosotros». (1 Pedro 5, 6-7) La preocupación y la duda son lo contrario de la fe. Yo me di cuenta de que poner en práctica la fe significaba confiar en que Dios me guiaría, me protegería, proveería para mí y mi familia y me curaría. Confiar plenamente en él significaba dejar atrás mis miedos, tomar la decisión de creer y no dudar.

Como parte de mi rutina diaria, esto era lo que rezaba cada vez que me sentía preocupado y asustado:

> Señor, no voy a tener miedo. Te entrego mi miedo. Jesús, lo pongo a tus pies. Te confío mi vida, mi salud, mi familia, mi economía, mi futuro. Confío en ti. Gracias por conducirme por el camino de la curación, por proveer todas mis necesidades y por solucionar todo para mi bien. Amén.

LA MAGIA DE RESOLVER LOS PROBLEMAS

Marie Kondo escribió un superventas internacional sobre cómo librarse del desorden en la casa y lo tituló *La magia del orden*. Si eres una de las pocas personas que quedan en el planeta que no lo han leído, la premisa que lo guía es muy simple: repasa uno por uno todos los objetos que poseas y pregúntate si te aportan alegría o no; si no te la aportan, tíralos. El poder de este método es que te exige evaluar sistemáticamente todas tus posesiones. Del mismo modo, tienes que centrar tu atención en identificar y abordar los asuntos estresantes que has estado evitando.

Muchos de los problemas que tenemos en la vida persisten de forma innecesaria sencillamente porque posponemos su resolución. Los evitamos, los ignoramos, los dejamos para mañana y, en algunos casos, negamos incluso su existencia. Algunos de los problemas y factores estresantes de nuestra vida se resuelven por sí solos, pero otros no desaparecerán mientras no tomemos cartas en el asunto. Todo el mundo tiene problemas que solucionar. Ha llegado el momento de afrontarlos, de actuar sin descanso y de ocuparse en resolverlos. Cuando lo hagas sentirás cómo desaparece el peso del estrés y la angustia.

Haz una lista de dos columnas con los problemas a un lado y las soluciones en el otro. En la columna de la izquierda, escribe tus problemas y fuentes de estrés. Hazte las siguientes preguntas: «¿Qué es lo que me preocupa?», «¿Qué es lo que me produce más estrés?» y «¿Quién me produce más estrés?». Cuando tengas la lista hecha, revisa cada una de las cosas que te provocan estrés y luego pregúntate: «¿Qué tengo que hacer para eliminar este estrés de mi vida?». Escribe tu respuesta en la columna de la derecha. Esta práctica pone en marcha la parte creativa de resolución de problemas que tienes en el cerebro. La mayoría de los problemas tienen una solución simple; no necesariamente sencilla, pero sí simple. Por ejemplo, si tu problema es la amargura hacia un ex, la solución es que tienes que perdonar. Si tu problema es que mantienes una relación de maltrato, la solución es que tienes que dejarla, buscar ayuda y perdonar.

Identifica las mayores fuentes de estrés de la lista y abórdalas las primeras. Afrontar los problemas grandes te aportará más beneficios en lo que se refiere a la reducción del estrés. El estrés crónico no solo provoca enfermedades, sino que hace que estas no desaparezcan. Por eso es imperativo que elimines la mayor cantidad posible de fuentes de estrés y negatividad de tu vida y que lo hagas lo más rápido que puedas. Si algunos de tus amigos y familiares te están estresando, diles que necesitas espacio o que, de momento, debes distanciarte de ellos. Si estás intentando curar un cáncer o alguna otra enfermedad crónica, es el momento de ser un poco egoísta. No pasa nada. Tienes que cuidar primero de ti si quieres poder luego cuidar de los demás. Por último, algunos de tus problemas escapan de tu control y no puedes resolverlos. Son los que entregas a Dios.

Pasos importantes para reducir el estrés

➤ Identifica las fuentes de estrés que hay en tu vida.

➤ Haz una lista para eliminar todos los factores de estrés que haya en tu vida.

➤ Ponte manos a la obra, elimina los factores de estrés y resuelve tus problemas.

➤ Deja de preocuparte. Pon diariamente tus miedos y tus preocupaciones en manos de Dios y confía en que él te va a cuidar.

➤ Lee el libro *Cómo suprimir las preocupaciones y disfrutar de la vida* de Dale Carnegie.

➤ ¡Ríete! Una hora de monólogos de humor puede estimular tu sistema inmunitario durante doce horas [5].

➤ ¡Canta! Cantar durante una hora reduce las hormonas del estrés y estimula el sistema inmunitario [6].

SANACIÓN ESPIRITUAL

No seas sabio a tus propios ojos,
teme a Yahveh y apártate del mal:
medicina será para tu carne y refrigerio para tus huesos.

PROVERBIOS 3, 7-8

EL CÁNCER ME OBLIGÓ a dar un paso en la fe y confiar en Dios como no lo había hecho jamás. Nunca en mi vida había tenido una crisis semejante. Nunca había conocido ese tipo de desesperación. Nunca había sentido que mi vida escapaba completamente de mi control. El cáncer amenazaba con segar mi vida y supe que necesitaba ayuda de arriba. Mi fe y mi relación con Dios fueron una parte importantísima de mi curación.

Yo crecí en un hogar cristiano. Conocí a Jesús a una edad muy temprana, pero, a medida que me fui haciendo mayor, fui viendo cosas en la Iglesia que no me gustaban y las usé como excusa para rebelarme. Me acerqué a otros niños rebeldes que no fueron para mí buenas influencias, y para cuando cumplí los dieciséis años, mi relación con Dios era prácticamente inexistente. Cuando tenía veintiuno, inmerso en el trabajo y en la universidad y viendo un vacío en lo que el mundo me ofrecía, decidí convertir mi relación con Dios en una de mis prioridades en la vida. Me enganché a una iglesia local y empecé a asistir a clases de Biblia y a retiros, y la fe comenzó a crecer en mí. Cinco años más tarde me diagnosticaron el cáncer de colon. Micah y yo acabábamos de celebrar nuestro segundo aniversario y yo tocaba en el grupo de la iglesia todos los domingos. En mitad de la conmoción, el miedo, la angustia, la confusión, la frustración y todo lo que acompaña a un diagnóstico de cáncer, recordé el pasaje de Romanos 8, 28:

> *Por lo demás, sabemos que en todas las cosas interviene Dios para bien de los que le aman; de aquellos que han sido llamados según su designio.*

El cáncer era algo malo. No lo veía como un regalo ni como una bendición. Era lo peor que me había sucedido jamás. Sin embargo, tomé la decisión de creer que Dios iba a convertir aquello tan malo en algo bueno para mí. En mi miedo, decidí creer y dije: «Muy bien, Dios, no entiendo por qué me está sucediendo esto, pero voy a creer que tú vas a gestionar esto para mi bien».

Leyendo la Biblia en busca de ánimo, encontré el Salmo 34. El domingo posterior al diagnóstico, mi mujer y yo nos pusimos de pie delante de la congregación e hicimos el temido anuncio.

—Hola a todos. Me han diagnosticado un cáncer de colon…

Pero elijo creer esta promesa del Salmo 34, 19:

> *Yavé está cerca de los que tienen roto el corazón. Él salva a los espíritus hundidos.*

Y dije:

—Este es mi versículo. Dios me va a rescatar de esto.

Después de la operación recé y dije:

—Dios mío, si existe otro camino aparte de la quimioterapia, te pido que me lo muestres…

Dos días más tarde recibí el libro *God's Way to Ultimate Health* (*El camino de Dios hacia la salud máxima*), que me ayudó a comprender que no tenía ningún sentido rezar y pedir la curación y, al mismo tiempo, seguir haciendo las cosas que me enfermaban. Supe que tenía que actuar sin descanso para cambiar mi vida y reconstruir mi cuerpo como parte del proceso, y estaba convencido de que, de este modo, me libraría de mi aflicción.

Hay en la Biblia una historia preciosa acerca de una mujer que se acercó a Jesús para que la curara. Sufría lo que se describe como «flujo de sangre». Estaba sangrando. Por eso, según la ley religiosa judía, se la consideraba sucia e intocable y había vivido doce años marginada por su propia gente. Según dice la Biblia, «había sufrido mucho con muchos médicos y había gastado todos sus bienes sin provecho alguno, antes bien, yendo a peor». (Marcos 5, 26)

Después de oír hablar de Jesús, se unió a la muchedumbre que iba detrás de él y tocó su manto, e inmediatamente dejó de sangrar. Jesús, al darse cuenta de la fuerza que había salido de él, se volvió y dijo: «¿Quién me ha tocado los vestidos?». Y sus discípulos le contestaron: «Estás viendo que la gente te oprime y preguntas "¿quién me ha tocado?"». Pero él miró a su alrededor y vio a la mujer, y supo que era ella la que le había tocado. Ella cayó temblando ante él y le dijo que estaba enferma y que había ido para tocar su manto. Y Jesús le dijo: «Hija, tu fe te ha salvado; vete en paz y queda curada de tu enfermedad». (Mateo 9, 18; Marcos 5, 24; Lucas 8, 41)

Hace pocos años conocí a una mujer en una conferencia que se acercó a mí y me dijo:

—Me diagnosticaron cáncer. Y en mi vida de oración hice exactamente igual que la mujer que necesitaba tocar a Jesús, y Dios me ha curado.

Había experimentado una curación milagrosa y el cáncer había desaparecido. Me costó guardar la compostura mientras me contaba su historia... porque sabía por lo que había pasado. Yo también había estado en su misma situación, suplicando desesperado por poder tocar a Dios. Sí, cambié radicalmente toda mi vida. Asumí la responsabilidad de mi salud, mi dieta, mi estilo de vida y mi entorno, pero, en realidad, tenía que recurrir a Dios para que me guiara y me curara.

EL PODER DE «YO SOY»

Tus pensamientos y tus creencias generan tu realidad y conforman tu futuro. Eres lo que piensas. Aunque este concepto se ha rebautizado muchas veces como el poder del pensamiento positivo, la ley de la atracción y el secreto, y aunque quizá suene un poco estereotipado, es una verdad intemporal.

Tus pensamientos, tus creencias y tus expectativas son mucho más poderosos de lo que crees. Con independencia del tipo de tratamiento que sigan, aquellos pacientes que creen que una terapia les va a funcionar tienen muchas más probabilidades de curarse y a menudo son los que desafían los pronósticos, mientras que los que no creen que una terapia vaya a ayudarlos tienden a obtener un resultado peor. Cuando empiezas a pensar de forma positiva y a verte a ti mismo de un modo que quizá no seas todavía, se produce algo increíble. El proceso empieza en la mente y luego se traduce al cuerpo. Al principio de mi curación me di cuenta de que no tenía nada que perder, así que cambié mi forma de pensar y empecé a verme tal y como quería estar: curado, sano y bien.

El efecto placebo es un fenómeno generalizado que ha sido médicamente documentado. Estudios realizados tanto en laboratorio como en entornos clínicos demuestran una y otra vez que, cuando las personas ingieren una sustancia farmacológicamente inerte (un placebo) creyendo que es una sustancia activa, experimentan tanto las sensaciones subjetivas como los efectos fisiológicos que se esperan de la sustancia activa [1].

En casi todos los ensayos de medicamentos algunos de los pacientes que reciben una píldora de azúcar en lugar de la medicina obtienen los beneficios de esta porque creen que los van a recibir. Existen también numerosos casos documentados de pacientes que mejoraron después de una intervención quirúrgica falsa que ellos creyeron real. Una revisión sistemática de cincuenta y tres intervenciones controladas con placebo reveló que, en el 51 por ciento de los ensayos, el beneficio medible del grupo de la intervención falsa fue exactamente el mismo que el del grupo al que sí se le realizó. El otro 49 por ciento de los ensayos de cirugía con placebo reveló que las intervenciones reales eran más beneficiosas que las falsas, pero por lo general solo por un margen pequeño [2].

La otra cara de la moneda del efecto placebo es lo que se conoce como efecto nocebo. Algunos pacientes que esperan que una medicación o un tratamiento les van a provocar daños o efectos secundarios negativos acaban experimentándolos aunque estén tomando un placebo. En consecuencia, algunos pacientes que creen que la quimioterapia les va a curar se curan por el efecto placebo, mientras que otros que creen que no les va a curar y que les va a provocar más daños pueden amplificar sus efectos perjudiciales. Tu actitud, tus expectativas y tus creencias son más poderosas que los medicamentos y que la cirugía. Por eso es tan importante decidir pensar de forma positiva.

El pensamiento y las afirmaciones positivas pueden darte la idea de una persona que se mira al espejo y dice:

—Soy bueno. Soy listo. Qué demonios, le gusto a la gente.

Por tonta que te pueda resultar esta imagen, no subestimes las afirmaciones. Pueden ser una práctica transformadora capaz de cambiarte la vida. Te sorprenderás con lo bien que te sientes si todos los días te estimulas a ti mismo, piensas positivamente y te ves sano.

Nadie habla más contigo que *tú mismo*. En lugar de depender del estímulo de los demás, que puedes recibir o no, empieza a estimularte tú. Es una práctica que puedes aplicar a todas las áreas de tu vida. «Soy listo. Soy fuerte. Soy valiente. Me quieren. Merezco que me quieran. Tengo mucha suerte. Soy atractivo. Tengo éxito. Estoy integrado. Soy valioso. Estoy curado. Estoy sano. Estoy bien. ¡Y, qué demonios, le gusto a la gente!». Deja de criticarte a ti mismo y dedícate en cambio a animarte. Y habla con tu cuerpo. Habla con tus órganos. Diles que deben curarse y estar bien. Toma la decisión de quererte a ti mismo.

Una de las escrituras curativas más famosas de la Biblia es Isaías 53, 5, en la que le profeta Isaías, prediciendo la llegada de Jesús, el Mesías, dice: «Él ha sido herido por nuestras rebeldías, molido por nuestras culpas. Él soportó el castigo que nos trae la paz, y por sus heridas hemos sido curados».

Todos los días, y a lo largo de todo el día, yo meditaba sobre este versículo y lo rezaba en voz alta sobre mi cuerpo, una y otra vez. Decía: «Con tus heridas he sido curado, estoy sano, estoy bien, en el nombre de Jesús». Estaba ejercitando mi fe y confiando en la obra redentora que hizo Jesús en la cruz, y con mis palabras daba vida y salud a mi cuerpo.

AFRONTAR LA DUDA

En Juan 14, Jesús dice: «Todo lo que pidáis en mi nombre, yo lo haré, para que el Padre sea glorificado en el Hijo. Si me pedís algo en mi nombre, yo lo haré». Por eso, cuando rezaba y pedía la curación, lo hacía en el nombre de Jesús. «Padre, te pido la curación en el nombre de Jesús. Y creo que vas a hacerlo porque dijiste que todo aquello que pida en tu nombre, tú lo harás. Te estoy pidiendo que cumplas tu palabra. Y decido creer esto y solo esto. Y no voy a dudarlo». Las dudas pueden colarse en nuestro interior, pero son solo un pensamiento y tú puedes cambiar tus pensamientos. La fe es una elección. Es una práctica y una disciplina. Todo el mundo tiene que trabajarla y yo sigo haciéndolo a diario. Cuando me entran las dudas, me digo a mí mismo: «No, no voy a dudar. Voy a creer».

Cuando luchaba contra el miedo y la duda, solía ponerme música religiosa en los cascos o en el coche, cantaba, me ahogaba y dejaba que fluyeran las emociones. Lo que descubrí en mi viaje espiritual fue que el acto mismo de la veneración, de centrar mi atención en Dios y no en mis problemas, me animaba, reforzaba mi fe y se convertía en un antídoto del miedo y de la duda.

FE CONTRA MIEDO

Nuestra cultura está condicionada para poner por delante nuestra fe, nuestra esperanza y nuestra confianza en los médicos. Sin embargo, yo quiero animarte a que pongas en primer lugar tu fe, tu esperanza y tu confianza en Dios.

Tienes que tomar decisiones basadas en la fe, no en el miedo.

No dejes que nadie utilice el miedo para motivarte, porque las decisiones basadas en él suelen ser irracionales, emocionales y poco inteligentes. Y, además, con frecuencia son equivocadas.

Una cosa muy poderosa que debes preguntar a Dios en tus oraciones, aparte de «muéstrame qué es lo que debo hacer» es «muéstrame qué es lo que debo cambiar». Si le pides a Dios que te muestre qué cosas debes cambiar en tu vida, lo hará. Te vendrá a la mente aquello que sabes que está mal y que debes abordar. Pregunta y escucha. Luego, actúa y haz esos cambios.

¿POR QUÉ YO?

Una pregunta que muchos enfermos de cáncer se plantean, sobre todo si son personas de fe, es: «¿Por qué ha permitido Dios que pase esto?».

Cuando me diagnosticaron la enfermedad, yo no pude evitar pensar: «Esto es completamente injusto. Hay ladrones, violadores y asesinos…, personas malas que hacen maldades a diario. ¡Ellos son los que merecen tener cáncer! Yo no lo merezco. ¡Soy uno de los buenos! ¡Si toco en la iglesia todos los domingos por la mañana! No miento ni engaño ni robo a la gente. Llevo cinco años intentando poner a Dios en el primer plano de mi vida… ¿Y ahora me viene el cáncer? ¡Venga ya!».

Sé que «la vida no es justa», pero tener cáncer a los veintiséis años me parecía algo especialmente injusto. Durante toda mi vida había oído decir que «todo lo que sucede es por voluntad de Dios». Si los que lo decían estaban en lo cierto, eso significaba que Dios quería que yo tuviera cáncer, una proposición que no me gustaba y que no se identificaba con el Dios que yo conocía. Por eso, en lugar de aceptar esa creencia, decidí estudiar las Escrituras para averiguar por mí mismo si la voluntad de Dios era que yo estuviera enfermo o que estuviera bien. Y lo que encontré prendió mi fe y restauró mi esperanza de curarme.

El salmo 103 dice: «Bendice, alma mía, al Señor, y no olvides ninguno de sus beneficios. Él perdona todas tus ofensas y te cura de todas tus dolencias. Él rescata tu vida de la tumba, te corona de amor y de ternura. Él colma de dicha tu existencia y como el águila se renueva tu juventud».

Encontré promesas de salud y curación por toda la Biblia. Cuando miré la vida y el ministerio de Jesús con nuevos ojos, me di cuenta de que no era solo un maestro. Jesús era un sanador.

Pasó la mayor parte de su vida con los pobres y los descastados de la sociedad, con las personas de las que no se preocupaba nadie. Les enseñó el Reino de Dios y lo que está bien y mal, y les mostró amor a través de sus actos. Realizó milagros y curó a los enfermos una y otra vez. Demostró el gran amor que Dios nos tiene en la forma en la que sirvió a los necesitados y asumiendo en la cruz el castigo por nuestros pecados. Aquí tienes solo unas pocas referencias de curaciones de Jesús, documentadas en el Evangelio según San Mateo, que encendieron mi fe.

«Al atardecer le llevaron muchos endemoniados. Él expulsó a los espíritus malos con una sola palabra y sanó también a todos los enfermos». (Mateo 8, 16)

En el capítulo 12, Jesús le dice a un hombre que tenía una mano paralizada: «Extiende la mano». El hombre la extendió y quedó tan sana como la otra. Después de eso, los dirigentes religiosos conspiraron contra él para destruirle. Jesús era consciente de ello y se fue. Y muchos le siguieron, y él los curó y les advirtió que no dijeran quién era. (Mateo 12, 9-16)

«Al desembarcar Jesús y encontrarse con tan gran gentío, sintió compasión de ellos y sanó a sus enfermos». (Mateo 14, 14)

«Un gentío muy numeroso se acercó a él trayendo mudos, ciegos, cojos, mancos y personas con muchas otras enfermedades. Los colocaron a los pies de Jesús y él los sanó». (Mateo 15, 30)

CURA TU CORAZÓN

La amargura, el resentimiento y el no perdonar son tres de los estados emocionales más destructivos; te pudrirán de dentro afuera y destruirán tu salud. Ha llegado el momento de ejercitar tu músculo del perdón y perdonar a todo aquel que alguna vez te haya hecho daño.

Adopta un estado tranquilo, de oración, y cierra los ojos. Busca en tu memoria a todas las personas que te hayan hecho daño. Ve recorriendo tu vida cronológicamente. Retrocede todo lo que puedas, hasta tu infancia. Familiares, amigos, compañeros de colegio, extraños, compañeros de trabajo...

Hasta los acontecimientos aparentemente insignificantes de tu infancia pueden haberte provocado profundas heridas emocionales que tienes que curar. Si sigues recordando la ofensa, es muy probable que todavía te siga afectando. Si el recuerdo dispara una emoción, es señal de que hace falta perdonar. Dedica un tiempo a recordar a todos y cada uno de los que te han herido y ve perdonándolos uno por uno llamándolos por su nombre.

Repasar todas las veces que te han herido es algo que la mayoría de la gente no hace ni quiere hacer. Sé que es duro. Sin embargo, es un paso fundamental. No te saltes esta parte de tu proceso de curación. Aquello que menos te apetece hacer suele ser lo que más necesitas. La amargura puede ser una barrera para la curación. Puedes cambiar radicalmente tu dieta y tu estilo de vida y hacer todas las terapias del mundo, pero, si no perdonas a aquellos que te han hecho daño y dejas atrás tu ira y tu amargura hacia ellos, no podrás curarte.

Cuando dejas atrás el pasado y tomas la decisión de perdonar, Dios cura tu corazón y te cambia. Cuando reces pidiendo perdonar, no te limites a pensarlo. Dilo en voz alta. Pronúncialo con la boca. Es muy poderoso. Cuando pienses en cada una de las personas que te han hecho daño, reza de esta forma:

> Dios. Tú sabes lo que hicieron. Y tú sabes lo que yo siento. Me hicieron daño… Pero hoy, ahora mismo, tomo la decisión de perdonarlos. Voy a dejarlos atrás. Y te los entrego. No voy a seguir acarreando esta ira y esta amargura. Las pongo a tus pies. Son tuyas. Gracias por perdonarme y por curar mi corazón y mi cuerpo. Y te pido que tengas piedad de ellos y los bendigas en el nombre de Jesús. Amén.

¿Amarlos? ¿Bendecirlos? ¿Rezar por ellos? Créeme, es lo último que me apetece hacer por alguien que me ha hecho daño. Cuando alguien me hace mal, lo que quiero es justicia, venganza… Es la naturaleza humana. Sin embargo, recuerda: cosechamos aquello que sembramos. Cuando plantas una semilla en la tierra, no crece otra semilla; cosechas una planta que tiene cientos o miles de semillas. Las personas que siembran semillas malas en la vida recolectan una cosecha exponencial de cosas malas para ellos, muchas más de las que sembraron.

Para mí es un consuelo enorme saber que las personas acabarán recogiendo lo que merecen. Así me resulta más fácil dejar atrás las ofensas. Y, mientras tanto, sigo las instrucciones de Jesús y pido a Dios que tenga piedad de aquellos que me han herido y que los bendiga. A lo largo de todo su ministerio, Jesús hizo hincapié en la importancia del perdón. Cuando enseñó a sus discípulos a rezar, les dijo que debían decir: «Perdona nuestras ofensas, así como nosotros perdonamos a los que nos ofenden». No importa si no te apetece o si, cuando rezas para perdonar a alguien, tienes la sensación de que no estás siendo sincero. Limítate a seguir perdonando.

EL PERDÓN NO ES UN SENTIMIENTO

El perdón es una decisión. Eliges perdonar a pesar de tus sentimientos. *Les perdonaré cuando se arrepientan y pidan perdón.* No. Eso no funciona. Porque algunas personas jamás se arrepentirán ni pedirán perdón. El acto del perdón no es para ellos; es para ti. El perdón no es algo que se hace de una vez por todas. Es una elección para toda la vida. Es decidir no seguir aferrándonos a algo que alguien hizo contra nosotros. Perdonar es elegir mostrar amor dejando lo sucedido atrás para siempre. Si has decidido comer sano durante una semana y luego vuelves a la comida basura, ¿crees que te servirá de algo? El perdón funciona igual. Solo sirve si sigues practicándolo.

Algunos recuerdos pueden seguir provocándote pena y dolor después de haber tomado la decisión de perdonar. Si así fuera, recuerda que has tomado esa decisión y que vas a mantenerla. No dejes que esas heridas y emociones viejas encuentren un asidero en tu mente. Sigue devolviéndoselas a Dios y te aseguro que llegará un momento en el que el perdón será completo en tu corazón. Verás a estas personas de un modo diferente y el dolor habrá desaparecido. Y, de ahora en adelante, toma la decisión de perdonar rápidamente las ofensas nuevas.

PIDE PERDÓN A LOS DEMÁS

La siguiente parte del proceso es pedir perdón a aquellas personas a las que has hecho daño. Es un momento estupendo para jugar la carta del cáncer, si es que la tienes. La conversación podría ser algo así:

«Hola, John. Soy Chris. No sé si te has enterado, pero hace poco me han diagnosticado un cáncer. Esto me ha hecho darme cuenta de que quiero arreglar algunas cosas... Te llamo para pedirte que me perdones por [di aquí la ofensa]. Lo que hice estuvo mal y estoy realmente arrepentido. También quiero preguntarte si hay algo que pueda hacer para compensarte por ello...».

Algunos te perdonarán gentilmente y otros quizá no. Puede que incluso desaten un ataque verbal que, en su opinión, te mereces. Y es posible que así sea. Si eso sucediera, no te defiendas, no discutas y, por encima de todo, no intentes justificar tus actos ni decirles que ellos también se habían equivocado. Sencillamente, déjalos que digan lo que tengan que decir. Lo más importante es que seas humilde, que admitas que te equivocaste, que les pidas perdón y que termines la conversación con elegancia. Puede ser un primer paso muy poderoso para arreglar una relación rota.

DIOS ESTÁ DESEOSO DE PERDONARTE

La culpa y la vergüenza por los errores que cometiste en el pasado pueden provocarte depresión y odio hacia ti mismo, y eso te destroza y te enferma. Si has engañado a la gente, si les has robado o traicionado su confianza, si los has utilizado y les has hecho daño, puedes apartar esos recuerdos y olvidarlos durante un tiempo, pero, al final, no podrás escapar de ellos. Los problemas espirituales y emocionales no resueltos permanecen en el subconsciente, aumentan la angustia general y la infelicidad y a menudo acaban dando lugar a automedicación y conductas destructivas.

Cuando naces, tu corazón es puro e inocente, como un vaso de agua purificada. Un pecado, la primera mentira que dijiste, es como una gotita diminuta de aguas residuales en el vaso. Una gota convierte el agua en impura, contaminada y no potable. Ahora imagina todas las cosas malas que hayas pensado o hecho en tu vida como otra gota de aguas residuales en el vaso o, por decirlo de otra manera, como un punto negro en tu corazón. Todos hemos hecho cosas vergonzosas que han contaminado y corrompido nuestro corazón, y todos necesitamos que nos perdonen.

El pecado nos aparta de Dios, pero Jesucristo asumió el castigo en la cruz por nuestros pecados y tendió un puente entre Dios y nosotros. Cuando Dios te perdona, hace borrón y cuenta nueva. Tu corazón endurecido y negro es sustituido por otro nuevo. Y lo más hermoso de todo es que no tienes más que volverte hacia él y pedírselo. Él te ama tanto y está tan deseoso de perdonarte que no te echará en cara tus errores pasados. Saber que Dios te ama y que está dispuesto a perdonarte te posibilita perdonarte a ti mismo y dejar atrás la culpa y la vergüenza que estabas acarreando.

Una de las últimas cosas que dijo Jesús cuando estaba muriendo en la cruz, inocente de toda culpa, fue: «Padre, perdónalos porque no saben lo que hacen».

Si Jesús fue capaz de perdonar a aquellos que habían conspirado contra él, que lo habían golpeado, flagelado, escupido y clavado en una cruz, y que se habían burlado de él cuando se estaba muriendo, tú también puedes perdonar a la gente que te ha hecho daño.

En mi búsqueda de respuestas, todos los caminos por los que me aventuraba me conducían al mismo lugar. El que Dios me hubiera golpeado con el cáncer o que este fuera el resultado de mis decisiones o de las decisiones de otros se había convertido en algo irrelevante y me di cuenta de que solo tenía una respuesta apropiada: ceder. En cuanto lo hice, se abrió la puerta a uno de los momentos más dulces y poderosos de mi vida. Dios me dio paz en mitad de la tormenta y me transportó al otro lado. No considero el cáncer como un regalo ni como una bendición, pero Dios lo utilizó por mi bien y para bendecir mi vida.

NO TIENES MÁS QUE PREGUNTAR

Si no conoces a Dios, si no sabes si existe un Dios, lo único que tienes que hacer es preguntar. Quédate solo y en silencio y di:

—Muy bien, Dios, aquí estoy. Estoy preparado. Estoy abierto. Estoy deseoso de creer. Revélate a mí. Quiero conocerte.

Estoy seguro de que, si sigues rezando así, Dios se te revelará y te hablará. Y sucederán cosas asombrosas, increíbles y sobrenaturales en tu vida. No tienes más que mostrarte humilde y preguntar.

Pedid y se os dará; buscad y hallaréis; llamad y se os abrirá la puerta.

MATEO 7, 7

Y, por último, coge una Biblia y lee la vida y las palabras de Jesús. Lee los evangelios de Mateo, Marcos, Lucas y Juan. Si quieres conocer el corazón de Dios, lo encontrarás en Jesús.

Pasos importantes para la sanación espiritual

➤ Elige la fe en lugar del miedo y la duda.

➤ Entrega tus miedos, tus preocupaciones y tu angustia a Dios, y confía en él para que te guíe.

➤ Date cuenta de cuándo estás pensando de forma negativa y toma la decisión de hacerlo de manera positiva.

➤ Busca siempre la parte buena de cualquier situación.

➤ Anímate a ti mismo todos los días.

➤ Visualízate a ti mismo estando bien.

➤ Pronuncia palabras de vida y salud para tu cuerpo.

➤ Perdona a todo aquel que te haya hecho daño.

➤ Pide perdón a todos aquellos a los que hayas hecho daño.

➤ De ahora en adelante, perdona rápidamente.

➤ Ponte a bien con Dios. Cede. Pídele perdón, ayuda y sanación.

➤ Pide a Dios que te muestre lo que tienes que hacer y lo que tienes que cambiar.

➤ Coge una Biblia y lee los evangelios de Mateo, Marcos, Lucas y Juan.

EPÍLOGO

L A VIDA ES UN VIAJE lleno de obstáculos, barreras, desvíos y milagros. A veces te encuentras viajando con compañeros y otras tu viaje te separa de las personas a las que quieres y tienes que viajar solo. En ocasiones vuestros caminos vuelven a cruzarse. Otras veces, no. Hay momentos en los que te das cuenta de que te has equivocado de ruta y tienes que dar la vuelta y volver sobre tus pasos. A veces tienes que abandonar totalmente tu camino y empezar otro nuevo.

En su poesía *The Road Not Taken*, Robert Frost reflexiona sobre su decisión de tomar el camino menos transitado y sobre cómo eso «supuso una diferencia total». En mi momento Robert Frost, el camino más popular (la carretera convencional) resultaba tentador. Era fácil.

El tratamiento convencional contra el cáncer no me exigía más que acudir. Era un permiso para no cambiar, para seguir viviendo el tipo de vida que me estaba matando. La quimioterapia era una forma de encasillar a Dios. Podía curarme o no curarme con ella…, pero no dependía de mí. Sentí la tentación de subirme al tren convencional, de renunciar a llevar el control de mi vida para ser un simple pasajero. La idea le resultaba atractiva a mi renuencia a examinar mi vida, a afrontar mis faltas y mis fallos y a admitir mis errores. Apelaba a mi narcisismo porque, de ese modo, yo no era más que una víctima con mala suerte y nada de lo que me sucedía era jamás culpa mía. Con esto no quiero decir que el tratamiento convencional y la quimioterapia estén mal para todo el mundo, pero estas son las razones por las que no eran buenos para mí.

El camino alternativo —la carretera menos transitada— era duro. Y solitario. No tenía ni idea de adónde me iba a llevar y supe que iba a ser difícil, pero sentí que me haría más fuerte y más sabio. En lo más profundo de mi ser, era el más lógico. A pesar de las opiniones de muchos de los que me rodeaban, supe que era el que tenía que tomar. No me gustaba lo que yo era, y no quería cambiar. Sin embargo, sabía que tenía que hacerlo para sobrevivir. Asumí el miedo al fracaso, el miedo a lo desconocido, el miedo a la muerte y la aventura que todo ello suponía. Saboreé la emoción de estar vivo y la libertad de vivir o morir según mis principios. Y me sentí poderoso. En cuanto tomé la decisión de dar un paso al frente impulsado por la fe, un paso a lo desconocido, tuve paz. Y supe que, si conseguía salir de la selva, podría enseñar el camino a otras personas.

Es posible que tú también estés en esa misma encrucijada. Luchando contra la duda y el miedo. Intentando decidir qué debes hacer a continuación y frustrado porque no encuentras opciones buenas, ninguna garantía. Quizá tu instinto te está diciendo que debes hacer lo contrario de lo que hacen todos los demás, pero puede que te asusten la crítica y el rechazo. Es posible que tengas miedo de fracasar. Puede que te hayas estado diciendo a ti mismo que no mereces tener salud, ni éxito, ni felicidad. Pero sí lo mereces. Ha llegado el momento de que empieces a decirte a ti mismo que sí. Ha llegado el momento de que dejes de criticarte y empieces a animarte. Tus pensamientos y tus actos crean tu realidad y tu futuro. Si cambias tus pensamientos y tus actos, puedes cambiar el curso de tu vida.

Este es tu viaje. Tú eres el piloto. Tú eres el autor de tu historia. No dejes que nadie te meta prisa para que hagas cosas que no entiendes. No hagas nada que no te resulte lógico. No dejes que nadie te quite el timón. No dejes que nadie te manipule mediante el miedo. Toma decisiones basadas en datos y en la fe, no en el miedo. Escucha a tu instinto y a tu intuición. Escucha a tus entrañas. Escucha al Espíritu Santo. Reza. Ponte en contacto. Pide ayuda a Dios. Pide señales. Pide orientación. Pide a Dios que te muestre lo que debes hacer y lo que tienes que cambiar. Tanto la fe como la duda son una decisión. Elige la fe. Sé fuerte y valiente. Es posible que estés asustado, pero el valor no puede existir sin el miedo. El valor es la decisión de avanzar a pesar del miedo. El miedo es la oscuridad que se rompe con la luz del valor. Ha llegado el momento de que empieces tu aventura de curación. Solo tienes que dar un paso…

Te deseo que prosperes en la buena salud, así como que prospere tu alma.

INFORMACIÓN ADICIONAL

EL FINAL DE ESTE LIBRO no es más que el comienzo. ¡Tengo tantas cosas que compartir contigo! Si deseas contenido extra e información adicional, incluida mi guía gratis para el paciente titulada *20 Questions for Your Oncologist (20 preguntas para tu oncólogo)*, entrevistas con supervivientes holísticos, acceso a nuestra comunidad de gente próspera, enlaces útiles y más cosas, puedes visitar esta página:

www.chrisbeatcancer.com/bookresources

BIBLIOGRAFÍA

CAPÍTULO 1: ENTRAR EN LA SELVA

1. University of Chicago Medicine, «Evidence Mounts for Link Between Opioids and Cancer Growth», *UChicago Medicine* (marzo 2012). http://www.uchospitals.edu/news/2012/20120321-opioid.html (consultado en abril del 2018).
2. Jay Soong-Jin Lee *et al.*, «New Persistent Opioid Use Among Patients with Cancer After Curative-Intent Surgery», *Journal of Clinical Oncology* 35.36 (octubre 2017): 4042–49. http://ascopubs.org/doi/abs/10.1200/JCO.2017.74.1363 (consultado en abril del 2018).
3. The American Cancer Society Medical and Editorial Content Team, «Survival Rates for Colorectal Cancer, by Stage», *The American Cancer Society* (febrero 2018). https://www.cancer.org/cancer/colon-rectal-cancer/detection-diagnosis-staging/survival-rates.html (consultado en abril del 2018).
4. Christopher H. Lieu *et al.*, «Association of Age with Survival in Patients with Metastatic Colorectal Cancer: Analysis from the ARCAD Clinical Trials Program», *Journal of Clinical Oncology* 32.27 (septiembre 2014): 2975–82. https://www.ncbi.nlm.nih.gov/pmc/articles/PMC4809210/ (consultado en abril del 2018).
5. Robert Preidt, «Colon Cancer Hits Younger Adults Especially Hard, Study Finds», *HealthDay* (octubre 2013). https://consumer.healthday.

com/senior-citizen-information-31/misc-aging-news-10/colon-cancer-hits-younger-adults-especially-hard-study-finds-680634.html (consultado en abril del 2018).

6. National Cancer Institute, «Colon Cancer Treatment (PDQ®)–Health Professional Version», *NIH* (abril 2018). https://www.cancer.gov/types/colorectal/hp/colon-treatment-pdq#section/all (consultado en abril del 2018).

7. Chang Hyun Kim *et al.*, «Prognostic Comparison Between Number and Distribution of Lymph Node Metastases in Patients with Right-Sided Colon Cancer», Annals of Surgical Oncology 21.4 (abril 2014): 1361–68. https://link.springer.com/article/10.1245/s10434-013-3426-3 (consultado en abril del 2018).

8. Robert Preidt, «Colon Cancer's Location May Be Factor in Survival», *WebMD* (2015). https://www.webmd.com/colorectal-cancer/news/20150224/colon-cancers-location-may-be-factor-in-survival (consultado en abril del 2018).

9. Fausto Petrelli *et al.*, «Prognostic Survival Associated with Left-Sided vs. Right-Sided Colon Cancer: A Systematic Review and Meta-Analysis», *JAMA Oncology* 3.2 (octubre 2017): 211–19. https://www.ncbi.nlm.nih.gov/pubmed/27787550 (consultado en abril del 2018).

CAPÍTULO 2: LA SUPERVIVENCIA DEL MÁS ENFERMO

1. Rosalie A. David y Michael R. Zimmerman, «Cancer: An Old Disease, a New Disease or Something in Between?», *Nature Reviews Cancer* 10.10 (octubre 2010): 728–33. https://www.ncbi.nlm.nih.gov/pubmed/20814420 (consultado en abril del 2018).

2. William H. Goodson *et al.*, «Assessing the Carcinogenic Potential of Low-Dose Exposures to Chemical Mixtures in the Environment: The Challenge Ahead», *Carcinogenesis* 36.1 (junio 2015): S254–96. https://www.ncbi.nlm.nih.gov/pmc/articles/PMC4480130/ (consultado en abril del 2018).

3. Centro Internacional de Investigaciones sobre el Cáncer, «IARC: Diesel Engine Exhaust Carcinogenic», *World Health Organization* (junio

2012). http://www.iarc.fr/en/media-centre/pr/2012/pdfs/pr213_E. pdf (consultado en abril del 2018).

4. Jeffrey Switchenko *et al.*, «Resolving Uncertainty in the Spatial Relationships Between Passive Benzene Exposure and Risk of Non-Hodgkin Lymphoma», *Cancer Epidemiology* 41 (julio 2016): 139–51. https://www.ncbi.nlm.nih.gov/pmc/articles/PMC4946246/ (consultado en abril del 2018).

5. Goodson *et al.*, «Assessing the Carcinogenic Potential».

6. Michael J. McGinnis y William H. Foege, «The Immediate vs. the Important», *JAMA* 291.10 (marzo 2004): 1263–64. https://jamanetwork.com/journals/jama/article-abstract/198333 (consultado en abril del 2018).

7. Michael J. McGinnis y William H. Foege, «Actual Causes of Death in the United States», *JAMA* 270.18 (noviembre 1993): 2207–12. https://jamanetwork.com/journals/jama/article-abstract/409171?redirect=true (consultado en abril del 2018).

8. Song Wu *et al.*, «Substantial Contribution of Extrinsic Risk Factors to Cancer Development», *Nature* 529.7584 (enero 2016): 43–47. https://www.nature.com/articles/nature16166 (consultado en abril del 2018).

9. Doug Irving, «Chronic Conditions in America: Price and Prevalence», *RAND Review* (julio 2017). https://www.rand.org/blog/rand-review/2017/07/chronic-conditions-in-america-price-and-prevalence.html (consultado en abril del 2018).

10. Paul D. Loprinzi *et al.*, «Healthy Lifestyle Characteristics and Their Joint Association with Cardiovascular Disease Biomarkers in US Adults», *Mayo Clinic Proceedings* 91.4 (abril 2016): 432–42. http://www.mayoclinicproceedings.org/article/S0025-6196%252816%252900043-4/abstract (consultado en abril del 2018).

11. Julie Beck, «Less Than 3 Percent of Americans Live a 'Healthy Lifestyle'», *The Atlantic* (marzo 2016). https://www.theatlantic.com/health/archive/2016/03/less-than-3-percent-of-americans-live-a-healthy-lifestyle/475065/ (consultado en abril del 2018).

12. Seung Hee Lee-Kwan *et al.*, «Disparities in State-Specific Adult Fruit and Vegetable Consumption—United States, 2015», MMWR 66.45

(noviembre 2017): 1241–47. https://www.cdc.gov/mmwr/volumes/66/wr/mm6645a1.htm (consultado en abril del 2018).

13. Michael Greger, «Calculate Your Healthy Eating Score», *Nutrition Facts* (agosto 2011). https://nutritionfacts.org/video/calculate-your-healthy-eating-score/ (consultado en abril del 2018).

14. M. F. McCarty, «Proposal for a Dietary Phytochemical Index», *Medical Hypotheses* 63.5 (2004): 813–17. https://www.ncbi.nlm.nih.gov/pubmed/15488652 (consultado en el 2018).

15. National Cancer Institute, Epidemiology and Genomics Research Program, «Sources of Energy among the U. S. Population, 2005–06», *Epidemiology and Genomics Research Program*. National Cancer Institute (actualizado en abril del 2016). http://epi.grants.cancer.gov/diet/foodsources/energy/ (consultado en abril del 2018).

16. Anette Christ *et al.*, «Western Diet Triggers NLRP3-Dependent Innate Immune Reprogramming», *Cell* 172.1–2 (enero 2018): 162–75. e14. http://www.cell.com/cell/abstract/S0092-8674(17)31493-9 (consultado en abril del 2018).

17. Thibault Fiolet *et al.*, «Consumption of Ultra-Processed Foods and Cancer Risk: Results from NutriNet-Santé Prospective Cohort», *BMJ* 360 (febrero 2018): k322. https://www.bmj.com/content/360/bmj.k322 (consultado en abril del 2018).

18. Allison M. Hodge *et al.*, «Consumption of Sugar-Sweetened and Artificially Sweetened Soft Drinks and Risk of Obesity-Related Cancers», *Public Health Nutrition* (febrero 2018): 1–9. https://www.cambridge.org/core/journals/public-health-nutrition/article/consumption-of-sugarsweetened-and-artificially-sweetened-soft-drinks-and-risk-of-obesityrelated-cancers/14DB5E8634853560209984B07CED68B1 (consultado en abril del 2018).

19. Noelle K. LoConte *et al.*, «Alcohol and Cancer: A Statement of the American Society of Clinical Oncology», *Journal of Clinical Oncology* 36.1 (enero 2018): 83–93. https://www.ncbi.nlm.nih.gov/pubmed/29112463 (consultado en abril del 2018).

20. «Millennials 'set to be fattest generation'», *BBC News* (febrero 2018). http://www.bbc.com/news/health-43195977 (consultado en abril del 2018).

21. Centers for Disease Control and Prevention, «Behavioral Risk Factor Surveillance System», *CDC* (revisado marzo 2018). https://www.cdc.gov/brfss/ (consultado en abril del 2018).
22. Brooke C. Steele *et al.*, «Vital Signs: Trends in Incidence of Cancers Associated with Overweight and Obesity—United States, 2005–2014», *Morbidity and Mortality Weekly Report* 66.39 (octubre 2017): 1052–58. https://www.cdc.gov/mmwr/volumes/66/wr/mm6639e1.htm (consultado en abril del 2018).
23. Béatrice Lauby-Secretan *et al.*, «Body Fatness and Cancer—Viewpoint of the IARC Working Group», *The New England Journal of Medicine* 375.8 (agosto 2016): 794–98. http://www.nejm.org/doi/full/10.1056/NEJMsr1606602 (consultado en abril del 2018).
24. American Association for Cancer Research, «High Body Fat Levels Associated with Increased Breast Cancer Risk in Women with Normal BMI», *ScienceDaily* (enero 2018). www.sciencedaily.com/releases/2018/01/180126085442.htm (consultado en abril del 2018).
25. D. Chakraborty *et al.*, «Fibroblast Growth Factor Receptor Is a Mechanistic Link Between Visceral Adiposity and Cancer», *Oncogene* 36.48 (noviembre 2017): 6668–79. https://www.ncbi.nlm.nih.gov/pubmed/28783178 (consultado en abril del 2018).
26. C. Stephen *et al.*, «Association of Leisure-Time Physical Activity with Risk of 26 Types of Cancer in 1.44 Million Adults», *JAMA Internal Medicine* 176.6 (junio 2016): 816–25. https://www.ncbi.nlm.nih.gov/pubmed/27183032 (consultado en abril del 2018).
27. Rachel Rettner, «Exercise May Reduce the Risk of These 13 Cancers», *LiveScience* (mayo 2016). https://www.livescience.com/54749-exercise-reduces-cancer-risk.html (consultado en abril del 2018).
28. Center for Nutrition Policy and Promotion, «Nutrient Content of the U. S. Food Supply, 1909–2010», *Departamento de Agricultura de Estados Unidos* (marzo 2014). https://www.cnpp.usda.gov/USFoodSupply-1909-2010 (consultado en abril del 2018).
29. Michael F. Jacobson, «Carcinogenicity and Regulation of Caramel Colorings», *International Journal of Occupational and Environmental Health* 18.3 (julio–septiembre 2012): 254–59. https://www.ncbi.nlm.nih.gov/pubmed/23026009 (consultado en abril del 2018).

30. Rudolf Kaaks, «Nutrition, Insulin, IGF-1 Metabolism and Cancer Risk: A Summary of Epidemiological Evidence», *Novartis Foundation Symposium* 262 (2004): 247–60. https://www.ncbi.nlm.nih.gov/pubmed/15562834 (consultado en abril del 2018).

31. Samuel S. Epstein, «Re: Role of the Insulin-Like Growth Factors in Cancer Development and Progression», *Journal of the National Cancer Institute* 93.3 (febrero 2001): 238. https://academic.oup.com/jnci/article/93/3/238/2909702 (consultado en abril del 2018).

32. American Institute for Cancer Research, «AICR's Foods That Fight Cancer: Whole Grains», *AICR*. http://www.aicr.org/foods-that-fight-cancer/whole-grains.html (consultado en abril del 2018).

33. Celine Gasnier *et al.*, «Glyphosate-Based Herbicides Are Toxic and Endocrine Disruptors in Human Cell Line», *Toxicology* 262 (agosto 2009): 184–91. https://www.ncbi.nlm.nih.gov/pubmed/19539684 (consultado en abril del 2018).

34. Anthony Samsel y Stephanie Seneff, «Glyphosate, Pathways to Modern Diseases II: Celiac Sprue and Gluten Intolerance», *Interdisciplinary Toxicology* 6.4 (diciembre 2013): 159–84. https://www.ncbi.nlm. nih.gov/pmc/articles/PMC3945755/ (consultado en abril del 2018).

35. Paolo Bofetta, Enzo Merler y Harri Vainio, «Carcinogenicity of Mercury and Mercury Compounds», *Scandinavian Journal of Work, Environment & Health* 19.1 (febrero 1993): 1–7. https://www.jstor.org/stable/i40043315 (consultado en abril del 2018).

36. Environmental Working Group, «First Ever U. S. Tests of Farmed Salmon Show High Levels of Cancer-Causing PCBs», *EWG* (julio 2003). https://www.ewg.org/news/news-releases/2003/07/30/first-ever-us-tests-farmed-salmon-show-high-levels-cancer-causing-pcbs#.WnDI-WiPMw_M (consultado en abril del 2018).

37. Mary E. Cogswell *et al.*, «Sodium and Potassium Intakes Among US Adults: NHANES 2003–2008», *American Journal of Clinical Nutrition* 96.3 (julio 2012): 647–57. https://www.ncbi.nlm.nih.gov/pmc/articles/PMC3417219/ (consultado en abril del 2018).

38. Center for Nutrition Policy and Promotion, «Nutrient Content of the U. S. Food Supply, 1909–2010».

39. Centro Internacional de Investigaciones sobre el Cáncer, «Section of Infections—Infections and Cancer Biology Group», *Organización Mundial de la Salud* (2018). https://www.iarc.fr/en/research-groups/ ICB/index.php (consultado en abril del 2018).

40. Jeffrey I. Cohen, «Epstein-Barr Virus Vaccines», *Clinical & Translational Immunology* 4.32 (enero 2015): 1–6. http://www.nature.com/cti/ journal/v4/n1/full/cti201427a.html (consultado en abril del 2018).

41. Stephen Starko Francis *et al.*, «In Utero Cytomegalovirus Infection and Development of Childhood Acute Lymphoblastic Leukemia», *Blood* 129.12 (marzo 2017): 1680–84. https://www.ncbi.nlm.nih.gov/pmc/ articles/PMC5364339/ (consultado en abril del 2018).

42. «91% of Women Do Not Know about CMV», *National CMV Foundation* (2018). https://www.nationalcmv.org/home.aspx (consultado en abril del 2018).

43. U. S. Department of Agriculture, «Bovine Leukosis Virus (BLV) on U. S. Dairy Operations, 2007», *USDA* (2008). https://www.aphis.usda.gov/ animal_health/nahms/dairy/downloads/dairy07/Dairy07_is_BLV.pdf (consultado en abril del 2018).

44. Gertrude Case Buehring *et al.*, «Humans Have Antibodies Reactive with Bovine Leukemia Virus», *AIDS Research and Human Retroviruses* 19.12 (diciembre 2003): 1105–13. https://www.ncbi.nlm.nih.gov/ pubmed/14709247 (consultado en abril del 2018).

45. Gertrude Case Buehring *et al.*, «Exposure to Bovine Leukemia Virus Is Associated with Breast Cancer: A Case-Control Study», *PLOS ONE* 10.9 (septiembre 2015): e0134304. http://journals.plos.org/plosone/ article?id=10.1371/journal.pone.0134304%20 (consultado en abril del 2018).

46. Gertrude Case Buehring *et al.*, «Bovine Leukemia Virus DNA in Human Breast Tissue», *Emerging Infectious Diseases* 20.5 (mayo 2014): 772–82. https://www.ncbi.nlm.nih.gov/pmc/articles/PMC4012802/ (consultado en abril del 2018).

47. Buehring *et al.*, «Exposure to Bovine Leukemia Virus Is Associated with Breast Cancer: A Case-Control Study».

48. D. C. Wilcox *et al.*, «The Okinawan Diet: Health Implications of a Low-Calorie, Nutrient-Dense, Antioxidant-Rich Dietary Pattern Low

in Glycemic Load», *The Journal of the American College of Nutrition* 28 (agosto 2009): 500–16. https://www.ncbi.nlm.nih.gov/pub-med/20234038 (consultado en abril del 2018).

49. Centro Internacional de Investigaciones sobre el Cáncer, «GLOBO-CAN 2012: Estimated Cancer Incidence, Mortality and Prevalence Worldwide in 2012», *Organización Mundial de la Salud* (2012). http://globocan.iarc.fr (consultado en abril del 2018).

50. S. J. O'Keefe *et al.*, «Why Do African Americans Get More Colon Cancer Than Native Africans?», *Journal of Nutrition* 131.1 (enero 2007): 175–82. https://www.ncbi.nlm.nih.gov/pubmed/17182822 (consultado en abril del 2018).

CAPÍTULO 3: LAS ÓRDENES DEL MÉDICO

1. Gabrielle Glaser, «Unfortunately, Doctors Are Pretty Good at Suicide», *NCP Journal of Medicine* (agosto 2015). https://www.ncnp.org/journal-of-medicine/1601-unfortunately-doctors-are-pretty-good-at-suicide.html (consultado en abril del 2018).

2. Nicholas A. Yaghmour *et al.*, «Causes of Death of Residents in ACG-ME-Accredited Programs 2000–2014: Implications for the Learning Environment», *Academic Medicine* 92.7 (mayo 2017): 976–83. https://www.ncbi.nlm.nih.gov/pmc/articles/PMC5483979/ (consultado en abril del 2018).

3. Keith H. Berge, Marvin D. Seppala y Agnes M. Schipper, «Chemical Dependency and the Physician», *Mayo Clinic Proceedings* 84.7 (julio 2009): 625–31. http://www.mayoclinicproceedings.org/article/S0025-6196(11)60751-9/fulltext (consultado en abril del 2018).

4. Barbara Starfield, «Is US Health Really the Best in the World?», *JAMA* 284.4 (julio 2000): 483–85. https://jamanetwork.com/journals/jama/article-abstract/192908?redirect=true (consultado en abril del 2018).

5. Vanessa McMains, «Johns Hopkins Study Suggests Medical Errors Are Third-Leading Cause of Death in U. S.», *HUB* (mayo 2016). https://hub.jhu.edu/2016/05/03/medical-errors-third-leading-cause-of-death/ (consultado en abril del 2018).

6. Donald W. Light, Joel Lexchin y Jonathan J. Darrow, «Institutional Corruption of Pharmaceuticals and the Myth of Safe and Effective Drugs», *The Journal of Law, Medicine & Ethics* 41.3 (octubre 2013): 590–600. http://journals.sagepub.com/doi/abs/10.1111/jlme.12068 (consultado en abril del 2018).

7. Michael O. Schroeder, «Death by Prescription», *U. S. News & World Report* (septiembre 2016). https://health.usnews.com/health-news/patient-advice/articles/2016-09-27/the-danger-in-taking-prescribed-medications (consultado en abril del 2018).

8. John T. James, «A New, Evidence-Based Estimate of Patient Harms Associated with Hospital Care», *Journal of Patient Safety* 9.3 (septiembre 2013): 122–28. https://www.ncbi.nlm.nih.gov/pubmed/23860193 (consultado en abril del 2018).

9. Gary Null *et al.*, «Death by Medicine», *WebDC* (2004). http://www.webdc.com/pdfs/deathbymedicine.pdf (consultado en abril del 2018).

10. Gary Null *et al.*, «Death by Medicine», *Life Extension Magazine* (2004). http://www.lifeextension.com/Magazine/2004/3/awsi_death/Page-02 (consultado en abril del 2018).

11. Matthew Semler *et al.*, «Balanced Crystalloids versus Saline in Critically Ill Adults», *The New England Journal of Medicine* 378.9 (marzo 2018): 829–839. https://www.nejm.org/doi/full/10.1056/NEJMoa1711584; https://www.ncbi.nlm.nih.gov/pubmed/29485925 (consultado en mayo del 2018).

12. Michelle Castillo, «Study Shows Annual Mammograms Don't Save Lives», *CBS News* (febrero 2014). https://www.cbsnews.com/news/canadian-study-shows-annual-mammograms-dont-reduce-breast-cancer-death-rate/ (consultado en abril del 2018).

13. Archie Bleyer y H. Gilbert Welch, «Effect of Three Decades of Screening Mammography on Breast-Cancer Incidence», *The New England Journal of Medicine* 367 (noviembre 2012): 1998–2005. http://www.nejm.org/doi/full/10.1056/NEJMoa1206809 (consultado en abril del 2018).

14. Louise Davies y H. Gilbert Welch, «Current Thyroid Cancer Trends in the United States», *JAMA Otolaryngology-Head & Neck Surgery* 140.4

(abril 2014): 317–22. https://jamanetwork.com/journals/jamaoto-laryngology/article-abstract/1833060 (consultado en abril del 2018).

15. Laura J. Esserman, Ian M. Thompson Jr. y Brian Reid, «Overdiagnosis and Overtreatment in Cancer: An Opportunity for Improvement», *JAMA* 310.8 (julio 2013): 797–98. https://pdfs.semanticscholar.org/d900/94298f78dd262302506473254858060126fb.pdf (consultado en abril del 2018).

16. Edward F. Patz *et al.*, «Overdiagnosis in Low-Dose Computed Tomography Screening for Lung Cancer», *JAMA* 174.2 (julio 2014): 269–74. https://www.ncbi.nlm.nih.gov/pmc/articles/PMC4040004/.

17. Jane C. Weeks *et al.*, «Patients' Expectations about Effects of Chemotherapy for Advanced Cancer», *The New England Journal of Medicine* 367 (octubre 2012): 1616–25. http://www.nejm.org/doi/full/10.1056/NEJMoa1204410 (consultado en abril del 2018).

18. Candice M. Wenzell *et al.*, «Outcomes in Obese and Overweight Acute Myeloid Leukemia Patients Receiving Chemotherapy Dosed According to Actual Body Weight», *American Journal of Hematology* 88.10 (octubre 2013): 906–9. https://www.ncbi.nlm.nih.gov/pubmed/23828018 (consultado en abril del 2018).

19. Ulrich Abel, «Chemotherapy of Advanced Epithelial Cancer: a Critical Review», *Journal of Biomedicine & Pharmacotherapy* 46.10 (febrero 1992): 439–52. https://www.ncbi.nlm.nih.gov/pubmed/1339108 (consultado en abril del 2018).

20. «Lung Cancer Fact Sheet», *American Lung Association* (2016). http://www.lung.org/lung-health-and-diseases/lung-disease-lookup/lung-cancer/resource-library/lung-cancer-fact-sheet.html (consultado en abril del 2018).

21. National Cancer Institute, «SEER Cancer Statistics Review, 1975–2013», *NIH* (septiembre 2016). https://seer.cancer.gov/archive/csr/1975_2013/ (consultado en abril del 2018).

22. Hesborn Wao *et al.*, «Survival of Patients with Non–Small Cell Lung Cancer Without Treatment: A Systematic Review and Meta-Analysis», *Systematic Reviews* 2 (febrero 2013): 10. https://www.ncbi.nlm.nih.gov/pmc/articles/PMC3579762/ (consultado en abril del 2018).

23. N. Bernards *et al.*, «No Improvement in Median Survival for Patients with Metastatic Gastric Cancer Despite Increased Use of Chemotherapy», *Annals of Oncology* 24.12 (diciembre 2013): 3056–60. https://academic.oup.com/annonc/article/24/12/3056/172397 (consultado en abril del 2018).

24. Holly G. Prigerson *et al.*, «Chemotherapy Use, Performance Status and Quality of Life at the End of Life», *JAMA Oncology* 1.6 (julio 2015): 778–84. https://www.ncbi.nlm.nih.gov/pubmed/26203912 (consultado en abril del 2018).

CAPÍTULO 4: HACIENDO EL AGOSTO

1. R. Jeffrey Smith y Jeffrey H. Birnbaum, «Drug Bill Demonstrates Lobby's Pull», *Washington Post* (enero 2007). http://www.washingtonpost.com/wp-dyn/content/article/2007/01/11/AR2007011102081.html (consultado en abril del 2018).

2. Gardiner Harris, «Waste in Cancer Drugs Costs $3 Billion a Year, a Study Says», *The New York Times* (marzo 2016). https://www.nytimes.com/2016/03/01/health/waste-in-cancer-drugs-costs-3-billion-a-year-a-study-says.html (consultado en abril del 2018).

3. Jackie Judd, «Taxpayers End Up Funding Drug Companies», *ABC News* (junio 2012). http://abcnews.go.com/WNT/YourMoney/story?id=129651 (consultado en abril del 2018).

4. M. D. Kesselheim *et al.*, «The High Cost of Prescription Drugs in the United States Origins and Prospects for Reform», *JAMA* 316.8 (agosto 2016): 858–71. https://www.ncbi.nlm.nih.gov/pubmed/27552619 (consultado en abril del 2018).

5. Marcia Angell, «Drug Companies and Doctors: A Story of Corruption», *The New York Review of Books* (enero 2009). http://www.nybooks.com/articles/archives/2009/jan/15/drug-companies-doctorsa-story-of-corruption/ (consultado en abril del 2018).

6. Centers for Disease Control and Prevention, «Prescription Painkiller Overdoses in the US», *CDC* (noviembre 2011). http://www.cdc.gov/vitalsigns/PainkillerOverdoses/index.html (consultado en abril del 2018).

7. Irving Kirsch, «Antidepressants and the Placebo Effect», *Zeitschrift Für Psychologie* 222.3 (2014): 128–34. https://www.ncbi.nlm.nih.gov/pmc/articles/PMC4172306/ (consultado en abril del 2018).

8. C. Glenn Begley y Lee M. Ellis, «Drug Development: Raise Standards for Preclinical Cancer Research», *Nature* 483 (marzo 2012): 531–33. https://www.ncbi.nlm.nih.gov/pubmed/22460880 (consultado en abril del 2018).

9. Sharon Begley, «In Cancer Science, Many 'Discoveries' Don't Hold Up», *Reuters* (marzo 2012). https://www.reuters.com/article/us-science-cancer/in-cancer-science-many-discoveries-dont-hold-up-idUS-BRE82R12P20120328 (consultado en abril del 2018).

10. Florian Prinz, Thomas Schlange y Khusru Asadullah, «Believe It or Not: How Much Can We Rely on Published Data on Potential Drug Targets?», *Nature Reviews Drug Discovery* 10.9 (agosto 2011): 712. http://www.nature.com/articles/nrd3439-c1 (consultado en abril del 2018).

11. Daniele Mandrioli, Cristin E Kearns y Lisa A. Bero, «Relationship Between Research Outcomes and Risk of Bias, Study Sponsorship, and Author Financial Conflicts of Interest in Reviews of the Effects of Artificially Sweetened Beverages on Weight Outcomes: A Systematic Review of Reviews», *PLOS ONE* 11.9 (septiembre 2016): e0162198. http://journals.plos.org/plosone/article?id=10.1371/journal.pone.0162198 (consultado en abril del 2018).

12. C. Ferric *et al.*, «Misconduct Accounts for the Majority of Retracted Scientific Publications», *Proceedings of the National Academy of Sciences* 109.42 (septiembre 2012): 17028–33. http://www.pnas.org/content/109/42/17028 (consultado en abril del 2018).

13. Richard Horton, «Offline: What Is Medicine's 5 Sigma?», *The Lancet* 385.9976 (abril 2015): 1380. http://www.thelancet.com/journals/lancet/article/PIIS0140-6736(15)60696-1/fulltext (consultado en abril del 2018).

14. Angell, «Drug Companies and Doctors: A Story of Corruption».

15. Hope S. Rugo *et al.*, «Randomized Phase III Trial of Paclitaxel Once Per Week Compared With Nanoparticle Albumin-Bound Nab-Paclitaxel Once Per Week or Ixabepilone With Bevacizumab As First-Line Chemotherapy for Locally Recurrent or Metastatic Breast Cancer:

CALGB 40502/NCCTG N063H (Alliance)», *Journal of Clinical Oncology* 33.21 (2014): 2361–69. https://www.ncbi.nlm.nih.gov/pubmed/26056183 (consultado en abril del 2018).

16. «Study Confirms Taxol Better Than Ixempra or Abraxane for Locally Advanced or Metastatic Disease», *BreastCancer.org* (junio 2015). http://www.breastcancer.org/research-news/taxol-better-than-ixempra-or-abraxane (consultado en abril del 2018).

17. Courtney Davis *et al.*, «Availability of Evidence of Benefits on Overall Survival and Quality of Life of Cancer Drugs Approved by European Medicines Agency: Retrospective Cohort Study of Drug Approvals 2009–13», *BMJ* 359 (octubre 2017). https://www.bmj.com/content/359/bmj.j4530 (consultado en abril del 2018).

18. «No Clear Evidence That Most New Cancer Drugs Extend or Improve Life». *BMJ Newsroom* (octubre 2017). http://www.bmj.com/company/newsroom/no-clear-evidence-that-most-new-cancer-drugs-extend-or-improve-life/ (consultado en abril del 2018).

19. Margaret Hamburg, «FDA Pulls Approval for Avastin in Breast Cancer», *Cancer Discovery* (noviembre 2011). http://cancerdiscovery.aacrjournals.org/content/candisc/early/2011/11/21/2159-8290.CD-ND112311OL-08.full.pdf (consultado en abril del 2018).

20. Vishal Ranpura, Sanjaykumar Hapani y Shenhong Wu, «Treatment-Related Mortality with Bevacizumab in Cancer Patients: A Meta-Analysis», *JAMA* 305.5 (2011): 487–94. https://jamanetwork.com/journals/jama/fullarticle/645368 (consultado en abril del 2018).

21. National Cancer Institute, «When Combined with Chemotherapy, Bevacizumab Is Associated with Increased Risk of Death», *NCI* (marzo 2011). https://www.cancer.gov/types/colorectal/research/bevacizumab-severe-side-effects (consultado en abril del 2018).

22. Ed Silverman, «Drug Makers Pay $67 Million for Misleading Docs About Cancer Drug Survival Data», *STAT News* (junio 2016). https://www.statnews.com/pharmalot/2016/06/06/drug-makers-pay-67m-misleading-docs-cancer-drug-survival-data/ (consultado en abril del 2018).

23. Office of Public Affairs, «Pharmaceutical Companies to Pay $67 Million To Resolve False Claims Act Allegations Relating to Tarceva»,

United States Department of Justice (junio 2016). https://www.justice.
gov/opa/pr/pharmaceutical-companies-pay-67-million-resolve-fal-
se-claims-act-allegations-relating-tarceva (consultado en abril del
2018).

24. Graeme Morgan, Robyn Ward y Michael Barton, «The Contribution
    of Cytotoxic Chemotherapy to 5-Year Survival in Adult Malignan-
    cies», *Journal of Clinical Oncology* 16.8 (2004): 549–60. http://www.
    clinicaloncologyonline.net/article/S0936-6555(04)00222-5/abstract
    (consultado en abril del 2018).
25. Chris Kahlenborn *et al.*, «Oral Contraceptive Use as a Risk Factor for
    Premenopausal Breast Cancer: A Meta-Analysis», *Mayo Clinic Procee-
    dings* 81.10 (octubre 2006): 1290–302. https://www.ncbi.nlm.nih.
    gov/pubmed/17036554 (consultado en abril del 2018).
26. Yu Sun *et al.*, «Treatment-Induced Damage to the Tumor Microenvi-
    ronment Promotes Prostate Cancer Therapy Resistance Through
    WNT16B», *Nature Medicine* 18.9 (septiembre 2012): 1359–68. ht-
    tps://www.ncbi.nlm.nih.gov/pmc/articles/PMC3677971/ (consulta-
    do en abril del 2018).
27. Beth Israel Deaconess Medical Center, «Double-Edged Sword: Killing
    Cancer Cells Can Also Drive Tumor Growth», *EurekAlert!* (noviembre
    2017). https://www.eurekalert.org/pub_releases/2017-11/bidm-
    dsk113017.php (consultado en abril del 2018).
28. Gali Weinreb, «Research: Chemotherapy Can Cause Metastasis», *Glo-
    bes* (diciembre 2016). http://www.globes.co.il/en/article-technion-re-
    search-finds-chemotherapy-can-cause-metastasis-1001164952 (con-
    sultado en abril del 2018).
29. Fred Hutchinson Cancer Research Center, «Long-Term Tamoxifen Use
    Increases Risk of an Aggressive, Hard to Treat Type of Second Breast
    Cancer», *ScienceDaily* (agosto 2009). https://www.sciencedaily.com/
    releases/2009/08/090825150954.htm (consultado en abril del 2018).
30. Christina Izzo, «Weighing the Risks and Benefits of Tamoxifen as Che-
    moprevention in High-Risk Women», *Cancer Updates, Research &
    Education* (enero 2015). https://www.curetoday.com/articles/wei-
    ghing-the-risks-and-benefits-of-tamoxifen-as-chemoprevention-in-high-
    risk-women (consultado en abril del 2018).

31. Shezad Malik, «Taxotere Permanent Hair Loss Lawsuit», *The Legal Examiner* (marzo 2016). http://fortworth.legalexaminer.com/fda-prescription-drugs/taxotere-permanent-hair-loss-lawsuit/ (consultado en abril del 2018).

32. Nathan Gay and Vinay Prasad, «Few People Actually Benefit from 'Breakthrough' Cancer Immunotherapy», *STAT News* (marzo 2017). https://www.statnews.com/2017/03/08/immunotherapy-cancer-breakthrough/ (consultado en abril del 2018).

33. James Larkin, «Combined Nivolumab and Ipilimumab or Monotherapy in Untreated Melanoma», *The New England Journal of Medicine* 373.1 (julio 2015): 23–34. http://www.nejm.org/doi/full/10.1056/NEJMoa1504030 (consultado en abril del 2018).

34. Zosia Chustecka, «New Immunotherapy Costing $1 Million a Year», *Medscape* (junio 2015). https://www.medscape.com/viewarticle/845707 (consultado en abril del 2018).

35. Megan Molteni, «The Most Promising Cancer Treatments in a Century Have Arrived—but Not for Everyone», *Wired* (noviembre 2017). https://www.wired.com/story/cancer-immunotherapy-has-arrived-but-not-for-everyone/ (consultado en abril del 2018).

36. Janet M. Busey *et al.*, «Patient Knowledge and Understanding of Radiation from Diagnostic Imaging», *JAMA Internal Medicine* 173.3 (febrero 2013): 239–41. https://jamanetwork.com/journals/jamainternalmedicine/fullarticle/1487286 (consultado en abril del 2018).

37. «Radiation Dose in X-Ray and CT Exams», *Radiology Info* (febrero 2017). https://www.radiologyinfo.org/en/info.cfm?pg=safety-xray (consultado en abril del 2018).

38. Andrew J. Einstein, «Beyond the Bombs: Cancer Risks from Low-Dose Medical Radiation», *Lancet* 380.9840 (junio 2012): 455–57. https://www.ncbi.nlm.nih.gov/pmc/articles/PMC3674023/ (consultado en abril del 2018).

39. Amy Berrington de González *et al.*, «Projected Cancer Risks from Computed Tomographic Scans Performed in the United States in 2007», *JAMA Internal Medicine* 169.22 (diciembre 2009): 2071–77. https://www.ncbi.nlm.nih.gov/pubmed/20008689 (consultado en abril del 2018).

40. David B. Larson *et al.*, «Rising Use of CT in Child Visits to the Emergency Department in the United States, 1995–2008», *Radiology* 259.3 (junio 2011): 793–801. https://www.ncbi.nlm.nih.gov/pubmed/21467249 (consultado en abril del 2018).

41. Mark S. Pearce, «Radiation Exposure from CT Scans in Childhood and Subsequent Risk of Leukaemia and Brain Tumours: A Retrospective Cohort Study», *Lancet* 380.9840 (agosto 2012): 499–505. http://www.thelancet.com/journals/lancet/article/PIIS0140-6736(12)60815-0/abstract (consultado en abril del 2018).

42. Geoffrey R. Oxnard *et al.*, «Variability of Lung Tumor Measurements on Repeat Computed Tomography Scans Taken Within 15 Minutes», *Journal of Clinical Oncology* 29.23 (julio 2011): 3114–19. https://www.ncbi.nlm.nih.gov/pmc/articles/PMC3157977/ (consultado en abril del 2018).

43. Carrie Printz, «Radiation Treatment Generates Therapy-Resistant Cancer Stem Cells from Less Aggressive Breast Cancer Cells», *Cancer* 118.13 (junio 2012): 3225. https://onlinelibrary.wiley.com/doi/full/10.1002/cncr.27701 (consultado en abril del 2018).

44. Chann Lagadec *et al.*, «Radiation-Induced Reprogramming of Breast Cancer Cells», *Stem Cells* 30.5 (mayo 2012): 833–44. https://www.ncbi.nlm.nih.gov/pmc/articles/PMC3413333/ (consultado en abril del 2018).

45. Syed Wamique Yusuf, Shehzad Sami e Iyad N. Daher, «Radiation-Induced Heart Disease: A Clinical Update», *Cardiology Research and Practice* 2011 (diciembre 2010): 317659. https://www.hindawi.com/journals/crp/2011/317659/ (consultado en abril del 2018).

46. Manisha Palta *et al.*, «The Use of Adjuvant Radiotherapy in Elderly Patients with Early-Stage Breast Cancer: Changes in Practice Patterns After Publication of Cancer and Leukemia Group B 9343», *Cancer* 121.2 (enero 2015): 188–93. https://www.ncbi.nlm.nih.gov/pubmed/25488523 (consultado en abril del 2018).

47. Elizabeth B. Claus *et al.*, «Dental X-Rays and Risk of Meningioma», *Cancer* 118.18 (abril 2012): 4530–37. https://www.ncbi.nlm.nih.gov/pmc/articles/PMC3396782/ (consultado en abril del 2018).

48. American Dental Association Council on Scientific Affairs, «The Use of Dental Radiographs: Update and Recommendations», *Journal of the*

American Dental Association 137.9 (septiembre 2006): 1304–12. http://jada.ada.org/article/S0002-8177(14)64322-1/fulltext (consultado en abril del 2018).

CAPÍTULO 5: YO NO NECESITO TU DINERO

1. Louis S. Goodman *et al.*, «Nitrogen Mustard Therapy: Use of Methyl-Bis(Beta-Chloroethyl)amine Hydrochloride and Tris(Beta-Chloroethyl)amine Hydrochloride for Hodgkin's Disease, Lymphosarcoma, Leukemia and Certain Allied and Miscellaneous Disorders», *JAMA* 132.3 (septiembre 1946): 126–32. https://jamanetwork.com/journals/jama/article-abstract/288442?redirect=true (consultado en abril del 2018).

2. Tom Reynolds, «Salary a Major Factor for Academic Oncologists, Study Shows», *Journal of the National Cancer Institute* 93.7 (abril 2001): 491. https://academic.oup.com/jnci/article/93/7/491/2906507 (consultado en abril del 2018).

3. Mireille Jacobsone *et al.*, «How Medicare's Payment Cuts for Cancer Chemotherapy Drugs Changed Patterns of Treatment», *Health Affairs* 29.7 (julio 2010): 1394–402. https://www.healthaffairs.org/doi/abs/10.1377/hlthaff.2009.0563 (consultado en abril del 2018).

4. Jean M. Mitchell, «Urologists' Use of Intensity-Modulated Radiation Therapy for Prostate Cancer», *New England Journal of Medicine* 369.17 (octubre 2013): 1629–637. http://www.nejm.org/doi/full/10.1056/NEJMsa1201141 (consultado en abril del 2018).

5. Lee N. Newcomer, «Changing Physician Incentives for Affordable, Quality Cancer Care: Results of an Episode Payment Model», *Journal of Oncology Practice* 10 (julio 2014): 322–26. http://ascopubs.org/doi/abs/10.1200/jop.2014.001488 (consultado en abril del 2018).

6. Matthew Herper, «The Truly Staggering Cost of Inventing New Drugs», *Forbes* (febrero 2012). https://www.forbes.com/sites/matthewherper/2012/02/10/the-truly-staggering-cost-of-inventing-new-drugs/#41ee3fa44a94 (consultado en abril del 2018).

7. Rosie Taylor y Jim Giles, «Cash Interests Taint Drug Advice», *Nature* 437 (octubre 2005): 1070–71. http://www.nature.com/articles/4371070a (consultado en abril del 2018).

8. Caroline Riveros *et al.*, «Timing and Completeness of Trial Results Posted at ClinicalTrials.gov and Published in Journals», *PLOS Medicine* 10.12 (diciembre 2013): e1001566. http://journals.plos.org/plosmedicine/article?id=10.1371/journal.pmed.1001566 (consultado en abril del 2018).

9. Bob Grant, «Merck Published Fake Journal», *The Scientist Magazine* (abril 2009). https://www.the-scientist.com/?articles.view/articleNo/27376/title/Merck-published-fake-journal/ (consultado en abril del 2018).

10. Jim Edwards, «Merck Created Hit List to 'Destroy,' 'Neutralize' or 'Discredit' Dissenting Doctors», *CBS News* (mayo 2009). https://www.cbsnews.com/news/merck-created-hit-list-to-destroy-neutralize-or-discredit-dissenting-doctors/ (consultado en abril del 2018).

11. Scott D. Ramsey *et al.*, «Washington State Cancer Patients Found to Be at Greater Risk for Bankruptcy Than People without a Cancer Diagnosis», *Health Affairs* 32.6 (mayo 2013): 1143–52. https://www.ncbi.nlm. nih.gov/pmc/articles/PMC4240626/ (consultado en abril del 2018).

CAPÍTULO 6: UN TEMA TABÚ

1. Michael J. Thun y Ahmedin Jemal, «How Much of the Decrease in Cancer Death Rates in the United States Is Attributable to Reductions in Tobacco Smoking?», *Tobacco Control* 15.5 (octubre 2006): 345–47. https://www.ncbi.nlm.nih.gov/pmc/articles/PMC2563648/ (consultado en abril del 2018).

2. Peter M. Ravdin *et al.*, «The Decrease in Breast-Cancer Incidence in 2003 in the United States», *The New England Journal of Medicine* 356.16 (abril 2007): 1670–74. http://www.nejm.org/doi/full/10.1056/NEJMsr070105 (consultado en abril del 2018).

3. Collaborative Group on Epidemiological Studies of Ovarian Cancer, «Menopausal Hormone Use and Ovarian Cancer Risk: Individual Par-

ticipant Meta-Analysis of 52 Epidemiological Studies», *The Lancet* 385.9980 (mayo 2015): 1835–42. https://www.ncbi.nlm.nih.gov/pubmed/25684585 (consultado en abril del 2018).

4. Odette Wegwarth, Wolfgang Gaissmaier y Gerd Gigerenzer, «Deceiving Numbers: Survival Rates and Their Impact on Doctors' Risk Communication», *Medical Decision Making* 31.3 (diciembre 2010): 386–94. http://journals.sagepub.com/doi/abs/10.1177/0272989X10391469 (consultado en abril del 2018).

5. Steven A. Narod *et al.*, «Breast Cancer Mortality After a Diagnosis of Ductal Carcinoma in Situ», *JAMA Oncology* 1.7 (octubre 2015): 888–96. https://www.ncbi.nlm.nih.gov/pubmed/26291673 (consultado en abril del 2018).

6. Allison W. Kurian, «Recent Trends in Chemotherapy Use and Oncologists' Treatment Recommendations for Early-Stage Breast Cancer», *Journal of the National Cancer Institute* (diciembre 2017): djx239. http://ascopubs.org/doi/abs/10.1200/JCO.2017.35.15_suppl.541 (consultado en abril del 2018).

7. Fátima Cardoso *et al.*. «70-Gene Signature as an Aid to Treatment Decisions in Early-Stage Breast Cancer», *The New England Journal of Medicine* 375 (agosto 2016): 717–29. http://www.nejm.org/doi/full/10.1056/NEJMoa1602253 (consultado en abril del 2018).

CAPÍTULO 8: PLANTAS CONTRA ZOMBIS

1. William W. Li *et al.*, «Tumor Angiogenesis as a Target for Dietary Cancer Prevention», *Journal of Oncology* 2012 (julio 2011): 1–23. https://www.hindawi.com/journals/jo/2012/879623/ (consultado en abril del 2018).

2. Jie Sun *et al.*, «Antioxidant and Antiproliferative Activities of Common Fruits», *Journal of Agricultural and Food Chemistry* 50.25 (diciembre 2002): 7449–54. https://www.ncbi.nlm.nih.gov/pubmed/12452674 (consultado en abril del 2018).

3. Katherine M. Weh, Jennifer Clarke y Laura A. Kresty, «Cranberries and Cancer: An Update of Preclinical Studies Evaluating the Cancer

Inhibitory Potential of Cranberry and Cranberry Derived Consti-tuents», *Antioxidants* 5.3 (agosto 2016): 27. https://www.ncbi.nlm.nih.gov/pmc/articles/PMC5039576/ (consultado en abril del 2018).

4. Navindra P. Seeram *et al.*, «Total Cranberry Extract versus Its Phyto-chemical Constituents: Antiproliferative and Synergistic Effects against Human Tumor Cell Lines», *Journal of Agricultural and Food Chemistry* 52.9 (abril 2004): 2512–17. https://pubs.acs.org/doi/abs/10.1021/jf0352778 (consultado en abril del 2018).

5. Lisa S. McAnulty *et al.*, «Effect of Blueberry Ingestion on Natural Ki-ller Cell Counts, Oxidative Stress, and Inflammation Prior To and Af-ter 2.5 H of Running», *Applied Physiology, Nutrition, and Metabolism* 36.6 (noviembre 2011): 976–84. http://www.nrcresearchpress.com/doi/abs/10.1139/h11-120#.Ws0H47CG-hc (consultado en abril del 2018).

6. Gordon J. McDougall, «Extracts Exert Different Antiproliferative Effects against Cervical and Colon Cancer Cells Grown In Vitro», *Journal of Agricultural and Food Chemistry* 56.9 (abril 2008): 3016–23. https://www.ncbi.nlm.nih.gov/pubmed/18412361 (consultado en abril del 2018).

7. Marie E. Olsson *et al.*, «Antioxidant Levels and Inhibition of Cancer Cell Proliferation In Vitro by Extracts from Organically and Conven-tionally Cultivated Strawberries», *Journal of Agricultural and Food Chemistry* 54.4 (febrero 2006): 1248–55. https://www.ncbi.nlm.nih.gov/pubmed/16478244 (consultado en abril del 2018).

8. Chen, Tong *et al.*, «Randomized Phase II Trial of Lyophilized Strawbe-rries in Patients with Dysplastic Precancerous Lesions of the Esopha-gus», *Cancer Prevention Research* 5.1 (enero 2012): 41–50. https://www.ncbi.nlm.nih.gov/pubmed/22135048 (consultado en abril del 2018).

9. Brian S. Shumway *et al.*, «Effects of a Topically Applied Bioadhesive Berry Gel on Loss of Heterozygosity Indices in Premalignant Oral Lesions», *Cancer Prevention Research* 14.8 (noviembre 2008): 2421–30. https://www.ncbi.nlm.nih.gov/pmc/articles/PMC3498466/ (con-sultado en abril del 2018).

10. C. Ngamkitidechakul *et al.*, «Antitumour Effects of Phyllanthus emblica L.: Induction of Cancer Cell Apoptosis and Inhibition of In Vivo Tumour Promotion and In Vitro Invasion of Human Cancer Cells», *Phytotherapy Research* 24.9 (septiembre 2010): 1405–13. https://www.ncbi. nlm.nih.gov/pubmed/20812284 (consultado en abril del 2018).

11. Muhammad S. Akhtar, «Effect of Amla Fruit *(Emblica officinalis Gaertn.)* on Blood Glucose and Lipid Profile of Normal Subjects and Type 2 Diabetic Patients», *International Journal of Food Sciences and Nutrition* 62.6 (abril 2011): 609-616. https://www.ncbi.nlm.nih.gov/ pubmed/21495900 (consultado en abril del 2018).

12. Dominique Boivin *et al.*, «Antiproliferative and Antioxidant Activities of Common Vegetables: A Comparative Study», *Food Chemistry* 112.2 (enero 2009): 374–80. https://www.sciencedirect.com/science/article/pii/S0308814608006419 (consultado en abril del 2018).

13. Yi-Fang Chu *et al.*, «Antioxidant and Antiproliferative Activities of Common Vegetables», *Journal of Agricultural and Food Chemistry* 50.23 (diciembre 2002): 6910–16. https://www.researchgate.net/publication/8665499_Antioxidant_and_Antiproliferative_Activities_of_ Common_Vegetables (consultado en abril del 2018).

14. Cai-Xia Zhang *et al.*, «Greater Vegetable and Fruit Intake Is Associated with a Lower Risk of Breast Cancer Among Chinese Women», *International Journal of Cancer* 125.1 (julio 2009): 181–88. (Zhang) https://www.ncbi.nlm.nih.gov/pubmed/19358284 (consultado en abril del 2018).

15. Victoria A. Kirsh *et al.*, «Prospective Study of Fruit and Vegetable Intake and Risk of Prostate Cancer», *Journal of the National Cancer Institute* 99.15 (agosto 2007): 1200–1209. https://www.ncbi.nlm.nih. gov/pubmed/17652276 (consultado en abril del 2018).

16. Shiuan Chen *et al.*, «Anti-Aromatase Activity of Phytochemicals in White Button Mushrooms *(Agaricus bisporus)*», *Cancer Research* 66.24 (diciembre 2006): 12026–34. https://www.ncbi.nlm.nih.gov/ pubmed/17178902 (consultado en abril del 2018).

17. Sang Chul Jeong, Sundar Rao Koyyalamudi y Gerald Pang, «Dietary Intake of *Agaricus bisporus* White Button Mushroom Accelerates Salivary Immunoglobulin A Secretion in Healthy Volunteers», *Nutrition*

28.5 (mayo 2012): 527–31. http://www.nutritionjrnl.com/article/ S0899-9007(11)00302-9/abstract (consultado en abril del 2018).

18. N. N. Miura *et al.*, «Blood Clearance of (1-3)-beta-D-glucan in MRL lpr/lpr Mice», *FEMS Immunology and Medical Microbiology* 13.1 (febrero 1996): 51–57. https://www.researchgate.net/publication/14384731 _Blood_clearance_of_1--3-beta-D-glucan_in_MRL_lprlpr_mice (consultado en abril del 2018).

19. David C. Nieman, «Exercise Effects on Systemic Immunity», *Immunology and Cell Biology* 78.5 (octubre 2000): 496–501. https://www.researchgate.net/publication/274166266_Exercise_effects_on_systemic_immunity (consultado en abril del 2018).

20. Min Zhang *et al.*, «Dietary Intakes of Mushrooms and Green Tea Combine to Reduce the Risk of Breast Cancer in Chinese Women», *International Journal of Cancer* 124.6 (marzo 2008): 1404–8. https://www. ncbi.nlm.nih.gov/pubmed/19048616 (consultado en abril del 2018).

21. Amanda Hutchins-Wolfbrandt y Anahita M. Mistry, «Dietary Turmeric Potentially Reduces the Risk of Cancer», *Asian Pacific Journal of Cancer Prevention* 12.12 (enero 2011): 3169–73. https://www.researchgate.net/publication/223984006_Dietary_Turmeric_Potentially_ Reduces_the_Risk_of_Cancer (consultado en abril del 2018).

22. S. Bengmark, M. D. Mesa, y A. Gil, «Plant-Derived Health: The Effects of Turmeric and Curcuminoids», *Nutrición Hospitalaria* 24.3 (mayo–junio 2009): 273–81. https://www.ncbi.nlm.nih.gov/pubmed/19721899 (consultado en abril del 2018).

23. Noor Hasima y Bharat B. Aggarwal, «Cancer-Linked Targets Modulated by Curcumin», *International Journal of Biochemistry and Molecular Biology* 3.4 (diciembre 2012): 328–51. https://www.ncbi.nlm.nih. gov/pmc/articles/PMC3533886/ (consultado en abril del 2018).

24. Bharat B. Aggarwal, A. Kumar y A. C. Bharti, «Anticancer Potential of Curcumin: Preclinical and Clinical Studies», *Anticancer Research* 23.1a (enero–febrero 2003): 363–98. https://www.ncbi.nlm.nih.gov/pubmed/12680238 (consultado en abril del 2018).

25. Christopher D. Lao *et al.*, «Dose Escalation of a Curcuminoid Formulation», *BMC Complementary and Alternative Medicine* 6:10 (febrero 2006). https://www.researchgate.net/publication/7234027_Dose_es-

calation_of_a_curcuminoid_formulation_BMC_Complement_Altern_Med_610 (consultado en abril del 2018).

26. Subash C. Gupta, Sridevi Patchva y Bharat B. Aggarwal, «Therapeutic Roles of Curcumin: Lessons Learned from Clinical Trials», *The AAPS Journal* 15.1 (enero 2013): 195–218. https://www.ncbi.nlm.nih.gov/pmc/articles/PMC3535097/ (consultado en abril del 2018).

27. Abbas Zaidi, Maggie Lai y Jamie Cavenagh, «Long-Term Stabilisation of Myeloma with Curcumin», *BMJ Case Reports* 2017 (abril 2017). http://casereports.bmj.com/content/2017/bcr-2016-218148.abstract (consultado en abril del 2018).

28. Guido Shoba *et al.*, «Influence of Piperine on the Pharmacokinetics of Curcumin in Animals and Human Volunteers», *Planta Medica* 64.4 (mayo 1998): 353–56. https://www.ncbi.nlm.nih.gov/pubmed/96191201 (consultado en abril del 2018).

29. I. Savini *et al.*, «Origanum vulgare Induces Apoptosis in Human Colon Cancer Caco2 Cells», *Nutrition and Cancer* 61.3 (febrero 2009): 381–89. https://www.researchgate.net/publication/24284438_Origanum_Vulgare_Induces_Apoptosis_in_Human_Colon_Cancer_Caco_2_Cells (consultado en abril del 2018).

30. Ladislav Vaško *et al.*, «Comparison of Some Antioxidant Properties of Plant Extracts from *Origanum vulgare, Salvia officinalis, Eleutherococcus senticosus* and *Stevia rebaudiana*», *In Vitro Cellular & Developmental Biology—Animal* 50.7 (agosto 2014): 614–22. https://www.ncbi.nlm.nih.gov/pubmed/24737278 (consultado en abril del 2018).

31. Federation of American Societies for Experimental Biology (FASEB), «Component of Pizza Seasoning Herb Oregano Kills Prostate Cancer Cells», *ScienceDaily* (abril 2012). www.sciencedaily.com/releases/2012/04/120424162224.htm (consultado en abril del 2018).

32. National Cancer Institute, «Garlic and Cancer Prevention», (enero 2008). https://www.cancer.gov/about-cancer/causes-prevention/risk/diet/garlic-fact-sheet (consultado en abril del 2018).

33. Shunsuke Kimura, «Black Garlic: A Critical Review of Its Production, Bioactivity, and Application», *Journal of Food and Drug Analysis* 25.1 (enero 2017): 62–70. https://www.sciencedirect.com/science/article/pii/S1021949816301727 (consultado en abril del 2018).

34. Ruth Clark y Seong-Ho Lee, «Anticancer Properties of Capsaicin Against Human Cancer», *Anticancer Research* 36.3 (febrero 2016): 837–43. http://ar.iiarjournals.org/content/36/3/837.abstract (consultado en abril del 2018).

35. Kristin L. Kamerud, Kevin A. Hobbie y Kim A. Anderson, «Stainless Steel Leaches Nickel and Chromium into Foods During Cooking», *Journal of Agriculture and Food Chemistry* 61.39 (agosto 2013): 9495–501. https://pubs.acs.org/doi/abs/10.1021/jf402400v (consultado en abril del 2018).

36. Dugald Seely *et al.*, «In Vitro Analysis of the Herbal Compound Essiac», *Anticancer Research* 27.6b (nov.–diciembre 2007): 3875–82. https://www.ncbi.nlm.nih.gov/pubmed/18225545 (consultado en abril del 2018).

37. Yan Sun *et al.*, «Immune Restoration and/or Augmentation of Local Graft versus Host Reaction by Traditional Chinese Medicinal Herbs», *Cancer* 52.1 (julio 1983): 70–73. https://www.ncbi.nlm.nih.gov/pubmed/6336578 (consultado en abril del 2018).

38. Yan San *et al.*, «Herbaline—(Special Spice)», *Jason Winters International*. https://sirjasonwinters.com/scientific-documentation-herbalene/ (consultado en abril del 2018).

39. Jian-Ming Lü *et al.*, «Molecular Mechanisms and Clinical Applications of Nordihydroguaiaretic Acid (NDGA) and Its Derivatives: An Update», *Medical Science Monitor* 16.5 (agosto 2010): RA93–100. https://www.ncbi.nlm.nih.gov/pmc/articles/PMC2927326/ (consultado en abril del 2018).

40. Xiaoxia Li *et al.*, «A Review of Recent Research Progress on the Astragalus Genus», *Molecules* 19.11 (noviembre 2014): 18850–80. https://www.ncbi.nlm.nih.gov/pubmed/25407722 (consultado en abril del 2018).

41. Arash Khorasani Esmaeili *et al.*, «Antioxidant Activity and Total Phenolic and Flavonoid Content of Various Solvent Extracts from In Vivo and In Vitro Grown *Trifolium pratense* L. (Red Clover)», *BioMed Research International* 2015 (abril 2015): 643285. https://www.hindawi.com/journals/bmri/2015/643285/ (consultado en abril del 2018).

42. Yun Wang *et al.*, «The Red Clover (*Trifolium pratense*) Isoflavone Biochanin A Inhibits Aromatase Activity and Expression», *British Journal*

of Nutrition 99.2 (mayo 2008): 303–10. https://www.researchgate. net/publication/6079305_The_red_clover_Trifolium_pratense_isofla-vone_biochanin_A_inhibits_aromatase_activity_and_expression (consultado en abril del 2018).

43. Pamela Ovadje *et al.*, «Dandelion Root Extract Affects Colorectal Cancer Proliferation and Survival Through the Activation of Multiple Death Signalling Pathways», *Oncotarget* 7.45 (noviembre 2016): 73080–100. https://www.ncbi.nlm.nih.gov/pmc/articles/PMC5341965/ (consultado en abril del 2018).

44. Sophia C. Sigstedt *et al.*, «Evaluation of Aqueous Extracts of *Taraxacum officinale* on Growth and Invasion of Breast and Prostate Cancer Cells», *International Journal of Oncology* 32.5 (mayo 2008): 1085–90. https://www.ncbi.nlm.nih.gov/pubmed/18425335 (consultado en abril del 2018).

45. Pamela Ovadje *et al.*, «Selective Induction of Apoptosis Through Activation of Caspase-8 in Human Leukemia Cells (Jurkat) by Dandelion Root Extract», *Journal of Ethnopharmacology* 133.1 (enero 2011): 86–91. https://www.ncbi.nlm.nih.gov/pubmed/20849941 (consultado en abril del 2018).

46. S. J. Chatterjee *et al.*, «The Efficacy of Dandelion Root Extract in Inducing Apoptosis in Drug-Resistant Human Melanoma Cells», *Evidence-Based Complementary and Alternative Medicine* 2011 (diciembre 2010): 129045. https://www.hindawi.com/journals/ecam/2011/129045/ (consultado en abril del 2018).

47. Pamela Ovadje *et al.*, «Selective Induction of Apoptosis and Autophagy Through Treatment with Dandelion Root Extract in Human Pancreatic Cancer Cells», *Pancreas* 41.7 (octubre 2012): 1039–47. https://www. ncbi.nlm.nih.gov/pubmed/22647733 (consultado en abril del 2018).

48. Long-Gang Zhao *et al.*, «Green Tea Consumption and Cause-Specific Mortality: Results from Two Prospective Cohort Studies in China», *Journal of Epidemiology* 27.1 (2017): 36–41. https://www.ncbi.nlm. nih.gov/pmc/articles/PMC5328738/ (consultado en abril del 2018).

49. Gong Yang *et al.*, «Green Tea Consumption and Colorectal Cancer Risk: A Report from the Shanghai Men's Health Study», *Carcinogene-*

sis 32.11 (noviembre 2011): 1684–88. https://www.ncbi.nlm.nih.gov/pubmed/21856996 (consultado en abril del 2018).

50. Hui-Hsuan Lin, Jing-Hsien Chen y Chau-Jong Wang, «Chemopreventive Properties and Molecular Mechanisms of the Bioactive Compounds in Hibiscus Sabdariffa Linne», *Current Medicinal Chemistry* 18.8 (febrero 2011): 1245–54. https://www.researchgate.net/publication/49807880_Chemopreventive_Properties_and_Molecular_Mechanisms_of_the_Bioactive_Compounds_in_Hibiscus_Sabdariffa_Linne (consultado en abril del 2018).

CAPÍTULO 9: DOSIS HEROICAS

1. Richard J. Bloomer *et al.*, «A 21 Day Daniel Fast Improves Selected Biomarkers of Antioxidant Status and Oxidative Stress in Men and Women», *Nutrition and Metabolism* 8.17 (marzo 2011). https://www.ncbi.nlm.nih.gov/pubmed/21414232 (consultado en abril del 2018).

2. Dean Ornish *et al.*, «Intensive Lifestyle Changes May Affect the Progression of Prostate Cancer», *The Journal of Urology* 174 (septiembre 2005): 1065–70. https://www.ncbi.nlm.nih.gov/pubmed/16094059 (consultado en abril del 2018).

3. G. A. Saxe, «Can Diet in Conjunction with Stress Reduction Affect the Rate of Increase in Prostate Specific Antigen after Biochemical Recurrence of Prostate Cancer?», *The Journal of Urology* 166.1 (diciembre 2001): 2202–7. https://www.ncbi.nlm.nih.gov/pubmed/11696736 (consultado en abril del 2018).

4. R. J. Barnard *et al.*, «Effects of a Low-Fat, High-Fiber Diet and Exercise Program on Breast Cancer Risk Factors In Vivo and Tumor Cell Growth and Apoptosis In Vitro», *Nutrition and Cancer* 55.1 (febrero 2006): 28–34. https://www.ncbi.nlm.nih.gov/pubmed/16965238 (consultado en abril del 2018).

5. Véronique Bouvard *et al.*, «Carcinogenicity of Consumption of Red and Processed Meat», *The Lancet Oncology* 16.16 (octubre 2015): 1599–1600. http://www.thelancet.com/journals/lanonc/article/PIIS1470-2045(15)00444-1/abstract (consultado en abril del 2018).

6. Giuseppe Lippi, Camilla Mattiuzzi y Gianfranco Cervellin, «Meat Consumption and Cancer Risk: A Critical Review of Published Meta-Analyses», *ScienceDirect* 97 (enero 2016): 1–14. https://www.ncbi.nlm. nih.gov/pubmed/26633248 (consultado en abril del 2018); Jeanine M. Genkinger y Anita Koushik, «Meat Consumption and Cancer Risk», *PLOS Medicine* 4.12 (diciembre 2007): e345. https://www.ncbi.nlm. nih.gov/pmc/articles/PMC2121650 (consultado en mayo del 2018).

7. R. J. Barnard *et al.*, «Effects of a Low-Fat, High-Fiber Diet and Exercise Program on Breast Cancer Risk Factors In Vivo and Tumor Cell Growth and Apoptosis In Vitro», *Nutrition and Cancer* 55.1 (febrero 2006): 28–34. https://www.ncbi.nlm.nih.gov/pubmed/16965238 (consultado en abril del 2018).

8. Barbara C. Halpern *et al.*, «The Effect of Replacement of Methionine by Homocystine on Survival of Malignant and Normal Adult Mammalian Cells in Culture», *Proceedings of the National Academy of Sciences of the United States of America* 71.4 (abril 1974): 1133–36. https:// www.ncbi.nlm.nih.gov/pmc/articles/PMC388177/ (consultado en abril del 2018).

9. Paul Cavuoto y Michael F. Fenech, «A Review of Methionine Dependency and the Role of Methionine Restriction in Cancer Growth Control and Life-Span Extension», *Cancer Treatment Reviews* 38.6 (octubre 2012): 726–36. https://www.ncbi.nlm.nih.gov/pubmed/ 22342103 (consultado en abril del 2018).

10. I. Vucenik and A. M. Shamsuddin, «Protection Against Cancer by Dietary IP6 and Inositol», *Nutrition and Cancer* 55.2 (febrero 2006): 109–25. https://www.ncbi.nlm.nih.gov/pubmed/17044765 (consultado en abril del 2018).

11. Morgan E. Levine, «Low Protein Intake Is Associated with a Major Reduction in IGF-1, Cancer, and Overall Mortality in the 65 and Younger but Not Older Population», *Cell Metabolism* 19.3 (marzo 2014): 407–17. https://www.ncbi.nlm.nih.gov/pubmed/24606898 (consultado en abril del 2018).

12. Jae Jeng Yang *et al.*, «Dietary Fat Intake and Lung Cancer Risk: A Pooled Analysis», *Journal of Clinical Oncology* 35.26 (julio 2017): 3055–

64. https://www.ncbi.nlm.nih.gov/pubmed/28742456 (consultado en abril del 2018).

13. Semir Beyaz *et al.*, «High Fat Diet Enhances Stemness and Tumorigenicity of Intestinal Progenitors», *Nature* 531.7592 (marzo 2016): 53–58. https://www.ncbi.nlm.nih.gov/pmc/articles/PMC4846772/ (consultado en abril del 2018).

14. F. K. Tabung, S. E. Steck y J. Zhang, «Dietary Inflammatory Index and Risk of Mortality: Findings from the Aerobics Center Longitudinal Study». Presentado en la Conferencia Anual de Investigación del American Institute for Cancer Research (AICR) el 7 de noviembre del 2013, Bethesda, MD. https://www.ncbi.nlm.nih.gov/pubmed/24718872 (consultado en abril del 2018).

15. Abina Sieri *et al.*, «Dietary Fat Intake and Development of Specific Breast Cancer Subtypes», *Journal of the National Cancer Institute* 106.5 (abril 2014): dju068. https://www.ncbi.nlm.nih.gov/pubmed/24718872 (consultado en abril del 2018).

16. E. H. Allot *et al.*, «Saturated Fat Intake and Prostate Cancer Aggressiveness: Results from the Population-Based North Carolina-Louisiana Prostate Cancer Project», *Prostate Cancer and Prostatic Diseases* 20 (marzo 2017): 48–54. https://www.ncbi.nlm.nih.gov/pubmed/27595916 (consultado en abril del 2018).

17. Mary H. Ward, «Heme Iron from Meat and Risk of Adenocarcinoma of the Esophagus and Stomach», *European Journal of Cancer Prevention* 21.2 (marzo 2012): 134–38. https://www.ncbi.nlm.nih.gov/pmc/articles/PMC3261306/ (consultado en abril del 2018).

18. Nadia M. Bastide, Fabrice H. F. Pierre y Denis E. Corpet, «Heme Iron from Meat and Risk of Colorectal Cancer: A Meta-Analysis and a Review of the Mechanisms Involved», *Cancer Prevention Research* 4.2 (febrero 2011): 177–84. https://www.ncbi.nlm.nih.gov/pubmed/21209396 (consultado en abril del 2018).

19. Nathalie M. Scheers *et al.*, «Ferric Citrate and Ferric EDTA but Not Ferrous Sufate Drive Amphiregulin-Mediated Activation of the MAP Kinase ERK in Gut Epithelial Cancer Cells», *Oncotarget* 9 (julio 2008): 996–1002. http://www.oncotarget.com/index.php?jour-

nal=oncotarget&page=article&op=view&pat h%5b%5d=24899 (consultado en mayo del 2018).

20. Leo R. Zacharski, «Decreased Cancer Risk after Iron Reduction in Patients with Peripheral Arterial Disease: Results from a Randomized Trial», *Journal of the National Cancer Institute* 100.14 (2018): 17066–17077. https://www.ncbi.nlm.nih.gov/pubmed/18612130 (consultado en abril del 2018).

21. Dagfinn Aune *et al.*, «Fruit and Vegetable Intake and the Risk of Cardiovascular Disease, Total Cancer and All-Cause Mortality—A Systematic Review and Dose-Response Meta-Analysis of Prospective Studies», *International Journal of Epidemiology* 46.3 (junio 2017): 1029–56. https://www.ncbi.nlm.nih.gov/pubmed/28338764 (consultado en abril del 2018).

22. Sarah Boseley, «Forget Five a Day, Eat 10 Portions of Fruit and Veg to Cut Risk of Early Death», *The Guardian* (febrero 2017). https://www.theguardian.com/society/2017/feb/23/five-day-10-portions-fruit-veg-cut-early-death (consultado en abril del 2018).

23. S. De Flora, M. Bagnasco y H. Vainio, «Modulation of Genotoxic and Related Effects by Carotenoids and Vitamin A in Experimental Models: Mechanistic Issues», *Mutagenesis* 14.2 (marzo 1999): 153–72. https://www.ncbi.nlm.nih.gov/pubmed/10229917 (consultado en abril del 2018).

24. L. P. Christensen, «Aliphatic C(17)-Polyacetylenes of the Falcarinol Type as Potential Health Promoting Compounds in Food Plants of the Apiaceae Family», *Recent Patents on Food, Nutrition & Agriculture* 3.1 (enero 2011): 64–77. https://www.ncbi.nlm.nih.gov/pubmed/21114468 (consultado en abril del 2018).

25. Ohio State University, «The Compound in the Mediterranean Diet That Makes Cancer Cells 'Mortal'», *EurekAlert!* (mayo 2013). https://www.eurekalert.org/pub_releases/2013-05/osu-tci052013.php (consultado en abril del 2018).

26. Rachel S. Rosenberg *et al.* «Modulation of Androgen and Progesterone Receptors by Phytochemicals in Breast Cancer Cell Lines», *Biochemical and Biophysical Research Communications* 248.3 (agosto 1998): 935–39. https://www.researchgate.net/publication/13581330_Modu-

lation_of_Androgen_and_Progesterone_Receptors_by_Phytochemicals_in_Breast_Cancer_Cell_Lines (consultado en abril del 2018).

27. Xin Cai y Xuan Liu, «Inhibition of Thr-55 Phosphorylation Restores p53 Nuclear Localization and Sensitizes Cancer Cells to DNA Damage», *Proceedings of the National Academy of Sciences of the United States of America* 105.44 (noviembre 2008): 16958–63. http://www.pnas.org/content/105/44/16958 (consultado en abril del 2018).

28. M. Noroozi, W. J. Angerson, y M. E. Lean, «Effects of Flavonoids and Vitamin C on Oxidative DNA Damage to Human Lymphocytes», *The American Journal of Clinical Nutrition* 67.6 (junio 1998): 1210–18. https://www.ncbi.nlm.nih.gov/pubmed/9625095 (consultado en abril del 2018).

29. Theodore Fotsis *et al.*, «Flavonoids, Dietary-Derived Inhibitors of Cell Proliferation and In Vitro Angiogenesis», *Cancer Research* 57.14 (julio 1997): 2916–21. https://www.ncbi.nlm.nih.gov/pubmed/9230201 (consultado en abril del 2018).

30. Hiroe Kikuzaki y Nobuji Nakatani, «Antioxidant Effects of Some Ginger Constituents», *Journal of Food Science* 58.6 (noviembre 1993): 1407–10. https://www.researchgate.net/publication/227851087_Antioxidant_Effects_of_Some_Ginger_Constituents (consultado en abril del 2018).

31. H. Y. Zhou *et al.*, «Experimental Study on Apoptosis Induced by Elemene in Glioma Cells», *Al Zheng* 22.9 (septiembre 2003): 959–63. http://europepmc.org/abstract/med/12969529 (consultado en abril del 2018).

32. Manjeshwar S. Baliga *et al.*, «Update on the Chemopreventive Effects of Ginger and Its Phytochemicals», *Critical Reviews in Food Science and Nutrition* 51.6 (julio 2011): 499–23 https://www.ncbi.nlm.nih.gov/pubmed/21929329 (consultado en abril del 2018).

33. Magdalena Szejk, Joanna Kolodziejczyk-Czepas y Halina Małgorzata bikowska, «Radioprotectors in Radiotherapy—Advances in the Potential Application of Phytochemicals», *Postepy Higieny* 70 (junio 2016): 722–34. http://europepmc.org/abstract/med/27356603 (consultado en abril del 2018).

34. Yue Zhou *et al.*, «Dietary Natural Products for Prevention and Treatment of Liver Cancer», *Nutrients* 8.3 (marzo 2016): 156. https://

www.ncbi.nlm.nih.gov/pmc/articles/PMC4808884/ (consultado en abril del 2018).

35. Aesun Shin, Jeongseon Kim y Sohee Park, «Gastric Cancer Epidemiology in Korea», *Journal of Gastric Cancer* 11.3 (septiembre 2011): 135–40. https://www.ncbi.nlm.nih.gov/pmc/articles/PMC3204471/ (consultado en abril del 2018).

36. Onica LeGendre, Paul A. S. Breslin y David A. Foster, «(-)-Oleocanthal Rapidly and Selectively Induces Cancer Cell Death via Lysosomal Membrane Permeabilization», *Molecular & Cellular Oncology* 2.4 (octubre–diciembre 2015): e1006077. https://www.ncbi.nlm.nih.gov/pmc/articles/PMC4568762/ (consultado en abril del 2018).

37. J. Gopal, «Authenticating Apple Cider Vinegar's Home Remedy Claims: Antibacterial, Antifungal, Antiviral Properties and Cytotoxicity Aspect», *National Product Research* 2017 (diciembre 2017): 1–5. https://www.ncbi.nlm.nih.gov/pmc/articles/PMC4568762/ (consultado en abril del 2018).

38. Anne Berit, C. Samuelsen, Jürgen Schrezenmeir y Svein H. Knutsen, «Effects of Orally Administered Yeast-Derived Beta-glucans: A Review», *Molecular Nutrition and Food Research* 58.1 (septiembre 2013): 183–93. https://onlinelibrary.wiley.com/doi/full/10.1002/mnfr. 201300338 (consultado en abril del 2018).

39. V. Vetvicka, B. P. Thornton y G. D. Ross, «Targeting of Natural Killer Cells to Mammary Carcinoma via Naturally Occurring Tumor Cell-Bound iC3b and Beta-glucan-primed CR3 (CD11b/CD18)», *The Journal of Immunology* 159.2 (julio 1997): 599–605. https://www. ncbi.nlm.nih.gov/pubmed/9218574 (consultado en abril del 2018).

40. Gokhan Demir *et al.*, «Beta glucan Induces Proliferation and Activation of Monocytes in Peripheral Blood of Patients with Advanced Breast Cancer», *International Immunopharmacology* 7.1 (enero 2007): 113–16. https://www.ncbi.nlm.nih.gov/pubmed/17161824 (consultado en abril del 2018).

41. Erdinc Yenidogan *et al.*, «Effect of β-Glucan on Drain Fluid and Amount of Drainage Following Modified Radical Mastectomy», *Advances in Therapy* 31.1 (enero 2014): 130–39. https://www.ncbi.nlm. nih.gov/pubmed/24421054 (consultado en abril del 2018).

42. Soo Young Kim *et al.*, «Biomedical Issues of Dietary Fiber β-Glucan», *Journal of Korean Medical Science* 21.5 (octubre 2006): 781–89. https://www.ncbi.nlm.nih.gov/pmc/articles/PMC2721983/ (consultado en abril del 2018).

43. Temidayo Fadelu *et al.*, «Nut Consumption and Survival in Patients with Stage III Colon Cancer: Results from CALGB 89803 (Alliance)», *Journal of Clinical Oncology* 36.11 (abril 2018): 1112–1120. https://www.ncbi.nlm.nih.gov/pubmed/29489429 (consultado en mayo del 2018).

44. I. Garrido *et al.*, «Polyphenols and Antioxidant Properties of Almond Skins: Influence of Industrial Processing», *Journal of Food Science* 3.2 (marzo 2008): C106–115. https://www.ncbi.nlm.nih.gov/pubmed/18298714 (consultado en mayo del 2018).

45. P. A. Brandt y L. J. Schouten, «Relationship of Tree Nut, Peanut and Peanut Butter Intake with Total and Cause-Specific Mortality: A Cohort Study and Meta-Analysis», *International Journal of Epidemiology* 44.3 (junio 2015): 1038–1049. doi:10.1093/ije/dyv039 (consultado en mayo del 2018).

CAPÍTULO 10: CONSTRUIR UN CUERPO NUEVO

1. S. J. O'Keefe *et al.*, «Rarity of Colon Cancer In Africans Is Associated with Low Animal Product Consumption, Not Fiber», *American Journal of Gastroenterology* 94.5 (mayo 1999): 1373–80. https://www.ncbi.nlm.nih.gov/pubmed/10235221 (consultado en abril del 2018).

2. Fernando P. Carvalho, João M. Oliveira y Margarida Malta, «Radionuclides in Deep-Sea Fish and Other Organisms from the North Atlantic Ocean», *ICES Journal of Marine Science* 68.2 (diciembre 2010): 333–40. https://www.researchgate.net/publication/273028830_Radionuclides_in_deep-sea_fish_and_other_organisms_from_the_North_Atlantic_Ocean (consultado en abril del 2018).

3. Alphonse Kelecom y Rita de Cássia dos Santos Gouvea, «Increase of Po–210 Levels in Human Semen Fluid After Mussel Ingestion», *Journal of Environmental Radioactivity* 102.5 (febrero 2011): 443–47. https://www.researchgate.net/publication/49812789_Increase_of_Po-

210_levels_in_human_semen_fluid_after_mussel_ingestion (consultado en abril del 2018).

4. Daniel J. Madigan, Zofia Baumann y Nicholas S. Fisher, «Pacific Bluefin Tuna Transport Fukushima-Derived Radionuclides from Japan to California», *Proceedings of the National Academy of Sciences of the United States of America* 109.24 (junio 2012): 9483–86. https://www.ncbi.nlm.nih.gov/pubmed/22645346 (consultado en abril del 2018).

5. *Consumer Reports*, «Talking Turkey: Our New Tests Show Reasons for Concern», *Consumer Reports* (junio 2013). https://www.consumerreports.org/cro/magazine/2013/06/consumer-reports-investigation-talking-turkey/index.htm (consultado en abril del 2018).

6. Food and Drug Administration, «2011 Retail Meat Report», *FDA* (2013). https://www.fda.gov/downloads/AnimalVeterinary/SafetyHealth/AntimicrobialResistance/NationalAntimicrobialResistanceMonitoringSystem/UCM334834.pdf (consultado en abril del 2018).

7. Campaign on Human Health and Industrial Farming, «Record-High Antibiotic Sales for Meat and Poultry Production», *The PEW Charitable Trusts* (febrero 2013). http://www.pewtrusts.org/en/research-and-analysis/analysis/2013/02/06/recordhigh-antibiotic-sales-for-meat-and-poultry-production (consultado en abril del 2018).

8. Clett Erridge, «The Capacity of Foodstuffs to Induce Innate Immune Activation of Human Monocytes *In Vitro* Is Dependent on Food Content of Stimulants of Toll-Like Receptors 2 and 4», *British Journal of Nutrition* 105.1 (enero 2011): 15–23. https://www.ncbi.nlm.nih.gov/pubmed/20849668 (consultado en abril del 2018).

9. Rupali Deopurkar *et al.*, «Differential Effects of Cream, Glucose, and Orange Juice on Inflammation, Endotoxin, and the Expression of Toll-Like Receptor-4 and Suppressor of Cytokine Signaling-3», *Diabetes Care* 33.5 (mayo 2010): 991–97. https://www.ncbi.nlm.nih.gov/pmc/articles/PMC2858203/ (consultado en abril del 2018).

10. C. R. Daniel *et al.*, «Large Prospective Investigation of Meat Intake, Related Mutagens, and Risk of Renal Cell Carcinoma», *The American Journal of Clinical Nutrition* 95.1 (enero 2012): 155–162. https://www.ncbi.nlm.nih.gov/pubmed/22170360 (consultado en mayo del 2018).

11. J. Wang *et al.*, «Carcinogen Metabolism Genes, Red Meat and Poultry Intake, and Colorectal Cancer Risk», *International Journal of Cancer* 130.8 (abril 2012): 1898–1907. https://www.ncbi.nlm.nih.gov/pubmed/21618522 (consultado en mayo del 2018).

12. E. de Stefani *et al.*, «Meat Consumption, Meat Cooking and Risk of Lung Cancer Among Uruguayan Men», *Asian Pacific Journal of Cancer Prevention* 11.6 (2010): 1713–1717. https://www.ncbi.nlm.nih.gov/pubmed/21338220 (consultado en mayo del 2018).

13. Esther M. John *et al.*, «Meat Consumption, Cooking Practices, Meat Mutagens and Risk of Prostate Cancer», *Nutrition and Cancer* 63.4 (2011): 525–537. https://www.ncbi.nlm.nih.gov/pmc/articles/PMC3516139 (consultado en mayo del 2018).

14. K. E. Anderson *et al.*, «Pancreatic Cancer Risk: Associations with Meat-Derived Carcinogen Intake in the Prostate, Lung, Colorectal, and Ovarian Cancer Screening Trial (PLCO) Cohort», *Molecular Carcinogenesis* 51.1 (enero 2012): 128–137. https://www.ncbi.nlm.nih.gov/pubmed/22162237 (consultado en mayo del 2018).

15. Donghui Li *et al.*, «Dietary Mutagen Exposure and Risk of Pancreatic Cancer», *Cancer Epidemiology, Biomarkers & Prevention* 16.4 (abril 2007): 655–661. https://www.ncbi.nlm.nih.gov/pubmed/17416754 (consultado en mayo del 2018).

16. K. Puangsombat *et al.*, «Occurrence of Heterocyclic Amines in Cooked Meat Products», *Meat Science* 90.3 (marzo 2012): 739–746. https://www.ncbi.nlm.nih.gov/pubmed/22129588 (consultado en mayo del 2018).

17. Ola Viegas *et al.*, «Inhibitory Effect of Antioxidant-Rich Marinades on the Formation of Heterocyclic Aromatic Amines in Pan-Fried Beef», *Journal of Agricultural and Food Chemistry* 60.24 (junio 2012): 6235–40. https://www.ncbi.nlm.nih.gov/pubmed/22642699 (consultado en abril del 2018).

18. J. S. Smith, F. Ameri y P. Gadgil, «Effect of Marinades on the Formation of Heterocyclic Amines in Grilled Beef Steaks», *Journal of Food Science* 73.6 (2008): 100–105. https://www.ncbi.nlm.nih.gov/pubmed/19241593 (consultado en abril del 2018).

19. Afsaneh Farhadian *et al.*, «Effects of Marinating on the Formation of Polycyclic Aromatic Hydrocarbons (Benzo[a]pyrene, Benzo[b]uoranthene and Fluoranthene) in Grilled Beef Meat», *Food Control* 28.2 (diciembre 2012): 420–25. https://www.researchgate.net/publication/257398846_Effects_of_marinating_on_the_formation_of_polycyclic_aromatic_hydrocarbons_benzoapyrene_benzobfluoranthene_and_fluoranthene_in_grilled_beef_meat (consultado en abril del 2018).

20. Timothy J. Key *et al.*, «Cancer Incidence in Vegetarians: Results from the European Prospective Investigation into Cancer and Nutrition», *The American Journal of Clinical Nutrition* 89.5 (mayo 2009): 1620–26. https://www.ncbi.nlm.nih.gov/pubmed/19279082 (consultado en abril del 2018).

CAPÍTULO 11: SACAR LA BASURA

1. Hyun-Wook Lee *et al.*, «E-cigarette Smoke Damages DNA and Reduces Repair Activity in Mouse Lung, Heart, and Bladder as well as in Human Lung and Bladder Cells», *Proceedings of the National Academy of Sciences of the United States of America* (enero 2018). http://www.pnas.org/content/early/2018/01/25/1718185115 (consultado en abril del 2018).

2. Anthony Samsel y Stephanie Seneff, «Glyphosate's Suppression of Cytochrome P450 Enzymes and Amino Acid Biosynthesis by the Gut Microbiome: Pathways to Modern Diseases», *Entropy* 15.4 (abril 2013): 1416–63. http://www.mdpi.com/1099-4300/15/4/1416 (consultado en abril del 2018).

3. Siriporn Thongprakaisang *et al.*, «Glyphosate Induces Human Breast Cancer Cells Growth via Estrogen Receptors», *Food and Chemical Toxicology* 59 (junio 2013): 129–36. https://www.researchgate.net/publication/237146763_Glyphosate_induces_human_breast_cancer_cells_growth_via_estrogen_receptors (consultado en abril del 2018).

4. Carey Gillam, «Weedkiller Found in Granola and Crackers, Internal FDA Emails Show», *The Guardian* (abril 2018). https://www.theguar-

dian.com/us-news/2018/apr/30/fda-weedkiller-glyphosate-in-food-internal-emails (consultado en mayo del 2018).

5. Liza Oates *et al.*, «Reduction in Urinary Organophosphate Pesticide Metabolites in Adults After a Week-Long Organic Diet», *Journal of Environmental Research* 132 (junio 2014): 105–11. https://www.ncbi. nlm.nih. gov/pubmed/24769399 (consultado en abril del 2018).

6. Asa Bradman *et al.*, «Effect of Organic Diet Intervention on Pesticide Exposures in Young Children Living in Low-Income Urban and Agricultural Communities», *Environmental Health Perspectives* 123.10 (octubre 2015): 1086–93. https://www.ncbi.nlm.nih.gov/pubmed/ 25861095 (consultado en abril del 2018).

7. Zhi-Yong Yang *et al.*, «Effects of Home Preparation on Pesticide Residues in Cabbage», *Food Control* 18.12 (diciembre 2007): 1484–1487. https://www.sciencedirect.com/science/article/pii/S0956713506002696 (consultado en mayo del 2018).

8. «Citizen Petition in re: Use of Hydrofluorosilic Acid in Drinking Water Systems of the United States», *EPA* (abril 2013). https://www.epa. gov/sites/production/files/documents/tsca_21_petition_hfsa_2013-04-22.pdf (consultado en mayo del 2018).

9. Sherri A. Mason, Victoria Welch y Joseph Neratko, «Synthetic Polymer Contamination in Bottled Water», *Fredonia* (2018). https://orbmedia. org/sites/default/files/FinalBottledWaterReport.pdf (consultado en abril del 2018).

10. R. Vogt *et al.*, «Cancer and Non-Cancer Health Effects from Food Contaminant Exposures for Children and Adults in California: A Risk Assessment», *Environmental Health* 11 (noviembre 2012): 83. https://www. ncbi.nlm.nih.gov/pubmed/23140444 (consultado en mayo del 2018).

11. Chris Exley, «Strong Evidence Linking Aluminum and Alzheimer's», *Hippocratic Post* (diciembre 2016). https://www.hippocraticpost.com/ mental-health/strong-evidence-linking-aluminium-alzheimers/ (consultado en abril del 2018).

12. Mike Adams, «Natural Consumer Products Found Contaminated with Cancer-Causing 1,4-Dioxane in Groundbreaking Analysis Released by OCA», *Organic Consumers Association* (marzo 2008). https://www. organicconsumers.org/news/natural-consumer-products-found-conta-

minated-cancer-causing-14-dioxane-groundbreaking-analysis (consultado en abril del 2018).

13. P. D. Darbre, «Aluminium, Antiperspirants and Breast Cancer», *Journal of Inorganic Biochemistry* 99.9 (septiembre 2005): 1912–19. https://www.ncbi.nlm.nih.gov/pubmed/16045991 (consultado en abril del 2018).

14. G. M. Richardson *et al.*, «Mercury Exposure and Risks from Dental Amalgam in the US Population, Post-2000», *Science of the Total Environment* 409.20 (septiembre 2011): 4257–68. https://www.ncbi.nlm.nih.gov/pubmed/21782213 (consultado en abril del 2018).

15. José G. Dórea *et al.*, «Speciation of Methyl-and Ethyl-Mercury in Hair of Breastfed Infants Acutely Exposed to Thimerosal-Containing Vaccines», *Clinica Chimica Acta* 412.17–18 (agosto 2011): 1563–66. https://www.ncbi.nlm.nih.gov/pubmed/21782213 (consultado en abril del 2018).

16. Brian C. McDonald *et al.*, «Volatile Chemical Products Emerging as Largest Petrochemical Source of Urban Organic Emissions», *Science* 359.6377 (febrero 2018): 760–64. http://science.sciencemag.org/content/359/6377/760 (consultado en abril del 2018).

17. Equipo de contenidos médicos y editoriales de The American Cancer Society, «Radon and Cancer», *The American Cancer Society* (septiembre 2015). https://www.cancer.org/cancer/cancer-causes/radiation-exposure/radon.html (consultado en abril del 2018).

18. Wikipedia contributors, «NASA Clean Air Study», *Wikipedia, The Free Encyclopedia* (enero del 2018). https://en.wikipedia.org/w/index.php?title=NASA_Clean_Air_Study&oldid=821719488 (consultado en enero del 2018).

19. B. C. Wolverton, Rebecca C. McDonald y E. A. Watkins Jr., «Foliage Plants for Removing Indoor Air Pollutants from Energy-Efficient Homes», *JSTOR*, 38.2 (abril–junio 1984): 224–28. https://www.jstor.org/stable/4254614 (consultado en abril del 2018).

20. Orianne Dumas *et al.*, «Occupational Exposure to Disinfectants and Asthma Control in US Nurses», *European Respiratory Journal* 50.4 (octubre 2017): 700237. https://www.ncbi.nlm.nih.gov/pubmed/28982772 (consultado en abril del 2018).

21. Øistein Svanes *et al.*, «Cleaning at Home and at Work in Relation to Lung Function Decline and Airway Obstruction», *American Journal of Respiratory and Critical Care Medicine* (2018). http://www.thoracic.org/about/newsroom/press-releases/resources/women-cleaners-lung-function.pdf (consultado en abril del 2018).

22. University of Washington, «Scented Laundry Products Emit Hazardous Chemicals Through Dryer Vents», *EurekAlert!* (agosto 2011). https://www.eurekalert.org/pub_releases/2011-08/uow-slp082311.php (consultado en abril del 2018).

23. Euro Pukkala *et al.*, «Occupation and Cancer—Follow-up of 15 Million People in Five Nordic Countries», *Acta Oncologica* 48.5 (2009): 646–90. https://www.ncbi.nlm.nih.gov/pubmed/19925375 (consultado en abril del 2018).

24. Andrea't Mannetje, Amanda Eng y Neil Pearce, «Farming, Growing Up on a Farm, and Haematological Cancer Mortality», *Occupational & Environmental Medicine* 69.2 (febrero 2012): 126–32. https://www.ncbi.nlm.nih.gov/pubmed/2179574 (consultado en abril del 2018).

25. Gregory J. Tranah, Paige M. Bracci y Elizabeth A. Holly, «Domestic and Farm-Animal Exposures and Risk of Non-Hodgkin Lymphoma in a Population-Based Study in the San Francisco Bay Area», *Cancer Epidemiological, Biomarkers & Preventions* 17.9 (septiembre 2008): 2382–87. https://www.ncbi.nlm.nih.gov/pmc/articles/PMC2946322/ (consultado en abril del 2018).

26. Samuel Milham, «Historical Evidence That Electrification Caused the 20th Century Epidemic of 'Diseases of Civilization'», *Medical Hypotheses* 74.2 (febrero 2010): 337–45. http://www.sammilham.com/historical%20evidence.pdf (consultado en abril del 2018).

27. N. Wertheimer y E. Leeper, «Electrical Wiring Configurations and Childhood Cancer», *American Journal of Epidemiology* 109.3 (marzo 1979): 273–84. https://www.ncbi.nlm.nih.gov/pubmed/453167 (consultado en abril del 2018).

28. Martin L. Pall, «Wi-Fi Is an Important Threat to Human Health», *Environmental Research* 164 (julio 2018): 405–416. https://www.sciencedirect.com/science/article/pii/S0013935118300355?via=ihub (consultado en mayo del 2018).

29. Ali H. Mokdad *et al.*, «Trends and Patterns of Disparities in Cancer Mortality Among US Counties, 1980–2014», *JAMA* 317.4 (enero 2017): 388–406. https://www.ncbi.nlm.nih.gov/pmc/articles/PMC5617139/ (consultado en abril del 2018).

30. «Cancer Stat Facts: Brain and Other Nervous System», *National Cancer Institute: Surveillance, Epidemiology, and End Results Program*. https://seer.cancer.gov/statfacts/html/brain.html (consultado en mayo del 2018).

31. Alasdair Philips *et al.*, «Brain Tumours: Rise in Glioblastoma Multiforme Incidence in England 1995–2015 Suggests an Adverse Environmental or Lifestyle Factor», *Journal of Environmental and Public Health* (mayo 2018). https://www.hindawi.com/journals/jeph/aip/7910754/ (consultado en mayo del 2018).

32. Suzanne Wu, «Fasting Triggers Stem Cell Regeneration of Damaged, Old Immune System», *USC News* (junio 2014). https://news.usc.edu/63669/fasting-triggers-stem-cell-regeneration-of-damaged-old-immune-system/ (consultado en abril del 2018).

33. C. Lee *et al.*, «Fasting Cycles Retard Growth of Tumors and Sensitize a Range of Cancer Cell Types to Chemotherapy», *Science Translational Medicine* 4.124 (marzo 2012): 124ra27. https://www.ncbi.nlm.nih.gov/pmc/articles/PMC3608686/ (consultado en abril del 2018).

34. Tanya B. Dorff *et al.*, «Safety and Feasibility of Fasting in Combination with Platinum-Based Chemotherapy», *BMC Cancer* 16.360 (junio 2016): 1–9. https://bmccancer.biomedcentral.com/articles/10.1186/s12885-016-2370-6 (consultado en abril del 2018).

35. Min Wei *et al.*, «Fasting-Mimicking Diet and Markers/Risk Factors for Aging, Diabetes, Cancer, and Cardiovascular Disease», *Science Translational Medicine* 9.377 (febrero 2017): eaai8700. https://www.ncbi.nlm.nih.gov/pubmed/28202779 (consultado en abril del 2018).

CAPÍTULO 12: VAMOS A HACER EJERCICIO

1. Frank W. Booth, Christian K. Roberts y Matthew J. Laye, «Lack of Exercise Is a Major Cause of Chronic Diseases», *Comprehensive Phy-*

siology 2.2 (enero 2012): 1143–211. https://www.ncbi.nlm.nih.gov/pmc/articles/PMC4241367/ (consultado en abril del 2018).

2. National Cancer Institute, «Physical Activity and Cancer», *NIH* (enero 2017). https://www.cancer.gov/about-cancer/causes-prevention/risk/obesity/physical-activity-fact-sheet (consultado en abril del 2018).

3. L. Packer, «Oxidants, Antioxidant Nutrients and the Athlete», *Journal of Sports Science* 15.3 (junio 1997): 353–63. https://www.ncbi.nlm.nih.gov/pubmed/9232561 (consultado en abril del 2018).

4. Jake Emmett, «The Physiology of Marathon Running», *Marathon and Beyond* (2007). http://www.marathonandbeyond.com/choices/emmett.htm (consultado en abril del 2018).

5. Roy J. Shephard y Pang N. Shek, «Potential Impact of Physical Activity and Sport on the Immune System—a Brief Review», *British Journal of Sports Medicine* 28.4 (diciembre 1994): 247–55. https://www.ncbi.nlm.nih.gov/pubmed/7894956 (consultado en abril del 2018).

6. Brett R. Gordon *et al.*, «The Effects of Resistance Exercise Training on Anxiety: A Meta-Analysis and Meta-Regression Analysis of Randomized Controlled Trials», *Sports Medicine* 47.12 (agosto 2017): 2521–32. https://www.researchgate.net/publication/318102093_The_Effect_of_Resistance_Exercise_Training_on_Anxiety_Symptoms_A_Systematic_Review_and_Meta-Analysis (consultado en abril del 2018).

7. R. Barrès *et al.*, «Acute Exercise Remodels Promoter Methylation in Human Skeletal Muscle», *Cell Metabolism* 15.3 (marzo 2012): 405–11. https://www.ncbi.nlm.nih.gov/pubmed/22405075 (consultado en abril del 2018).

8. Urho M. Kujala, «Relationship of Leisure-Time Physical Activity and Mortality: The Finnish Twin Cohort», *JAMA* 279.6 (febrero 1998): 440–44. https://www.ncbi.nlm.nih.gov/pubmed/9466636 (consultado en abril del 2018).

9. John P. Pierce, «Greater Survival After Breast Cancer in Physically Active Women with High Vegetable-Fruit Intake Regardless of Obesity», *Journal of Clinical Oncology* 25.17 (junio 2007): 2345–51. https://www.ncbi.nlm.nih.gov/pmc/articles/PMC2274898/ (consultado en abril del 2018).

10. Christine Dethlefsen, «Exercise-Induced Catecholamines Activate the Hippo Tumor Suppressor Pathway to Reduce Risks of Breast Cancer Development», *Cancer Research* 77.18 (septiembre 2017): 4894–904. http://cancerres.aacrjournals.org/content/early/2017/09/07/0008-5472. CAN-16-3125 (consultado en abril del 2018).

11. Carlos A. Celis-Morales *et al.*, «Association Between Active Commuting and Incident Cardiovascular Disease, Cancer, and Mortality: Prospective Cohort Study», *BMJ* 357 (abril 2017): j1456. https://www. bmj.com/content/357/bmj.j1456 (consultado en abril del 2018).

12. Stephanie E. Bonn *et al.*, «Physical Activity and Survival Among Men Diagnosed with Prostate Cancer», *Cancer Epidemiology, Biomarkers & Prevention* 24.1 (diciembre 2014): 57–64. http://cebp.aacrjournals. org/content/early/2014/11/26/1055-9965.EPI-14-0707 (consultado en abril del 2018).

13. Hannah Arem *et al.*, «Pre-and Postdiagnosis Physical Activity, Television Viewing, and Mortality Among Patients with Colorectal Cancer in the National Institutes of Health–AARP Diet and Health Study», *Journal of Clinical Oncology* 33.2 (enero 2015): 180–88. https://www. ncbi.nlm.nih.gov/pmc/articles/PMC4279238/ (consultado en abril del 2018).

14. Erin J. Howden *et al.*, «Reversing the Cardiac Effects of Sedentary Aging in Middle Age—a Randomized Controlled Trial: Implications for Heart Failure Prevention», *Circulation* 137.14 (enero 2018): 1–18. http://circ.ahajournals.org/content/early/2018/01/03/CIRCULA-TIONAHA.117.030617 (consultado en abril del 2018).

15. Niharika Arora Duggal, «Major Features of Immunesenescence, Including Reduced Thymic Output, Are Ameliorated by High Levels of Physical Activity in Adulthood», *Aging Cell* 17.2 (marzo 2018): e12750. https://onlinelibrary.wiley.com/doi/full/10.1111/acel.12750 (consultado en abril del 2018).

16. Margaret E. Sears, Kathleen J. Kerr y Riina I. Bray, «Arsenic, Cadmium, Lead, and Mercury in Sweat: A Systematic Review», *Journal of Environmental and Public Health* 2012 (2012): 1–10. https://www.hindawi.com/journals/jeph/2012/184745/ (consultado en abril del 2018).

17. H. G. Ainsleigh, «Beneficial Effects of Sun Exposure on Cancer Mortality», *Preventative Medicine* 22.1 (enero 1993): 132–40. https://www.ncbi.nlm.nih.gov/pubmed/8475009 (consultado en abril del 2018).

18. James L. Oschman, Gaétan Chevalier y Richard Brown, «The Effects of Grounding (Earthing) on Inflammation, the Immune Response, Wound Healing, and Prevention and Treatment of Chronic Inflammatory and Autoimmune Diseases», *Journal of Inflammation Research* 8 (marzo 2015): 83–96. https://www.ncbi.nlm.nih.gov/pmc/articles/PMC4378297/ (consultado en abril del 2018).

19. Q. Li *et al.*, «Forest Bathing Enhances Human Natural Killer Activity and Expression of Anti-Cancer Proteins», *International Journal of Immunopathology and Pharmacology* 20.2 (abril–junio 2007): 3–8. https://www.ncbi.nlm.nih.gov/pubmed/17903349 (consultado en abril del 2018).

20. Q. Li *et al.*, «Acute Effects of Walking in Forest Environments on Cardiovascular and Metabolic Parameters», *European Journal of Applied Physiology* 111.11 (noviembre 2011): 2845–53. https://www.ncbi.nlm.nih.gov/pubmed/21431424 (consultado en abril del 2018).

21. Q. Li *et al.*, «Effect of Phytoncide from Trees on Human Natural Killer Cell Function», *International Journal of Immunopathology and Pharmacology* 22.4 (octubre–diciembre 2009): 951–59. https://www.ncbi.nlm.nih.gov/pubmed/20074458 (consultado en abril del 2018).

22. Centers for Disease Control and Prevention, «1 in 3 Adults Don't Get Enough Sleep», *CDC*. https://www.cdc.gov/ (revisado en febrero del 2016).

23. Sheldon Cohen *et al.*, «Sleep Habits and Susceptibility to the Common Cold», *Archives of Internal Medicine* 169.1 (enero 2009): 62–67. https://www.ncbi.nlm.nih.gov/pmc/articles/PMC2629403/ (consultado en abril del 2018).

24. Kenneth P. Wright, Jr. *et al.*, «Entrainment of the Human Circadian Clock to the Natural Light-Dark Cycle», *Current Biology* 23.16 (agosto 2013): 1554–58. https://www.ncbi.nlm.nih.gov/pubmed/23910656 (consultado en abril del 2018).

25. Ya Li *et al.*, «Melatonin for the Prevention and Treatment of Cancer», *Oncotarget* 8.24 (junio 2017): 39896–921. https://www.ncbi.nlm.nih. gov/pmc/articles/PMC5503661/ (consultado en abril del 2018).

26. M. Sánchez-Hidalgo *et al.*, «Melatonin, a Natural Programmed Cell Death Inducer in Cancer», *Current Medicinal Chemistry* 19.22 (2012): 3805–21. https://www.ncbi.nlm.nih.gov/pubmed/22612707 (consultado en abril del 2018).

27. Mariangela Rondanelli *et al.*, «Update on the Role of Melatonin in the Prevention of Cancer Tumorigenesis and in the Management of Cancer Correlates, Such as Sleep-Wake and Mood Disturbances: Review and Remarks», *Aging Clinical and Experimental Research* 25.5 (octubre 2013): 499–510. https://www.ncbi.nlm.nih.gov/pubmed/24046037 (consultado en abril del 2018).

28. Joshua J. Gooley *et al.*, «Exposure to Room Light before Bedtime Suppresses Melatonin Onset and Shortens Melatonin Duration in Humans», *The Journal of Clinical Endocrinology & Metabolism* 96.3 (marzo 2011): E463–72. https://academic.oup.com/jcem/article/96/3/E463/2597236 (consultado en abril del 2018).

29. Shadab A. Rahman *et al.*, «Circadian Phase Resetting by a Single Short-Duration Light Exposure», *JCI Insight* 2.7 (abril 2017): e89494. https://www.ncbi.nlm.nih.gov/pmc/articles/PMC5374060 (consultado en mayo del 2018).

30. Eva S. Schernhammer y Susan E. Hankinson, «Urinary Melatonin Levels and Postmenopausal Breast Cancer Risk in the Nurses' Health Study Cohort», *Cancer Epidemiology, Biomarkers and Prevention* 18.1 (enero 2009): 74–79. https://www.ncbi.nlm.nih.gov/pmc/articles/PMC3036562/ (consultado en abril del 2018).

31. Harvard Medical School, «Blue Light Has a Dark Side», *Harvard Health Publishing* (mayo 2012). https://www.health.harvard.edu/staying-healthy/blue-light-has-a-dark-side (consultado en abril del 2018).

32. Ariadna Garcia-Saenz *et al.*, «Evaluating the Association between Artificial Light-at-Night Exposure and Breast and Prostate Cancer Risk in Spain (MCC-Spain Study)», *Environmental Health Perspectives*

126.4 (abril 2018). https://ehp.niehs.nih.gov/ehp1837 (consultado en mayo del 2018).

33. Alina Bradford, «How Blue LEDs Affect Sleep», *Live Science* (febrero 2016). https://www.livescience.com/53874-blue-light-sleep.html (consultado en abril del 2018).

34. J. Kliukiene, T. Tynes y A. Andersen, «Risk of Breast Cancer Among Norwegian Women with Visual Impairment», *British Journal of Cancer* 84.3 (febrero 2001): 397–99. https://www.ncbi.nlm.nih.gov/pmc/articles/PMC2363754/ (consultado en abril del 2018).

35. «Melatonin Drug Interactions», *Drugs.com* (actualizado en marzo del 2018). https://www.drugs.com/drug-interactions/melatonin.html (consultado en abril del 2018).

36. Ye-min Wang *et al.*, «The Efficacy and Safety of Melatonin in Concurrent Chemotherapy or Radiotherapy for Solid Tumors: A Meta-Analysis of Randomized Controlled Trials», *Cancer Chemotherapy and Pharmacology* 69.5 (mayo 2012): 1213–20. https://www.ncbi.nlm.nih.gov/pubmed/22271210 (consultado en abril del 2018).

37. Jane Brody, «Cheating Ourselves of Sleep», *New York Times* (junio 2013). https://well.blogs.nytimes.com/2013/06/17/cheating-ourselves-of-sleep/ (consultado en abril del 2018).

38. Cheryl L. Thompson *et al.*, «Short Duration of Sleep Increases Risk of Colorectal Adenoma», *Cancer* 117.4 (febrero 2011): 841–47. https://www.ncbi.nlm.nih.gov/pmc/articles/PMC3021092/ (consultado en abril del 2018).

39. Claudia Trudel-Fitzgerald *et al.*, «Sleep and Survival Among Women with Breast Cancer: 30 Years of Follow-up within the Nurses' Health Study», *British Journal of Cancer* 116 (abril 2017): 1239–46. https://www.ncbi.nlm.nih.gov/pubmed/28359077 (consultado en abril del 2018).

40. Dave Levitan, «Longer Sleep Linked to Increased Mortality Risk in Breast Cancer», *Cancer Network* (abril 2017). http://www.cancernetwork.com/breast-cancer/longer-sleep-linked-increased-mortality-risk-breast-cancer (consultado en abril del 2018).

41. Fahed Hakim *et al.*, «Fragmented Sleep Accelerates Tumor Growth and Progression Through Recruitment of Tumor-Associated Macrophages and TLR4 Signaling», *Cancer Research* 74.5 (marzo 2014):

1329–37. https://www.ncbi.nlm.nih.gov/pmc/articles/PMC4247537/ (consultado en abril del 2018).

42. Daniel F. Kripke, «Hypnotic Drug Risks of Mortality, Infection, Depression, and Cancer: But Lack of Benefit», *F1000Research* 5 (mayo 2016): 918. https://www.ncbi.nlm.nih.gov/pmc/articles/PMC4890308/ (consultado en abril del 2018).

43. Lisa M. Wu *et al.*, «The Effect of Systematic Light Exposure on Sleep in a Mixed Group of Fatigued Cancer Survivors», *Journal of Clinical Sleep Medicine* 14.1 (enero 2017): 31–39. https://www.ncbi.nlm.nih.gov/pmc/articles/PMC5734890/ (consultado en abril del 2018).

44. Lisa Rapaport, «Bright Light Therapy May Help Fatigued Cancer Survivors Sleep Better», *Reuters* (2017). https://www.reuters.com/article/us-health-cancer-sleep/bright-light-therapy-may-help-fatigued-cancer-survivors-sleep-better-idUSKBN1FF2QY (consultado en abril del 2018).

45. U. S. Department of Health and Human Services, «How Sleep Clears the Brain», *NIH* (octubre 2013). https://www.nih.gov/news-events/nih-research-matters/how-sleep-clears-brain (consultado en abril del 2018).

46. Catherine R. Marinac *et al.*, «Prolonged Nightly Fasting and Breast Cancer Prognosis», *JAMA Oncology* 2.8 (agosto 2016): 1049–55. https://www.ncbi.nlm.nih.gov/pmc/articles/PMC4982776/ (consultado en abril del 2018).

CAPÍTULO 13: BAJO PRESIÓN

1. Sazzad Hassan *et al.*, «Behavioral Stress Accelerates Prostate Cancer Development in Mice», *The Journal of Clinical Investigation* 123.2 (febrero 2013): 874–86. https://www.ncbi.nlm.nih.gov/pmc/articles/PMC3561807/ (consultado en abril del 2018).

2. Caroline P. Le *et al.*, «Chronic Stress in Mice Remodels Lymph Vasculature to Promote Tumour Cell Dissemination», *Nature Communications* 7 (marzo 2016): 10634. https://www.ncbi.nlm.nih.gov/pmc/articles/PMC4773495/ (consultado en abril del 2018).

3. Alice Donaldson, «Stress Can Allow Cancer to Spread Faster Through the Body, New Research on Mice Shows», *ABC News* (junio 2016). http://www.abc.net.au/news/2016-06-28/stress-can-speed-up-spread-of-cancer-in-body-scientists-say/7548024 (consultado en abril del 2018).

4. Ohio State University, «The Stress and Cancer Link: 'Master-Switch' Stress Gene Enables Cancer's Spread», *ScienceDaily* (agosto 2013). www.sciencedaily.com/releases/2013/08/130822194143.htm (consultado en abril del 2018).

5. L. S. Berk *et al.*, «Modulation of Neuroimmune Parameters During the Eustress of Humor-Associated Mirthful Laughter», *Alternative Therapies in Health and Medicine* 7.2 (marzo 2001): 62–72, 74–76. https://www.ncbi.nlm.nih.gov/pubmed/11253418 (consultado en mayo del 2018).

6. Daisy Fancourt *et al.*, «Singing Modulates Mood, Stress, Cortisol, Cytokine and Neuropeptide Activity in Cancer Patients and Carers» *Ecancermedicalscience* 10 (abril 2016): 631. https://www.ncbi.nlm.nih.gov/pmc/articles/PMC4854222/ (consultado en abril del 2018).

CAPÍTULO 14: SANACIÓN ESPIRITUAL

1. W. A. Brown, «Expectation, the Placebo Effect and the Response to Treatment», *Rhode Island Medical Journal* 98.5 (mayo 2015): 19–21. https://www.ncbi.nlm.nih.gov/pubmed/25938400 (consultado en mayo del 2018).

2. K. Wartolowska *et al.*, «Use of Placebo Controls in the Evaluation of Surgery: Systematic Review», BMJ 348 (mayo 2014): g3253. https://www.ncbi.nlm.nih.gov/pubmed/24850821 (consultado en mayo del 2018).

ÍNDICE TEMÁTICO

AGRADECIMIENTOS

HE TARDADO MUCHOS AÑOS en escribir este libro, muchos más de los que debiera haber tardado, porque se me da estupendamente dejar las cosas para mañana y los esprints los dejo para las maratones. Un libro terminado podría ser el mayor de mis milagros.

Gracias a todos los increíbles supervivientes de cáncer que habéis desafiado a la muerte, y gracias a los médicos integrativos y a los sanadores holísticos a los que he entrevistado. Me habéis enseñado muchísimas cosas acerca de la salud y la curación y me servís de inspiración a diario.

Mientras escribía este libro, cuando todavía no tenía agente literario (sigo sin tenerlo) ni editorial, tuve un sueño, una visión, una premonición, una profecía o como quieras llamarlo, de que no tendría que dedicarme al habitual juego publicitario, es decir, convencer a un agente para que me representara y convencer a una editorial para que lo publicara. Sentí que la editorial perfecta me llegaría en el momento perfecto. Y así fue exactamente como sucedió. Liana Werner-Gray, muchísimas gracias. Fuiste fundamental para esa sincronización tan perfecta.

Gracias a Perry Wilson por presentarme a Howie Klausner. Gracias a Howie por presentarme a Matt West. Gracias a Matt

West por coger el revoltijo desparramado que era mi manuscrito, diseccionarlo pieza a pieza y ayudarme a desarrollar algo que se pareciera más a un libro. Tú viste el bosque más allá de los árboles. Tienes un don increíble, hermano mío. Gracias a mi familia de Hay House. Gracias a Reid Tracy y Patty Gift de Hay House por creer en mí y en mi mensayo, y por publicar este libro. Gracias a mi editora, Lisa Cheng, por tu apoyo entusiasta y tus amables palabras de ánimo durante el proceso de perfeccionamiento. Y a todos los demás miembros de Hay House, gracias por todo el trabajo que hicisteis entre bambalinas para traer al mundo a este bebé.

Gracias al reverendo George Malkmus, al doctor Richard Schulze, a la doctora Lorraine Day, a Anne y David Frahm, a la doctora Hulda Clark y al doctor Max Gerson. Vuestros libros y cintas fueron lo único que tenía al principio y me dieron el valor necesario para avanzar hacia lo desconocido y empezar mi aventura curativa. Todo lo que he conseguido ha sido gracias a lo que vosotros habíais hecho primero. Gracias a John Smothers y al difunto doctor Roy Page, vuestro apoyo fue un mundo para mí durante mis horas más negras.

Gracias al doctor Michael Greger de nutritionfacts.org. Tu compromiso de llevar a todo el mundo la ciencia nutricional basada en la evidencia ha tenido un efecto muy profundo en mi vida y en mi trabajo, incluido todo lo que aparece en este libro, y está cambiando el mundo.

A mis queridos amigos del mundo de la salud y el bienestar que me han ayudado a llegar a más gente: Ty y Charlene Bollinger, Kevin Gianni, Robyn Openshaw, el doctor Eric Zielinski, John Robbins, Ocean Robbins, la doctora Kelly Turner, James Colquhoun y tantos otros, muchísimas gracias.

A Mark Rogers: estoy muy agradecido por tu amistad y tu compañerismo a la hora de ayudarme a compartir el programa

SQUARE ONE con cientos de miles de personas de todo el mundo. Si alguna vez llegamos a conocernos personalmente, me va a resultar muy extraño.

A mi familia, a mamá y a papá, a David y a Catharine Wark, por quererme de forma incondicional, por apoyarme en todo momento y por creer en mí cuando yo mismo no era capaz de hacerlo. A mi hermana, Lindsay Bean, a mi batería/cuñado/padrino de boda Brad Bean y a mi maravillosa familia política: Ernie y Lynn, Kathy, Donna, Ashley y Josh, Beth y Jeremy, David y Liza, Meredith y Alan, Rob, Melody, Lucas, Meryl y todos los que sois tan importantes para mí. Muchas gracias por adoptarme con tanta gentileza en vuestra familia, tan grande y divertida. Gracias por vuestras oraciones. Os quiero muchísimo a todos. Tía Connie, te echamos mucho de menos.

A mis hijas, tan guapas y brillantes, Marin y Mackenzie, por toda la alegría que me aportáis. Estoy orgullosísimo de las dos. Es para mí una suerte inenarrable ser vuestro padre y estar vivo para veros crecer. Me habéis hecho un hombre rico.

Y para el amor de mi vida, la chica de mis sueños, mi mujer maravillosa, Micah. ¡Veintidós años y lo que nos queda! Gracias por quererme, por aceptarme tal y como soy, por permanecer a mi lado cuando estaba enfermo y arruinado y por aguantarnos a mí y a mis locas obsesiones por la salud durante tantos años. Como ves, ¡merecía la pena! Hemos capeado el temporal y creado juntos una vida y una familia maravillosa. Te quiero con toda mi alma y no puedo imaginar la vida sin ti. Espero que podamos envejecer juntos y morir al mismo tiempo.

Y, por último, mi agradecimiento enorme a vosotros, mis amigos, admiradores, seguidores y lectores. Sin vuestro apoyo no habría sido capaz de aguantar esta misión. Mido mi éxito no por la cantidad de dinero que gano ni por los libros que vendo, sino por el número de personas a las que puedo animar, inspirar, informar, empoderar y, en último término, salvar. Todos habéis sido fundamentales para mi éxito. Gracias por ayudarme a propagar el mensaje de esperanza, de que el cáncer se puede curar.

ACERCA DEL AUTOR

CHRIS WARK es escritor, orador, defensor de los pacientes y cruzado del bienestar. En el año 2003 le diagnosticaron un cáncer de colon en fase III cuando tenía veintiséis años. Le operaron, pero, en lugar de someterse a la quimioterapia, utilizó la nutrición y las terapias naturales para curarse. Ha aparecido numerosas veces en la radio y en la televisión y se le menciona en el premiado documental *The C Word*. Gracias a su inspiración, son muchísimas las personas que han asumido el control de su salud y han revertido la enfermedad gracias a una transformación radical de su dieta y su estilo de vida. Puedes visitarle en su página web www.chrisbeatcancer.com.

En esta misma editorial

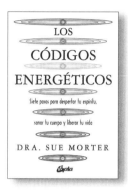

LOS CÓDIGOS ENERGÉTICOS

7 pasos para despertar tu espíritu, sanar tu cuerpo y liberar tu vida

DRA. SUE MORTER

La Dra. Sue Morter, experta en medicina bioenergética, experimentó en 2001 un despertar intenso y profundo. Mientras meditaba, accedió de forma espontánea a un campo energético —un nivel de conciencia— que superaba todo lo que ella había imaginado jamás, y esa experiencia transformó por completo su vida y la liberó de años de lucha y dolor.

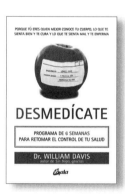

DESMEDÍCATE

Programa de 6 semanas para retomar el control de tu salud

DR. WILLIAM DAVIS

Un programa completo para acabar con tu dependencia de los medicamentos y prevenir, revertir y curar cientos de enfermedades comunes por medios naturales.

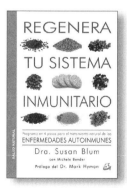

REGENERA TU SISTEMA INMUNITARIO

Programa en 4 pasos para el tratamiento natural de las enfermedades autoinmunes

DRA. SUSAN BLUM

¿Te sientes constantemente agotado?, ¿Se te nubla en ocasiones la mente y te cuesta pensar con claridad?, ¿Se te cae el pelo, tienes la piel seca o se te hinchan las articulaciones?, ¿Tienes la sensación de no encontrarte del todo bien, pero ya estás casi acostumbrado y lo ves normal? Si percibes alguno de estos síntomas, es posible que sufras un desequilibrio en el sistemas inmunológico. Este libro está dirigido tanto a las personas que padecen alguna enfermedad autoinmune como a quienes desean fortalecer su sistema inmunitario, cuidar su salud y evitar posibles trastornos.